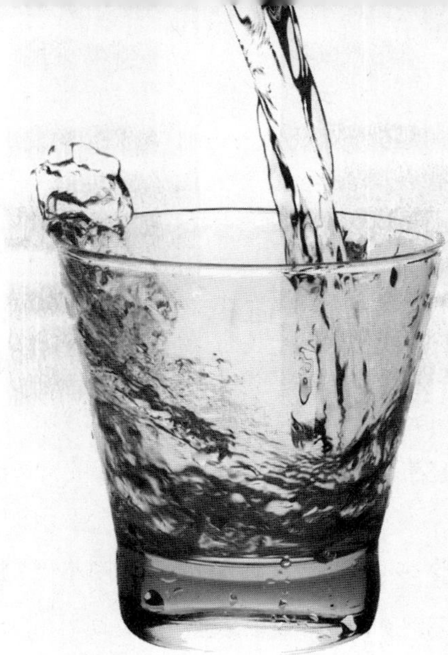

Research on Rural Drinking Water Safety Duarantee Mechanism of Pearl River Delta Area

珠三角农村饮水
安全保障机制研究

邵念荣 著

暨南大学出版社
JINAN UNIVERSITY PRESS
中国·广州

图书在版编目(CIP)数据

珠三角农村饮水安全保障机制研究 / 邵念荣著. —广州：暨南大学出版社，2011.3

ISBN 978-7-81135-035-7

Ⅰ. ①珠… Ⅱ. ①邵… Ⅲ. ①农村给水—饮用水—给水卫生—研究—珠江三角洲 Ⅳ. ①R123.9

中国版本图书馆 CIP 数据核字（2010）第 169376 号

……………………………………………………………………

珠三角农村饮水安全保障机制研究
邵念荣 著

出 版 人：徐义雄
责任编辑：杜小陆 张晓敏
责任校对：胡艳晴 周玉宏
出版发行：暨南大学出版社（广州暨南大学 邮编：510630）
网 址：http://www.jnupress.com http://press.jnu.edu.cn
电 话：总编室（8620）85221601
营销部（8620）85225284 85228291 85228292（邮购）
排 版：中山市人口手文化传播有限公司
印 刷：佛山市浩文彩色印刷有限公司
开 本：787mm×1092mm 1/16
印 张：15.25
字 数：238 千
版 次：2011 年 3 月第 1 版 2011 年 3 月第 1 次印刷
定 价：38.00 元

前 言

在全球水安全危机的背景下，中国水资源紧缺、水环境恶化、饮用水安全威胁等水安全问题更为突出，特别是农村饮水安全问题已成为困扰社会经济可持续发展的重要制约因素。虽处经济发达的丰水地区，但珠三角地区农村饮水安全问题不容乐观，长达数十年的粗放型发展模式和人口的快速增长带来了沉重的水资源和水环境压力，也给当地农村居民的饮水安全造成了很大的威胁。

水资源管理和饮水安全问题已经引起中国政府和社会各界的高度重视和普遍关注。中共十七届三中全会提出，五年内（至 2013 年）解决农村饮水安全问题；2009 年中共中央农村工作会议，把当年解决 6 000 万农村人口饮水安全问题作为改善民生五件实事之首；2011 年中共中央一号文件，把“全面保障城乡居民饮水安全”作为国家“十二五”时期的重要的目标任务来抓。谨以此书尽“匹夫之责”，并贺第 19 个“世界水日”。

从理论研究的视角，结合珠三角地区饮水安全问题的现实求解，笔者认为，为防止珠三角农村饮水安全问题进一步恶化，建立一套行之有效的饮水安全保障机制和运行机制势在必行。以此为目标，本书旨在回答三个问题：珠三角农村饮水安全问题及其影响因素是什么？如何系统性构建珠三角农村饮水安全保障机制？如何实现珠三角农村饮水安全保障机制的有效运行？围绕这三个主要问题，本书以珠三角农村饮水安全为研究对象，在借鉴前人相关研究成果和国内外实践经验的基础上，综合运用公共物品理论、博弈论、公共管理理论等基础理论，采用规范研究与实证研究相结合、定性分析与定量分析相结合的研究方法，系统性构建珠三角农村饮水安全保障机制，提出政府管制与市场调节有效联动的运行机理，建立政府管制与市场调节相耦合的水价体系，并以中山市为例对安全保障绩效进行实证分析。

本书的研究成果包括：①建立饮水安全理论分析框架：全文从农村饮水安全的公共物品属性出发，借鉴产业组织理论的SCP模型，深入分析农村饮水市场的现状特征及其关键因素，进而讨论政府监督行为和企业市场行为，并运用典型案例实证经济绩效。②剖析珠三角农村饮水安全的问题与特征：珠三角农村饮水安全形势不容乐观，资源性缺水、水质性缺水与工程性缺水并存，尤以水质性缺水问题突出，并且表现出问题的潜在性、全面性、人为性和城乡趋同性等基本特征。③构建珠三角农村饮水安全保障机制：破解珠三角农村饮水安全问题的根本措施是系统构建保障机制。珠三角农村饮水安全保障机制是包含政策保障机制、法律保障机制、工程技术保障机制、应急预警保障机制、多元参与保障机制和公共卫生保障机制在内的系统体系，其核心要素是政府管制机制和市场调节机制。④强化珠三角农村饮水安全保障运行机制：政府管制与市场调节有效联动，建立起集法律手段、行政手段、经济手段、舆论管制等政府管制手段与水权市场交易、水务市场化、水价改革等市场调节手段于一体的运行机制。⑤建立珠三角农村饮水安全保障水价体系：水价具有饮水安全保障功能，水价杠杆是农村饮水安全保障政府管制与市场调节的耦合。本书建立的珠三角农村饮水安全水价保障体系包含全面水价结构、全成本定价方法、多元计价模式和水价承受力分析等四个部分。

尽管经过反复斟酌和修改，但由于作者水平有限，书中必然会有一些疏漏和不妥之处，敬请专家、读者给予批评指正。

邵念荣

2011年3月3日于中山市兴中道

目　录

第一章 绪论

第一节 研究背景

水资源[①]是基础性的自然资源和战略性的经济资源，是经济社会发展的重要支撑，是生态与环境的重要控制性要素，也是一个国家综合国力的重要组成部分。作为生态环境系统中最活跃、影响最广泛的要素，水资源不仅是工业化和城市化的命脉，更是人类赖以生存的生命源泉。近几十年来，随着全球经济的发展和人口的迅速膨胀，水资源紧缺、水生态环境恶化等严重的水安全[②]问题已引起世界组织、各国政府、专家学者的广泛关注。在全球水安全问题的背景下，中国水资源供需矛盾、水污染、饮水安全威胁等水问题更为突出，特别是农村饮水安全问题已成为困扰社会经济可持续发展和影响国家长治久安的重要制约因素。

---

①在《英国大百科全书》中，水资源被定义为“全部自然界任何形态的水，包括气态水、液态水和固态水”。1977 年，联合国教科文组织建议“水资源应指可资利用或有可能被利用的水源，这个水源应具有足够的数量和可用的质量，并能在某一地点为满足某种用途而可被利用”。因此，“水”和“水资源”在含义上是有区别的，水资源主要指与人类社会用水密切相关而又能不断更新的淡水，包括地表水、地下水和土壤水，其补给来源为大气降水。水资源相关内容将在本书第二章第二节中阐述。

②目前中国学术界对水安全还没有形成统一的定义，研究者从不同的角度，包括生态角度、社会经济和资源安全角度和单纯水资源安全角度进行定义；国外的文献关于水资源的定义和内涵大多是在资源、生态、环境安全等大系统中论述的。本书认为，应从水资源综合管理的角度，将水安全定义为社会经济发展和人类在生产、生活和健康等方面不受水资源短缺影响，以及开发利用中不对生态环境产生污染等影响的一种状态。本书主要从狭义的角度研究饮用水安全。

一、全球水安全问题形势严峻

随着工农业生产规模的扩大与人口的迅速膨胀，20世纪全球淡水用量增加了7倍，其中工业用水量增加了20倍。近几十年来，全球用水量正以每年4%～8%的速度持续增长，水资源供需矛盾日益紧张。[①]联合国教科文组织于2009年3月16日发布的《世界水资源开发报告》中指出，随着世界人口数量的急剧上升，人类的水资源需求正以每年640亿立方米的速度增长，加之全球气候的变化，到2030年将有约47%的人口居住在用水高度紧张的地区。据该组织统计，非洲每年约有6 000人死于水资源危机，约3亿人的经济生活状况受到水危机的影响。2009年1月，瑞士达沃斯世界经济年会报告发出警示：全球正面临“水破产”危机，未来水资源价格可能比石油还要昂贵。[②]

一方面是水资源的紧缺，另一方面是水资源的不合理利用致使水生态环境日益恶化。因水土流失导致的土地退化、草场沙化及生态恶化，造成河道、湖泊泥沙淤积，加剧了洪涝灾害的发生。据英国《独立报》报道，全球500条最大的河流中，已有超过半数河流干涸问题严重，其中一些大河已退化成细流，如埃及的尼罗河、南美洲的亚马逊河与中国的黄河，常常由于水源枯竭而断流，而无法到达入海口。美国的科罗拉多河已经几乎无法流入海洋，约旦河和美国与墨西哥之间的格兰德河也出现了严重的断流情况。

同时，水污染问题也十分严重。据联合国有关机构统计，全世界每年约有5 000亿立方米污水排入江河湖海，其中包含三氧化二砷等有毒、有害物质达上千万吨，全球约1/10的河流受到不同程度的污染，造成35.5亿立方米以上的水体受到污染（Cory，2009）。世界卫生组织《环境与人类健康》报告显示，全球至少半数以上的城市饮水水源不符合卫生标准，全球80%以上的人口生活在水源污染区，人类疾病的80%都与水质问题有直接或间接关系。世界卫生组织调查表明，全球因水污染而引起的患病率高达20%，约有50%的癌症与饮用水不卫生有关，每年有约2 500万个五岁以下的儿童死于各种水污

---

①新华网，http://news.xinhuanet.com/environment/2009-03/17/content_11024224.htm，2009-03-17

②大洋网，http://news.dayoo.com/world/57402/200901/31/57402_5249178.htm，2009-10-31

染疾病（齐君等，2008）。

随着经济社会发展和人口增长，全球水安全特别是饮水安全形势日趋严峻。目前，全球有 8.84 亿人没有安全的饮用水源，每年有超过 5 万亿立方米水体被污染，全球气候变化导致极端水旱灾害事件呈突发、频发、并发、重发趋势。水资源短缺、水污染和洪涝灾害等水资源危机已经成为制约世界各国经济发展的重要阻力。全球工农业用水量约占总用水量的 90%，水资源短缺将会阻碍农业发展，危及世界粮食供应，导致工业限产甚至停产。据国际红十字会统计，近年来在自然灾害所造成的人员伤亡中，71%的丧生者与水相关，各种饮水安全问题正严重威胁着人类的生命健康。[①]

水安全危机已威胁到地区稳定与世界和平，关于水的争夺很可能会成为地区或全球性冲突的潜在根源和战争爆发的导火索。在缺水地区，“水安全”几乎与“国家安全”相提并论。自 20 世纪 50 年代起，以色列、约旦、叙利亚和黎巴嫩等国因约旦河水资源分配问题，频繁发生争端。苏丹、埃塞俄比亚和埃及因争夺尼罗河水资源屡次发生冲突，多次中东战争亦均与水资源的争夺有关。2009 年 3 月 16 日，联合国教科文组织发布的《世界水资源开发报告》中预测，一些干旱和半干旱地区的水资源缺乏还会对人口流动产生重大影响，预计将有 2 400 万到 7 亿人会因为缺水而背井离乡。[②]

水安全问题已成为影响全球可持续发展、生态环境和国际社会稳定的突出问题，以水资源的可持续利用保障经济社会的可持续发展和保障饮用水安全，是世界各国面临的共同挑战和紧迫任务。

二、中国水安全问题现状堪忧

在全球水危机形势下，与大多数国家相比，中国面临着更为严峻的水安全形势。人多水少、水资源时空分布不均、生产力布局和水土资源不相匹配的基本国情和基本水情仍将长期存在；水资源配置能力整体上仍然偏低，现有的人均供水能力仅为世界平均水平的 2/3；一些地方水资源粗放利用的方式还没有根本转变，全国单方水 GDP 产出仅为世界平均水平的 1/3，农业灌溉

①辛本建．被水困扰的世界．人民日报，2006-03-23（7）

②环境生态网，http://www.eedu.org.cn/special/WaterDay2009/，2009-03-22

水有效利用系数仅为0.48左右；有的地方出现河流断流、湖泊萎缩、地面沉降、湿地退化等生态与环境问题。①

联合国一项研究报告指出，中国是全球人均水资源最贫乏的国家之一，人均淡水资源在世界上排名第110位，不足世界平均水平的1/4，已被联合国列为13个贫水国家之一（李金平等，2009）。中国人均可利用水资源量仅约900立方米，并且分布极不均衡。长江流域及其以南地区人口占中国总人口的54%，却占据水资源总量的81%，而北方人口占全国总人口的46%，水资源却仅占19%。按正常需要和不超采地下水计算，中国年缺水量约为300亿~400亿立方米。

据环保总局最新调查数据显示，全国113个重点环保城市的222个饮用水地表水源的平均水质达标率仅为72%，不少地区的水源地呈缩减趋势。②全国大约有50%的地区浅层地下水遭到一定程度的污染，约有一半城市的地下水遭受严重污染，地下水水质呈逐年下降趋势。

中国是世界上受水危机影响最为严重的国家之一，威胁人们饮水安全的水问题主要有各种水性地方病、缺水问题及水污染问题，其中高氟水、高砷水、苦咸水和高污染水等严重威胁到城乡居民的身体健康。据世界银行测算，中国因水危机导致的损失约占GDP的2.3%。③

中国丰水地区也有“缺水”问题、水安全问题。以中国南方沿海地区为例，水资源总量较为丰富，但人均水资源占有量低于全国平均水平，水资源供需矛盾日渐突出；咸潮等水灾害频发，导致当地工农业生产和居民生活用水咸度升高，给经济发展和人民健康带来很大的影响；随着经济的迅猛发展，大量未经处理的污水排到天然河道，江河水污染日益严重，城市河道几乎“有河皆污”，水生态环境恶化，很多河道已达到难以治理的地步。根据民革广东省委员会对珠三角地区5 147个重点工业污染源的调查统计，工业废水排放量为235.5万吨/日，城市生活污水排放量为660.5万吨/日，农村生活污水排放量约为240万吨/日，其中尚未包括该区域内1 000余万外来工带来的

---

①陈雷．严格水资源管理　保障可持续发展．人民日报，2010-03-22（08）

②中华人民共和国环境保护部网站，http://www.zhb.gov.cn/，2007-09-07

③新华网，http://news.xinhuanet.com/society/2010-03/22/content_13225616.htm，2009-03-22

用水负荷，全省约有 1 600 万人的生活饮水因水质问题而受到影响。

三、中国农村饮水安全问题突出

中国水安全问题的突出表现是农村饮水安全问题。从饮用水安全的角度，目前全球每 6 人中有 1 人不能持续获得安全饮用水，发展中国家 80% 的疾病及死亡与水有关。据联合国有关机构公布的数字，全世界无法得到或负担不起安全饮用水的人口约有 11 亿，其中中国约有 3 亿，饮用水氟、砷含量超标的约有 6 500 万人，饮用苦咸水的有 3 800 万人。中国有关单位抽样调查资料显示，农村有 37.9% 的人饮用水不安全，62.1% 的人饮用水属安全或基本安全。中国农村饮水安全问题的主要方面包括：

（一）水性地方病问题

水性地方病问题主要是高氟水、高砷水和苦咸水等问题。据调查，目前中国农村有 6 300 多万人饮用水含氟量超过生活饮用水卫生标准。长期饮用高氟水，易诱发地方性氟中毒疾病，轻者形成氟斑牙，重者造成骨质疏松、骨变形，甚至瘫痪，丧失劳动能力。因饮用高氟水而引起的这些病症一般使用药物治疗无明显效果，往往给家庭带来沉重负担，致使家庭贫困。在氟病区，由于氟斑牙、“桶圈脚”、驼背病屡屡发生，直接影响青少年入学、参军、就业和婚嫁。有的地方村民身高只有 0.8 ~ 1.4 米，出现了“矮子村”，村民承受着生理和心理的巨大痛苦。砷及砷化合物（砷俗称砒霜）是世界卫生组织（WHO）下属的国际癌症研究所等权威机构所公认的人类已确定的致癌物。按照 WHO 的水砷标准，中国砷中毒危害病区的暴露人口高达 1 500 万之多，已确诊患者超过数万人。近几年中国内蒙古、山西、新疆、宁夏和吉林等地新发现饮用高砷水致病的问题，受影响人口约 200 万人。医学研究表明，高砷水易诱发癌症等恶性疾病。一项调查表明，饮用高砷水的村庄，人口死亡率明显高于周边地区，高砷水区大部分村庄近年征兵体检几乎无一例合格。中国苦咸水主要分布在北方和东部沿海地区。农村饮用苦咸水的人口有 3 800 多万人。苦咸水口感苦涩，很难直接饮用，长期饮用会导致胃肠功能紊乱，免疫力低下。据卫生部门调查，长期饮用苦咸水，影响人体微循环系统，可导致老年血压、心血管等方面的疾病（陈吉宁，2009）。

（二）农村水污染问题

农村环境污染问题日趋严峻，而水污染环境问题则尤为突出。主要表现在河流有机污染普遍、主要湖泊富氧化现象严重、居民饮用水受到威胁等。目前中国农村地区的主要水污染来源有化肥农药污染、乡镇企业工业废水污染、生活污水及废弃物污染等几个方面。随着工业废水、城乡生活污水的排放量和农药、化肥用量的不断增加，许多农村饮用水源受到污染，水中污染物含量严重超标。以化肥、农药污染为例，中国化肥施用量已达每年 14 亿吨，有效利用率却只有 30%～40%。农药污染现状也不容乐观，一般来讲，农药的年使用量达 120 万吨以上，有 10%～20%的农药附着在农作物上，而 80%～90%则流失在土壤、水体和空气中，在灌溉和降水等淋溶作用下污染水体。过去饮用水水质超标大多表现在感观和细菌学指标方面，现在则表现为越来越多的化学甚至毒理学指标超标。由于水质恶化，直接饮用地表水和浅层地下水的农村居民饮水质量和卫生状况难以保障。目前中国农村约有 1.9 亿人饮用水有害物质含量超标，这就容易导致疾病流行，有的地方还因此暴发伤寒、副伤寒以及霍乱等重大传染病，个别地区癌症发病率居高不下。血吸虫病近几年来呈增长趋势，在有些地区与饮用水水源有关。

（三）农村饮水安全还存在水量缺乏、部分地区水源缺乏和饮水工程不足等问题

在中国农村，导致生活用水量不足的原因是多方面的，从自然因素讲，有些地区多是高山陡坡，难以拦储地表水径流。此外还有咸潮、干旱等季节性水灾害导致的供水量不足的问题。中国农村饮水安全问题具有普遍性的特征，即便是经济发达的沿海地区，农村地区饮水安全问题也不容乐观。根据中国国际工程咨询公司（2009）对全国农村饮水安全工程“十一五”规划实施所做出的中期评估报告，国内各省、市、区在完成进度方面明显参差不齐。其中，长期处于国内经济发展前列的广东省，无论是工程进度还是已解除饮水安全隐患的农民人数，均不到规划目标的 40%，甚至落后于中西部的大多数省区。以 2008 年为例，当年广东户籍人口约 7 900 万，常住半年以上的人口约 3 100 万，两项合计总人口规模超过 1.1 亿，而当年广东省农村饮水安全的总人口为 3 566.67 万人，其中 1 716.73 万人只是基本达标。总体上看，尽

管广东省降雨量颇丰，境内江河密布，地表水、地下水均较为丰富，但降雨量时空分布严重不均，季节性缺水、“水质性”缺水以及咸潮应对能力较差等问题时刻威胁着广东，尤其是广东农村的饮水安全（欧晓明等，2001）。2010年7月，广东省水利厅有关负责人表示，尽管广东地表水资源、地下水资源和水资源总量较国内其他省丰富，但从广东的特定省情来看，潜在的水资源危机相当严峻。如果广东不尽早树立节水意识，不久的将来，广东将面临缺水甚至无水可用的局面。①

概言之，中国乃至世界目前都面临严重的水问题，各种水问题制约了人类社会经济的发展，一系列的饮水安全问题更威胁到人们的身体健康与生命安全。饮水安全事件的接连发生与饮水安全危害的愈演愈烈引起了各国政府和国内外学者的广泛关注和高度重视。笔者认为，问题产生的一个重要原因是饮水安全保障机制的缺失。在中国的城乡二元化发展格局下，中国农村饮水安全保障系统更加脆弱。鉴于此，本书认为，在农村饮水安全形势日益严峻的情况下，研究如何构建农村饮水安全保障机制和运行机制以切实和长效解决农村饮水安全问题十分重要且迫在眉睫。

第二节 研究目的和意义

保障农村饮水安全关系到广大人民群众的切身利益，是统筹城乡发展，全面建设小康社会的重要组成部分和国家可持续发展的重要条件，也符合新时期坚持科学发展观和以人为本的发展理念，是构建社会主义和谐社会的一项重要任务，对促进经济发展和社会稳定都发挥着至关重要的作用。珠三角地区作为中国经济最发达的地区之一，在工业化和城市化发展进程中，社会经济的发展逐渐超出了水资源与水环境的承载能力，给当地居民的饮水安全带来了严重隐患。研究建立珠三角农村饮水安全保障机制，对改善当地农村

①南方日报·中山观察，http://epaper.nfdaily.cn/html/2010-09/21/content_6881277.htm，2010-09-21（8）

饮水安全状况，解除农村饮水安全隐患，保障经济社会和谐稳定发展具有重要的理论意义和现实意义。

一、研究的理论意义

农村饮水安全涉及水源、原水加工处理、成品水管网运输、农村农户终端消费等几个环节，各个环节之间相互联系、相互作用，涵盖农村饮水安全保障的整个流程。任何一个环节的管理不到位都可能带来饮水安全隐患。本书以珠三角为区域范围，通过与珠三角农村饮水安全运行实践相结合，扩充饮水安全基础理论的理论内涵，建立一套相对完整、有效的珠三角农村饮水安全保障机制。本书的理论意义具体包括：

(1) 建立和完善农村饮水安全保障理论。该理论主要包括水源的规划、建设和保护理论，水商品的生产理论，饮用水输配的物流理论，农村用水户的水消费理论及贯穿其中的博弈理论和公共物品理论。

(2) 立足于珠三角地区农村饮水安全实际情况，以公共管理理论为基础研究基于流程的农村饮水安全政府管制保障机制。本书在构建政府管制机制的过程中，对政府在保障农村饮水安全中的角色定位进行深入分析，对政府职能进行全面、细致的分析，综合运用政府行政手段、经济手段、法律手段及舆论宣传手段等系统化地研究政府在水源规划、工程建设、水价管控、污水治理、节水引导等饮水安全过程中的公共管理职能，形成一套相对完善的政府管制理论体系，为系统化研究政府在公共物品供给领域的管制职能提供了有力的理论基础。

(3) 探索珠三角农村饮水安全的运行机理，为饮水安全保障机制的有效运行找到一条有效的途径。针对目前公共物品领域政府高度管制存在的种种问题，基于农村饮水系统中政府管制实情，研究市场经济体制下，如何在农村饮水安全保障机制中引入市场机制，建立政府管制与市场调节有效联动的珠三角农村饮水安全保障机制。

(4) 基于饮水安全政府管制和市场调节的耦合，建立农村饮用水安全保障水价模型。市场经济体制下，科学、合理的水价体系是农村饮水安全保障机制良性运行的根本保证，科学、合理的水价可以为加强水源保护、兴建供水工程、强化污水治理提供必需的物质保障。科学的水价机制还可以有效吸引多元投资主体参与到水务行业中来，通过引入更多的社会资本，拓展水行业的融资渠道，实现水市场的良性循环。

总之，本书的研究成果对在水务市场化趋势下，如何综合运用市场机制和政府管制机制研究基于饮水安全全过程的保障机制具有一定的理论意义。本书研究过程中运用到的公共物品理论、博弈论、公共管理理论等基础理论及 PSR 模型、因子分析法等分析方法对如何运用这些理论进行饮水安全实证分析具有一定的理论参考价值。

二、研究的实践意义

农村饮水安全问题事关国计民生。本书提出的珠三角农村饮水安全保障机制对改善当地农村居民的饮水安全状况，促进珠三角地区社会经济的可持续发展，构建和谐社会具有现实意义。本书构建的农村饮水安全保障机制以水资源的可持续发展为前提，以解决农村饮水安全问题为出发点，以解除农村饮水安全危机为根本目的，对珠三角构建“资源节约型、环境友好型”社会具有一定的实践参考价值。农村饮水安全问题的解决，能够提高水资源利用效率、优化水资源配置、降低污水排放量和水生态损耗强度，有利于当地居民形成对水资源珍惜、爱护、节约的社会意识，促进人与自然和谐关系的形成。本书的实践意义具体包括：

(1) 本书构建的农村饮水安全保障机制和运行机制的具体内容和配套措施为解决珠三角农村饮水安全问题提供了切实可行的应对措施。

(2) 本书研究成果对建立珠三角农村饮水安全长效机制具有重要的参考价值。本书提出的保障农村饮水安全的具体举措，对加强水资源保护，建立农村供水工程，改善工程运行机制，推行水价改革，改变不良用水习惯，实行节水管理，改善农村地区的水生态环境质量等方面都具有重要的实际应用价值。

目前，学术界对珠三角地区农村饮水安全的研究较少，现有研究对饮水安全缺乏系统全面的分析，相关研究不够深入。鉴于此，本书着重从深层次分析珠三角农村饮水安全问题，并提出系统构建饮水安全保障机制和运行机制，这是立足于根本的长效机制。需要强调的是，本书提出的水价保障机制对如何充分发挥水价杠杆作用，更好地体现水资源稀缺性与水商品属性，推进农村供水的水务市场化进程也具有重要的借鉴意义。

第三节 饮水安全国内外研究综述

饮水安全问题是一个全球性的问题。无论是发达国家还是发展中国家，无论是城市还是农村，大都存在着不同程度的饮水安全隐患。随着世界水资源供需矛盾的加剧、水污染的日益严重及水生态环境的不断恶化，世界各国对人类饮水安全问题高度重视，该领域也成为国内外组织机构和学者研究的热点。1993 年 1 月 18 日，第四十七届联合国大会作出决议，将每年的 3 月 22 日确定为“世界水日”，并于 2005 年 3 月 22 开始正式实施“生命之水”国际行动十年，旨在通过 2005—2015 年的努力，在世界范围内将无法享用清洁和安全饮用水以及无法享受基本卫生条件的人口减少一半。2003 年 3 月在日本召开的第三届世界水论坛部长级会议的第一个议题就是安全饮用水与卫生问题。

目前国内外还没有关于饮水安全的权威定义，不同的研究机构和学者分别从不同的角度对饮水安全的概念作出界定。国外关于饮水安全的提法大都侧重于饮用水的水质安全。世界卫生组织于 1958 年制定的第一部关于饮用水水质的国际标准可以说是最早关于饮水安全的标准。分别由世界卫生组织（WHO）、欧盟及美国环保局制定的《饮用水水质标准》、《饮用水水质指令》及《国家饮用水水质标准》已发展成为目前全世界最具权威性和代表性的 3 个饮用水水质标准。这 3 个标准在历经多次修改之后，新增多项检测指标，逐渐成为今天世界各国制定本国饮水安全标准的重要参考。

关于饮水安全与农村饮水安全的定义，中国水利部农水司姜开鹏（2009）[①] 认为饮水安全具有广义和狭义之分，广义的饮水安全涵盖自然科学和社会科学。狭义的饮水安全，仅指饮用水达到国家生活饮用水标准。本书参照国内

①详见姜开鹏 2009 年 7 月 28 日在广东省农村饮水安全工程建设与管理工作现场会上的讲话。http://www.gdwater.gov.cn/zhuantibobao/slgczt/ncysaqgc/ldjh/200908/t20090817_25745.htm

外关于饮水安全的基本观点，提出以下农村饮水安全定义：农村饮水安全是指以实现水资源的可持续利用为前提，满足广大农村居民代内与代际间的用水需求，使之能够持续、方便地获取足量且符合水质卫生标准的生活饮用水。结合国内外学者对农村饮水安全内涵的界定，本书认为农村饮水安全包括水资源量和质两个方面，包括自然属性、社会经济属性和人文属性等三个方面的属性。

一、国外研究综述

纵观国外关于饮水安全的相关研究，主要是通过对饮水安全问题的剖析，从技术手段、水价市场手段及政府调控手段等多个方面提出解决饮水安全问题的举措和建议。通过对大量国外文献的研究，本书认为国外关于饮水安全课题的研究大致可以分为饮水安全问题与解决方法研究、饮水安全政府管制研究及水价研究三大方向。

（一）饮水安全问题与解决方法研究

国外对该领域的研究主要是针对某一地域的具体饮水安全问题深入剖析，并从多个角度提出解决特定饮水安全问题的举措或建议，其中既有对发达国家饮水安全问题的研究，又有对发展中国家饮水安全问题的研究，侧重于对水质问题的研究。

Cotruvo 和 Trevant（2000）深入比较了发达国家和发展中国家农村饮水安全措施的异同。发达国家和发展中国家在为农村地区提供安全饮用水的基本层面上具有显而易见的相似之处。但是由于两类国家的经济基础悬殊，因此解决问题的机会差距较大。发展中国家的小型饮用水供应商通常不能保证饮用水的足量供应，并且由于受到处理设施和工作人员素质等的局限，无法对饮用水进行必要的安全处理。传统的理想方案受到设施、人员素质、费用等因素的制约，致使水生疾病泛滥。因此，要解决发展中国家农村地区的饮用水安全问题，迫切需要实施非传统的、富有创造性的、具有成本效益且切实可行的解决办法：小包装中央处理加上非管道分布，比如社会提供的瓶装水、居民家庭过滤或水消毒、技术培训、社区承诺机会等。

Cavar 等人（2005）选取克罗地亚东部地区的 4 个村庄作为研究对象，分析该地区饮用水中的砷含量与当地居民毛发中砷含量的对应关系。证明长期饮用含砷量超标的水对克罗地亚居民的身体健康造成严重威胁。

Afzal（2006）研究了化学污染、微生物污染及放射性污染等水污染问题对妇女和儿童身体健康的影响，并提出通过构建长短期自来水备选方案来应对自来水水质变质问题。Tikkanen（2006）介绍了美国加州关于饮用水中高氯酸盐含量标准限定的推进过程。饮用水中高氯酸盐的普遍存在及含量的增多引起美国加州政府和居民的高度重视，经历了从没有相关标准到制定高氯酸盐含量为 6ug/L 的 PHG 公共卫生目标，再到制定相关制度的一系列过程。Steve 等人(2006）描述了饮用水安全问题给人带来的危害，认为保证饮水安全逐渐成为标志发达国家的重要特征之一，然而发达国家在饮水安全风险预防与管理方面仍有改进的空间，对此他们提出很多政策性的建议。这些观点有助于更好地分析突发性饮用水疾病的成因，有利于对脆弱的供水系统实施更有效的风险管理措施。Bilqis 和 Hoque 等人（2006）调查了孟加拉国农村地区水质和饮用水空间位置之间的联系。结果显示，供水点处的水污染物（大肠杆菌和砷）浓度较低（中位值为 0 ~ 4cfu/100mL)，而用户家庭储存容器中水污染物的浓度则非常高，且无盖的容器水污染程度远远高于有盖的容器。此项研究表明，安全的饮用水必须要有高品质的供水来源，并且要注重保持整个供水流程中的水质安全，因此建议政府和其他相关行动者在孟加拉国建立一个全面的饮水系统，将水的供应、质量、处理和相关教育结合起来，以确保饮用水的安全供给。

Bordalo 和 Savva-Bordalo（2007）以西非几内亚比绍共和国的博拉马岛为对象，研究了非洲国家农村地区的饮用水水质问题。通过对 28 口浅水井做微生物、物理与化学抽样检测，用 10 项水质检测指标进行分析，结果表明：约 79%的井水受到轻度生活污染；尽管所有的抽样均呈现 5.04 ~ 5.12 的弱酸性，但化学污染不是最重要的水质问题；43%的达标率表明经过适当处理后，该区饮用水能够满足生活用水水质标准；雨季的水质性腹泻达 11.5%，其中 92.5%为小于 15 岁的儿童。Damikouka 等人（2007）分析了只对饮用水成品进行检测的局限性：一是在饮用水的整个处理过程中都可能存在潜在污染，需要对处理全程进行监控；二是只对最终品进行检测，可能错过最佳的预防时机。HACCP 作为注重事前预防的食品安全控制系统，强调对食品生产的全过程进行监控。于是，他们提出将HACCP理论应用于饮用水的处理过程中，主要用于监控过滤净化和化学消毒两个关键过程。

Aziz和Sonia等人（2008）对孟加拉国农村饮用水含砷问题进行调研，发现有5 700万人饮用的井水中砷元素含量超过了世界卫生组织的安全标准，因此他们面临着砷带来的健康风险。研究表明，老人和儿童更容易受到砷的慢性毒害。由于儿童的生活环境选择主要取决于父母，因此，他们建议父母在选择工作和生活环境以及迁徙的时候，要把孩子的身体健康因素考虑进来。Levy等人(2008）调查了厄瓜多尔北部沿海地区的饮用水状况，以便从中获取水污染的信息，从而评估在不同的社会环境中设计最适当的干预措施来改善水的质量和供应。他们的实验能够显示这些动态控制的原水的质量，以及之后水质随着时间推移产生的变化，再次证明了努力改善原水质量和防止饮用水在家庭存储过程中遭受二次污染都非常重要。Abo-Amer等人（2008）试图评估城市和农村社区处理过和未经处理的水样中的微生物含量，以便从饮用水中寻找困扰几乎所有地区的感染肠道疾病的发病来源。在2007年冬季细菌学安全检验时，他们从尼罗河沿岸的不同城市搜集样本。研究表明，自来水和瓶装水的质量比较优良，而未经处理的水样（手泵）却有轻微污染，包括粪大肠菌群、粪肠球菌、产气荚膜梭菌、沙门氏菌和志贺氏菌等。由于缺乏水处理措施，饮用手泵水的农村地区的人们更容易感染水生疾病。因此，他们认为政府部门急需采取指导方针，以保护地下水水质。Gatseva和Argirova（2008）选取保加利亚农村地区饮用水中硝酸盐含量分别为高和低的两个村庄的孕妇和年龄在3~6岁的儿童作为研究对象，应用统计学方法，分析水中硝酸盐含量对儿童和孕妇这两类体质差的人群的甲状腺中碘含量的影响。计算结果表明，饮用水中的硝酸盐含量过高容易造成抵抗力差的人群的甲状腺功能不全。M. Sartor等人（2008）提出了一种综合应用臭氧、膜过滤与活性炭过滤等处理技术的地表水净化流程，该流程可用于像泰国一样的热带国家的饮用水生产中，他们通过具体实验，对该技术的整个流程，尤其是热带气候下的膜反应器技术进行了评价，证明了该流程在热带国家饮用水生产中的适用性。Abu Amr和Yassin（2008）通过分析从巴勒斯坦卫生部获取的历史数据，并结合对汗尤尼斯210位居民的调查，研究了加沙地带2000—2006年7年间的水源水与供水管网水中的微生物含量及微生物污染对人体健康的影响。研究表明，加沙地区的水质逐渐恶化，原水与管网水中微生物的含量均超过世界卫生组织的标准，长期饮用这种污染水很可能引发各种疾病，当地流行的腹泻病与水源水质不达标、供水保证率低、处理措施不够、生活污水污染严重和供水管网设施老化紧密相关。Bartram 和 Howard（2008）通过对发展中国家城乡贫困居民饮水安全问题的研究，提出饮用水供应与水质安全对居民健康和社会经济发展的重要影响，并且指出饮水安全问题也是导致这些地区贫穷问题恶性循环的重要原因，论证了水问题与社会经济发展之间的紧密联系。

Doria 等人（2009）研究了影响消费者对饮用水水质及其风险的认知的主要因素。他们应用包括结构方程模型和广义线性模型在内的多种数据分析方法，对从葡萄牙和英国采集的定量和定性数据作数学分析。结果表明公众对饮用水水质和风险的认知是多种因素综合作用的结果，对水质的评价主要通过感官判断，尤其是气味判断，而对饮用水风险的认知则受到感官、外界信息、以往的健康问题、对供应商的信赖及其他因素的综合影响。Wu 和 Hrudey 等人（2009）列举了发达国家自 1974—2001 年间发生的因人为失误造成的饮水安全事件。他们认为，饮水安全事故与水生疾病的频繁发生表明分析供水系统中参与人的角色定位极为重要，并应用里森教授的“奶酪”模型，提出减少人为失误、确保饮水安全的人因可靠性分析（HRA）。Cory 和 Rahman（2009）以美国西南部的亚利桑那州为例，通过分析种族、居民收入水平与饮用水中砷含量的大小之间的关系以及社会经济、人口特征与受砷危害人口数量之间的联系，得出结论：SDWA 安全饮用水法案中砷标准的提高对亚利桑那州土著居民与低收入人群环境公平不利的观点是不成立的。Groendijk 和 Vries（2009）提出一种简易的、日处理能力约 500L 的便携式饮用水处理装置以降低发展中国家水生疾病的死亡率。通过对几类地表水与污水处理厂的废污水的实验室测试，证实了该装置在处理沉淀物、胶体物质、细菌和病毒方面都具有良好处理效果。

Cool 等人（2010）描述了饮用水系统受到污染的脆弱性的评价方法，尤其是集中用于发展农业的农村地区。为此，他们发展了各种指标应对饮水安全的 4 种障碍，即来源易受污染、水的处理效果、分销系统管理及水质的全面管理。这些指标被分类和重组，并在一个以多标准分析为基础的模型中进行加权。这种方法被应用于加拿大魁北克市农村的39个地方政府供水系统中。Massoud等人（2010）以黎巴嫩南部的一个村庄为例进行了一项研究，评估了饮水数量、成本、连续性、覆盖面和饮用水质量。他们的目的是确定持续获得安全饮用水的挑战，以制定短期管理措施和长期战略，改善水质。结果显示，水源污染、消毒方法的缺失或剂量不足、维修不善及供水网络的老化是导致储存和分配过程中水污染的重要因素。因此作者提出，建立一个全面的饮用水供应系统，将水的供应、质量和管理，以及相关的教育方案整合在一起，对于确保饮用水供应的安全和可持续性是至关重要的。Breach（2010）指出了分配网络（distribution networks）中水质管理的重要性。

（二）饮水安全政府管制研究

水资源危机与饮水安全问题在国外备受关注，各国及各级地方政府针对本国的水资源条件与饮水安全现状从多个方面制定管制措施，加强水资源管理。在解决饮水安全问题、保障饮水安全方面政府应该担当怎样的角色，采取哪些措施成为研究机构和学者的研究重点。

Toft（1985）对比分析了同属联邦制国家的美国和加拿大在饮水安全标准和政策方面的不同，并且分别介绍了两国在饮用水中的有机化学物质控制标准及控制方法上作出的新修订。Borbtta（1997）通过对发达国家饮水安全标准的研究，认为发达国家饮水安全标准与法律法规结合紧密，可操作性强，执行有力，且通常随着科学技术的发展和人民生活质量的不断提高，在原标准实施一段时间后，就对其复审一次。此外，发达国家的标准配套措施健全，具体表现在建立了完善的饮用水标准实施保障体系上。McKay和Moeller（2002）围绕澳大利亚是否需要建立关于水质的强制性规定展开论述。长期以来，澳大利亚并不存在任何关于水质标准的强制性规定。但是，他们认为为了确保饮水安全，还是应当建立相应的国家强制性水质标准。Ivey等人（2006）以加拿大亚伯达省的老人河流域为例，研究了一国在土地使用及水权管理方面的制度安排对地方政府实施水源保护的影响。研究表明，现存制度的差异将对当地水源保护具有重要的限制或促进作用。

Browne教授（2003）对加拿大萨斯喀彻温省东部某地区的农村饮水不安

全问题进行了分析，认为农村地区饮用水不安全、达不到卫生标准的原因在于农村地区日益严重的水污染，政府需要建立有效的管理体制，建设农村地区的污水处理厂，实现农村地区污水的达标排放。

Timmer 等人（2007）通过对加拿大新斯科舍省安纳波利斯谷地的 6 个小型社区自发进行饮用水水源保护行动的能力进行分析，认为社区虽然在人力和社会网络方面具备从事水源保护的能力，但是受到财力和技术等方面的限制，因此他们强调省级及地方政府领导、居民教育等对水源保护的重要性。Whelan 和 Willis（2007）对澳大利亚塔斯马尼亚的主要地方政府雇员和负责管理农村饮水的公共卫生官员进行了半结构式访谈。他们发现，影响农村饮用水质量和供应的主要因素包括简陋或配置不当的基础设置、资源和工作人员的缺乏、水库检测的疏漏，以及竞争性土地用途等对供水质量的影响。就此，他们强调必须有一个全面、综合的方法来管理塔斯马尼亚农村地区的饮用水资源。

Hunter 等人（2009）以非洲为例，研究了发展中国家饮用水安全监管不力造成的饮水不安全对居民身体健康的影响，指出饮用原水的居民更容易被水中的微生物感染致病，而且饮用未经处理的原水一段时间后，先前饮用安全饮用水对身体的益处也将逐渐消失，而且饮用原水的儿童更容易患疾病。因此，他们建议发展中国家的水质监管机构应该为保证饮水安全作出更大努力。Jalba 等人(2010) 指出政府机构在饮水安全管理协调中的不足，包括积极性、沟通、培训、技能交流、信任及规章制度等多个方面，就此提出降低饮水安全风险应当同饮水安全应急管理一样建立预防机制。

（三）水价研究

水价对调节水资源分配起到极其重要的作用，国外关于水价研究的文献也较多，主要侧重于水价对调节水资源分配的重要性分析、水价定价模型研究、水价承受能力分析、水价政府管制评述等几个方面。

Stanley 和 Luiken（1982）提出水价高低应取决于水资源的稀缺性的看法，他们认为合理的水价应该鼓励企业保护水源，促进效率，体现公平，同时能为供水单位提供一定的收入。Peterson 和 Bormelev（1997）的观点与 Stanley 等人的观点类似，他们认为对于供水企业来说，价格至少应该弥补成本，并且水价中应该反映出水源的保护、水的加工处理、水的运输等成本，应当通过水价体现水资源的重要性与水的商品属性。

在水价组成研究方面，国外主要基于平均成本法与边际成本法来研究水价计价方法。Curruthee（1972）认为采用边际成本法计算水价能够取得较高的水资源社会效益和经济效益。但有些学者如Johnson（1968）则认为边际成本法并不适用于供水企业，因为此法难以实施，并且因为水资源的时间、空间和水质的不同使得边际定价更加困难。

Tate和Lacelle（1995），以及Donald（1997）都对加拿大现行水价定价机制进行了分析，他们认为加拿大未考虑供水利润和税金的水价计价方式及在大多数城市采用统一费率的水费征收办法，都直接导致了当地居民较差的节水意识，不利于节水型社会的建立。而水资源相对紧缺的澳大利亚，逐步采用了基本水费加计量水费的两部制水费征收模式，基本水费包括供水、排污服务费和园林绿化服务费，其排污基本服务费较供水基本服务费高出许多，而且随着时间的推移，计量费用将逐渐增加而固定费用将降低。Pigram等人（1994）认为澳大利亚的这种水价定价模式提高了水的合理配置，增强了人们节约用水的意识。

总的来说，国外对水的相关研究比较丰富，但就饮水安全问题，特别是饮水安全保障的研究并不是很充分，主要有以下三个方面的特点：

第一，饮水安全问题多是侧重于分析饮用水水质问题。研究主要分析了水质受影响的表现、成因，以及对当地居民身体健康造成的危害，并从净化处理等技术层面提出解决方案，为改善饮用水的水质问题提供了很多有价值的建议。但是，对造成水质问题的根本原因分析较少，对如何挖掘影响因素，进行危害预防，缺乏深入性研究。

第二，解决饮水安全问题的基本共识是发挥政府规制的作用。通过对各国政府参与饮水安全管理的相关文献的研究可以看出，政府规制在保障饮水安全方面起着十分重要的作用。学者们在政策、法律、监管、水源保护等方面对政府职能研究较多，强调公共管理的主张和作为，这些研究成果为如何从政府管制角度研究饮水安全保障措施提供了很多思路。

第三，国外的文献对于水价的研究比较全面，奠定了水价形成的理论基础，并在对供水成本实证研究的基础上，提出了多种切实可行的水价制定方法。国外有关水价的研究大都认为水价应当体现水资源的稀缺性，并且使供水单位有能力、有动力提供更好的供水服务，这一观点为中国的水价改革提供了宝贵的参考意见。但是，市场化手段与饮水安全保障，特别是水价与饮水安全的关系研究方面很少涉及。

需要指出的是，在专门对饮水安全问题及其保障的研究方面，国外的文献缺少深入和系统的研究，通过对国内文献的回顾，我们发现这种情况同样存在。

二、国内研究综述

受社会经济发展水平的制约，新中国成立以来，中国对农村饮水的关注主要集中于对饮水解困的研究，而对饮水安全特别是农村饮水安全问题的研究起步较晚。20 世纪 90 年代以来，国内关于饮水安全的研究才逐渐丰富起来，研究的层面也越来越广泛，并且取得了显著的研究成果，为该领域的后续研究提供了很多建设性的研究思路。本书认为国内关于饮水安全的研究大致分为饮水安全内涵与评价体系、饮水安全主要问题危害分析及饮水安全保障举措等几个方面。

（一）饮水安全内涵与评价体系

国内对饮水安全内涵与评价体系的研究包括从饮水安全内涵的界定到对饮水安全的认知。宁春鹏（2003）认为饮水安全包括水资源的量和质两个方面的安全。从质的方面讲，饮用水必须符合国家饮用水卫生标准，包括《生活饮用水卫生标准》和《农村实施〈生活饮用水卫生标准〉准则》等；从量的方面讲，水量必须保证当地居民的最低生活用水，不能因为饮用水缺少而影响居民的身体健康和经济社会发展。郭莉和崔强（2008）认为农村饮水安全的内涵具体包括三个属性：一是农村饮水安全自然属性，即产生农村饮水安全问题的直接因子是自然界水的质、量和时空分布特性；二是农村饮水安全社会经济属性，即农村饮水安全问题是融合了村民与其生活所在的农村及各种资源的集合；三是农村饮水安全人文属性，即村民在安全因子作用到安全载体时使之产生的安全感。王韶华等人（2006）针对中国现行农村水质规定制定年限较早、标准偏低、指标体系不完善、与中国当前的农村发展水平及水环境条件不相适应等问题，将农村供水分为饮水安全和自来水两个阶段，分别从水量、水质、取水方便程度和供水保证率四个方面进行研究，完善了农村供水指标体系，为中国农村供水相关标准的修订提供了参考。孙颖等人（2010）认为要衡量农村供水发展水平并准确地反映其发展状况，采用单一指标难以获得全面的评价，他们为此建立了一套衡量农村饮水安全保障程度的指标体系，包括水量保证率、水质合格率、水处理设备、消毒设备、管网普及率、管网使用年限以及管材，从而达到定量化的测度，为衡量供水安全保障程度提供科学依据。

张龙云和曹升乐（2007）认为农村饮水安全作为一个相对的、模糊的概念，在质上没有确切的含义，在量上亦没有严格的界限，但在各区域之间存在着中间过渡的结果，所以可以相对地采用评价比较的标准。他们以山东省为例，应用模糊物元模型对山东省各地的农村饮水安全进行综合评价，在一定程度开拓了农村饮水安全评价的新思路。张建江等人（2009）对应用模糊数学评价饮水安全进行了评述，肯定了模糊数学在饮水安全评价中的作用及取得的成果，认为与单项分指数法比较，模糊数学揭示问题更加客观、全面，可以对一个区域的多种环境要素作出综合评价，并且模糊数学不受评价因子数目多少的影响，能够较为全面地反映饮水安全现状。

国内学者关于饮水安全的概念界定及关于饮水安全评价指标的研究为更加全面、合理地理解农村饮水安全的内涵，更加客观、实际地描述某一地区的饮水安全现状提供了理论依据，有利于通过采取针对性的措施解决饮水安全问题。

（二）饮水安全问题与饮水安全保障

国内学者针对中国饮水安全现状，对中国目前存在的主要饮水安全问题进行分类研究，重点包括不同地域的饮水安全问题与危害研究。李仰斌（2005）分析了农村饮水安全问题对农村可持续发展的影响。可持续发展是指既要满足当代人的需求，又不会对后代人满足其需求的能力构成危害的发展，也就是指经济、社会、资源和环境保护要协调发展，既要达到发展经济的目的，又要保护好人类赖以生存的水资源等自然资源和环境。他认为农村饮水不安全造成的居民身体素质下降、劳动力流失使得农村经济社会的可持续发展受到严重威胁。戴向前（2007）分区域分别对中国的西部、中部和东部区域的农村饮水安全问题进行研究，并得出结论：中国东部地区农村的饮水不安全人口数量相对较少，这与中国从东南到西北水资源递减的时空分布、东部经济较发达的经济格局、地形地貌以及人口分布有密切的关系。张华（2010）指出频繁发生的旱灾加深了农村饮水安全问题，而大范围的水源污染和环境破坏成为主要威胁，农村供水工程的建设与管理也还存在许多问题，因此农村饮水安全面临着巨大的挑战。

随着中国社会经济发展水平的不断提高，如何解决饮水安全问题成为国内学者研究的焦点，他们提出了很多建设性的解决方案和思路。黄晓丽（2003）指出加快解决农村人口饮水问题，必须进一步理清思路，按照“先急后缓，先重后轻，先易后难，先解困后提高”的原则，统筹规划，突出重点，分步实施，因地制宜，必须从规划、建设、投入、运行管理等各方面采取切实措施。李仰斌（2005）认为解决农村饮水安全问题的关键是要采取有效措施，他提出农村饮水安全项目建设应注意加强饮用水水源点的保护，要有适度规模，以集中供水为主，加强技术指导。王宏禄（2007）认为农村供水不仅要提高规划设计阶段的质量，注重保证水源和所建工程的可持续性，而且更应注重工程的建后管理，包括建立管理责任制和进行取水、净水工程管理和泵站管理，以保证农村饮水安全工程持久地发挥效益。吴婉玲和熊锡琼（2007）则针对中国经济欠发达地区的农村饮水安全问题提出了自己的见解：调整财政投资结构，加大省级补助力度；加强农村饮水工作人才培养；分类指导，加强项目建设管理；合理收费，确保工程良性运行。薛全福（2008）对高氟水、高砷水、苦咸水、高污染水等水质问题对人体健康产生的危害及其地域分布进行研究，并且从技术层面提出了解决方法。薛新丽（2009）针对中国水污染的具体情况，提出从强化取水口保护、加大污水和工业废水治理力度、提高公民环保意识和实现废水资源化利用四个方面采取水污染的治理措施。桑振宇和韩学良（2010）认为解决农村饮水安全问题，需要保证水源的可持续性；保证工程（农村饮水安全工程）的可持续性；注意统筹规划，因地制宜以及加强水质检测。张华（2010）指出要扎实推进农村饮水安全工程的建设，做好水质检测、监测工作是前提，加强饮水水源保护是核心，加快农村饮水安全建设工程建设是保障，而推动制水企业市场化经营是关键。

李伯华（2006）从公共物品的角度分析了江汉平原农村饮水安全问题，

并从明确政府公共职责范围、完善政府管制、农村饮水安全供给主体多元化、完善公共财富的转移支付制度、加强农村饮水安全的管理这五个角度提出了解决农村饮水安全问题的策略。郝华勇（2006）从水资源的角度提出了保障农村饮水安全的水资源管理体系，诸如水资源的法律、行政、经济、权属、安全、工程管理等。李雪松等人（2007）针对中国农村地区严峻的饮水安全形势，提出从农村水利基础设施的供给机制、饮用水安全管理制度、饮水安全工程建设融资体制、饮用水价格制度和饮用水工程的监督管理机制等方面实施创新。赵旭红和刘爱平（2008）则提出将自动化控制系统引入农村饮水安全工程，通过自动化技术手段，提高供水公司的水质安全水平。赵红燕等人（2008）结合实际，认为要实现农村饮水安全，需要加强饮用水水源地保护，搞好供水水质管理，加强水质检测体系建设，建立合理的水价机制，进一步完善和落实农村供水优惠政策等。郭莉和崔强（2008）认为，从《环境与资源保护法》的视角看，农村饮水安全具有重要的法律意义，农村饮水安全需要真正意义上的法定化，需设定农村安全饮水供给与需求保障机制、饮水安全市场交易机制、饮水安全管理机制等多重法律保障机制。此外，崔强认为还需要建立饮水安全公共信息平台，使有关信息能够顺畅地上通下达。

高俊才（2009）认为，除了技术创新，体制改革，多元化、多渠道增加资金投入，加大治污防污力度外，还需要积极推进城乡统筹供水，在统筹规划的基础上，合理安排工程建设、加强管理，逐步提高农村供水技术标准和实际水平，缩小城乡差距，进而实现城乡供水一体化。王韩民（2009）提出，为了建设有中国特色的农村饮水安全体系，需要做到几个“加快”，即加快建立水资源保护管理体制，加快建立农村水利建设投、融资稳定增长的长效机制，加快建立农村水利建设和管理新机制，加快建立健全水资源生态补偿机制，加快节水型社会建设步伐。

市场经济体制下，水价杠杆对优化水资源配置具有重要作用，也是体现水的商品属性的重要表现。如何通过水价改革，改变传统的用水观念，解决饮水安全问题成为国内饮水安全研究领域的热点话题。国内关于水价的研究主要分为水价管理制度、水价形成机制、水价计算方法、用户承受能力等几个具体研究领域。陈华红等人（2007）分析了中国水价政府管制的现状和存在的问题，提出了中国水价政府管制改革的基本思路和政策建议。符敬东（2007）介绍了村镇供水工程水价计算方法，分析了村镇供水工程水价计算过程中应注意的问题。他认为可以在村镇供水工程水价的核定中实行基础水量单价和浮动水量单价并行的双轨制试点。赵红燕等人（2008）认为农村供水水价应按照“补偿成本、合理收益、优质优价、公平负担”和生活用水、生产经营用水分别计价的原则，由物价部门监审，经同级人民政府批准后执行，并且提出供水水价应由成本、利润和税金三部分组成。

田军才（2007）分析了固原东部农村饮水安全供水工程与用户水价承受能力，认为在设计出水口水价时应充分考虑用水户水价承受能力，使设计的出水口水价不高于用水户的可承受水价。陈楚珍（2009）对湖北省在农村饮水安全工程中探索推行的两部制水价进行了研究，从农村饮水安全工程的现状和长效运行的需求出发，推荐在农村实施基本水价和计量水价相结合的两部制水价定价模式。

对于如何保障农村地区饮水安全，除了利用水价杠杆外，很多学者还从不同角度提出了一些市场化的策略和建议。张秋玲（2007）、何小梅等人（2010）、牛红霞（2010）认为保障农村饮水安全的措施可以分为两类，即工程措施和非工程措施。工程措施包括增强供水工程规划设计的科学性；大力兴办集中供水工程；建立、健全水质监测系统，增建水处理和净化设备。而非工程措施包括防治并重、综合治理，资金筹集措施，水价调控措施，以及管理监督措施。徐正扬（2008）还提出在农村饮水安全工程中引入 PPP 运作模式（public-private-partnership），引导民间闲置资金进入农村安全饮用水市场，进而有效地解决民间资金闲置和政府投资不足的问题。倪文进（2009）则针对目前提得较多的水务市场化改革提出了自己的见解。他认为因为农村供水工程中实行市场化是有条件的，所以推行农村供水工程市场化运作要慎重，需辩证地看市场化机制在农村供水领域的应用。

中国自 2004 年由农村饮水解困转向解决农村饮水安全问题以来，国内对农村饮水安全课题的研究逐步丰富起来，不同学者从农村饮水安全问题的不同视角进行研究，并从政策、技术、工程等多个层面提出解决饮水安全问题的思路与建议。学术界关于农村饮水安全的研究，无论是理论方面还是实践方面都取得了一定的进展，值得肯定。

（三）关于农村饮水安全的研究成果

2004 年之前，研究农村饮水安全的文章寥寥无几，只有楼小明（1989）、宁春鹏（2003）等对此进行了初级的探讨；而 2004 年之后，国内关于该领域的研究论文已相当丰富，研究层面也得到很大拓展。2004 年的 5 篇文献中有 2 篇涉及县级地区，1 篇涉及省级地区。2005 年的 45 篇文献中县市级研究有 18 篇，其中有天津市、石家庄市、广西合浦县、山西灵石县等；省级研究有 13 篇；从整体的角度来分析农村饮水安全的文献有 14 篇，其中有 1 篇关于供水工程在水源开发与保护方面采取的技术和方法，还有 1 篇分析了奎濉河沿岸水污染对沿岸居民造成的影响，并提出了农村饮水安全的措施。2006 年的文献为 124 篇，其中有 4 篇硕士论文，研究层面还是以县市层面的居多，对省级层面上的研究也逐步丰富起来，而针对流域层面区域的研究则开始出现。

总的来看，研究农村饮水安全的文献逐年增多，而且分析层次也由点到线到面，逐步深入。2007—2010 年四年来，关于农村饮水安全问题研究的文献更加丰富，研究也更加富有深度。以“农村饮水安全”为关键词的文献，2007 年有157 篇，2008 年有 213 篇，2009 年有 235 篇，到 2010 年 9 月中旬，可以搜索出 129 篇，其中的 3 篇硕士论文中有 2 篇涉及“农村饮水安全工程管理”。近年来文献的研究对象仍多为县市，并逐步扩展到省（自治区），如河北、河南、吉林、黑龙江、四川、宁夏、湖北、湖南、江苏、海南、贵州、浙江、新疆、云南等，研究内容涉及农村饮水安全的主要问题与对策、指标测量，以及工程模式、建设与管理等。

（四）现有农村饮水安全研究中存在的不足

由于中国农村饮水安全研究起步较晚，纵观国内关于农村饮水安全问题的相关研究，发现目前对珠江三角洲丰水区农村饮水安全问题的研究甚少，对一般农村饮水安全问题的研究也只是近几年才逐渐丰富起来，现有的研究难免存在一定的局限性。虽然中国关于农村饮水安全的文献较多，且呈现逐年增加的趋势，但研究中还存在很多问题。在学习借鉴国内外在该领域的研究成果的过程中笔者发现，国内外的研究多集中于对水资源匮乏地区及经济欠发达地区饮水安全问题的研究，且仅针对饮水安全的某一层面进行分析，缺乏区域性专题研究，研究内容比较零散，较少从系统角度研究保障饮水安全的长效机制，研究不够深入，学术性不强。

第一，缺乏系统的理论支撑，学术性研究欠缺。完整的理论体系有三大衡量标准，即是否合理地选择逻辑起点；是否以逻辑起点为连接环，归纳理论体系应包括的内容，并进行科学分类；是否建立各种理论之间的联系，确立各种理论功能的配合与互补。依照这一标准，农村饮水安全的研究仍处于初级阶段。目前该领域的期刊文章较多，有900多篇，但学术文章较少，仅有18篇硕士论文，博士论文至今仍为空白。而期刊文章中对农村饮水安全的研究又以县市层面居多，措施的推广性不强。省级层面的文章虽然丰富，但是研究缺乏深度，在学术上的价值还有待进一步发现。

第二，研究角度单一，缺乏体系构建和比较研究。主要表现为两点：一是现有研究大多是从各级政府的角度出发，提出保障农村饮水安全的措施，鲜有从农村居民的角度出发来研究农村饮水安全的保障问题的。水质的恶化，有城市工业污染的因素，同样有农业生产污染的因素，也有农村居民的用水意识、生活习俗和心理等因素。要保证农村饮水安全需要从供给方和需求方两个角度来进行分析。二是现有研究多局限于国内视角。西方发达国家对农村饮水安全的研究较少，这可能说明由于发达国家保障体制的相对完善和城乡的均衡发展减少了问题的产生，而这正是值得中国学习和借鉴之处。而国内学者较少对农村饮水安全问题进行国际比较，触及本质的深层次的解决方案也较少提及。

第三，针对解决问题的措施的讨论还不够深入，没有根本措施的突破。现有研究基本是就着问题解决问题，缺乏深层次的原因揭示。如农村饮水定价问题，学术界对此有所涉及，但讨论不够深入。定价涉及经济学的价格理论和公共物品理论，还涉及价格管理理论，如果进行深入研究，将有利于农村饮水安全的理论构建。关于水价机制是否具备饮水安全保障功能，其作用机理如何，目前没有学者涉及此类研究。再比如，现有研究很少从水的特性出发，探索根本的保障措施。特别是对经济发达地区农村饮水基本问题解决后，如何运用市场手段（价格杠杆）和政府作用建立长期有效的保障机制更鲜有研究。

总的来说，中国对农村饮水安全的研究还比较薄弱，与现有理论的结合还不够，大多数研究仍停留在政策性措施层面。这就对如何运用现有理论或者发展新的理论来保障农村饮水安全以及探索相应的对策提出了新的要求。

（五）今后研究的发展趋势

第一，对农村饮水安全问题的研究视角有新的突破，以小城镇为重点、以制水技术和防污技术为关键点和基于用水户视角的研究会增多。

第二，对农村饮水安全问题的研究方法会更多用定量的方法，改变目前数据统计层面的状况。

第三，对农村饮水安全问题的研究会更加全面，突破单一片面的研究，进行全面系统的研究。从纵的方面考察，不仅省级研究和县级研究会继续，区域性研究及比较研究也会逐渐增多；从横的方面考察，将更注重对农村饮水安全问题的综合性研究和系统性研究。

第四节 研究方法与技术路线

本书综合运用了规范分析与实证分析、抽象分析和系统分析、定量分析和定性分析，以及历史与比较分析等方法进行研究，具体方法和手段如下：

第一，规范分析与实证分析相结合的方法。通过对农村饮水安全的概念、内涵、评价体系以及建立农村饮水安全保障机制的规定性进行分析，从而确定研究的内涵、外延和特点，对珠三角农村饮水安全保障进行实践探索和比较分析，提出系统构建农村饮水安全保障机制及运行机制的思路。

第二，抽象分析和系统分析相结合的方法。通过对珠三角九个城市饮水安全现状的分析，再运用因子分析方法揭示问题产生的原因和主要影响因素。构建珠三角农村饮水安全保障机制，不是孤立寻找对策，而是运用系统的分析方法，将其放在整个运行系统中研究分析，从不同层面、不同主体、不同环节进行深入研究，并提出有效运行的配套措施。

第三，定性分析与定量分析相结合的方法。对解决珠三角农村饮水安全问题的重要性、珠三角农村饮水安全保障机制的成效与不足进行分析，同时采用统计数据、图表等量化工具进行定量分析，以增强定性分析结果的可靠性。

第四，历史与比较分析相结合的方法。在对中国农村饮水安全问题的历史考察和现实考量的基础上，进一步对珠三角农村饮水安全问题进行历史回顾，对中国农村饮水安全问题进行差异比较。在对珠三角农村饮水安全保障机制进行系统构建之前，比较借鉴了国外和中国其他地区的相应做法。

本书采用的技术路线体现了逐步深入、逐层递进的逻辑思路：

第一，通过背景分析和广泛收集相关文献，界定研究范围，明确研究对象，理清相关概念，形成本书研究的问题，即珠三角农村饮水安全问题、问题的实质及其主要影响因素，如何系统构建珠三角农村饮水安全保障机制，珠三角农村饮水安全保障机制有效运行的途径和条件等。

第二，通过文献综述和对相关基础理论的回顾，形成系统的理论研究架构，为构建珠三角农村饮水安全保障机制及其有效运行奠定理论基础。

第三，通过权威论述、数据统计以及实际调研数据，对研究对象进行定性与定量分析，构建理论模型，分析模型运用的条件，通过实证分析进行进一步检验并提出优化措施所示。

第四，归纳和总结解决问题的措施，提出政策建议，并讨论进一步研究的方向，最后完成本书，如图 1-1 所示。

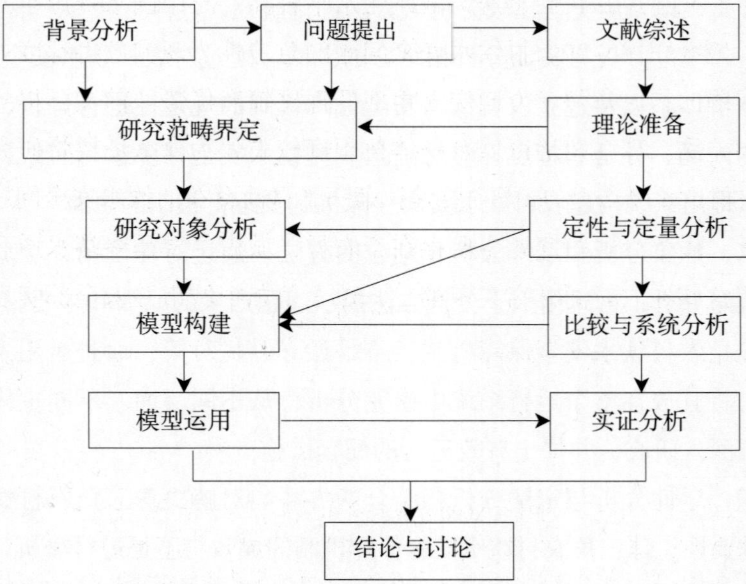

图 1-1 技术路线图
Figure 1-1 The Technical Route

第五节 研究对象与研究内容

本书以珠三角农村饮水安全为研究对象。作为研究对象的农村饮水安全包括三层含义，首先是饮水安全，而不是一般意义上的水安全①；其次是农村饮水安全，尽管饮水安全本不应严格区分为农村饮水安全和城市饮水安全，但是由于自然条件和二元经济结构带来的公共基础建设的城乡差异，农村饮水安全和城市饮水安全事实上存在较大的差异；最后是饮水安全保障问题，饮水安全问题不是个别的问题、现象的问题，也不是短暂的问题，解决农村饮水安全也不是靠某些具体的应急的措施就可以奏效，需要系统、全面、根本和长效解决问题，因此系统构建饮水安全保障机制并评估运行绩效是十分必要的，这是本书希望达到的主要研究目标。

本书研究范围锁定在珠三角农村地区。珠三角地处中国华南丰水区，水资源充足，社会经济发展迅速，城镇化水平较高。与中国水资源自然条件较差的落后地区相比，在农村饮水安全问题的急迫性、现实危害程度方面，以及解决问题的物质条件等方面珠三角地区都比较有优势。前文已提到饮水安全的城乡差别，珠三角地区城乡一体化程度较高，为什么还要将研究对象定位在“农村饮水安全”？原因主要是：第一，目前存在的饮水安全问题如取水方便程度、供水方式等问题主要存在于农村，城市主要是终端水质和季节性问题，但这些在农村同样存在；第二，珠三角九个城市并未全部实现城乡供

① “水安全”一词最早出现在2000年斯德哥尔摩举行的水讨论会上。对“水安全”一词至今无普遍公认定义，一般可以诠释为，在一定流域或区域内，以可预见的技术、经济和社会发展水平为依据，以可持续发展为原则，水资源、洪水和水环境能够持续支撑经济社会发展规模、能够维护生态系统良性发展的状态即为水安全。本书所研究的对象是饮用水安全，应该是个狭义的范畴。

水一体化[①]，解决镇村农户饮水安全问题的任务依然很重，即便实现了城乡供水一体化，研究农村饮水安全问题完全可以代表城乡；第三，定位在农村，研究珠三角地区农村饮水安全问题，其研究成果可能会对中国从根本上解决农村饮水安全问题具有长远的借鉴意义和实践价值。

如图1–2所示，本书共分为9章内容，拟通过对珠三角农村饮水安全问题的深入研究，提出建立该地区农村饮水安全保障机制和运行机制的基本思路。本书的具体研究内容主要包括：

第一部分（第一章）：介绍研究背景、研究目的与意义、研究对象、研究范围、技术路线、主要内容等，为全文作理论准备。

第二部分（第二章）：建立农村饮水安全的理论框架，作为全文的分析导引。通过借鉴产业组织理论的SCP模型，从农村饮水安全的公共物品属性出发，深入分析农村饮水市场的现状特征及其关键因素，进而讨论政府监督行为和企业市场行为，并运用典型案例实证经济绩效。

第三部分（第三章）：通过对珠三角地区农村饮水安全问题的回顾和差异分析，以及对珠三角农村饮水安全的现状进行分析评价，揭示珠三角农村饮水安全问题的实质和特征。

第四部分（第四章）：通过建立珠三角农村饮水安全PSR模型，试图探讨影响珠三角饮水安全的变量结构，并采用因子分析方法，找出主因子，并对受主因子影响程度进行深入分析。

第五部分（第五章、第六章、第七章）：根据珠三角目前有关农村饮水安全保障工作的成效和不足，比较借鉴国内外饮水安全保障的相关做法，提出构建珠三角农村饮水安全保障机制的基本思路；研究珠三角农村饮水安全保障机制的运行机理，重点研究政府管制与市场机制如何作用于珠三角农村饮水安全保障机制的运行，以及如何实现政府管制与市场机制的有效联动，提出水价杠杆是珠三角农村饮水安全保障政府管制和市场调节的耦合。

第六部分（第八章）：运用实地调查的方法，把问卷调查、野外考察、干

---

①目前珠三角仅有深圳、佛山、中山、珠海、东莞等市基本完成了城乡供水一体化的整合，但笔者通过对珠海等已经基本完成“供水一体化整合”的城市进行调研和考察，认为它们离达到“同城、同网、同价、同服务”这种完全意义上的城乡供水一体化还有一定的距离。

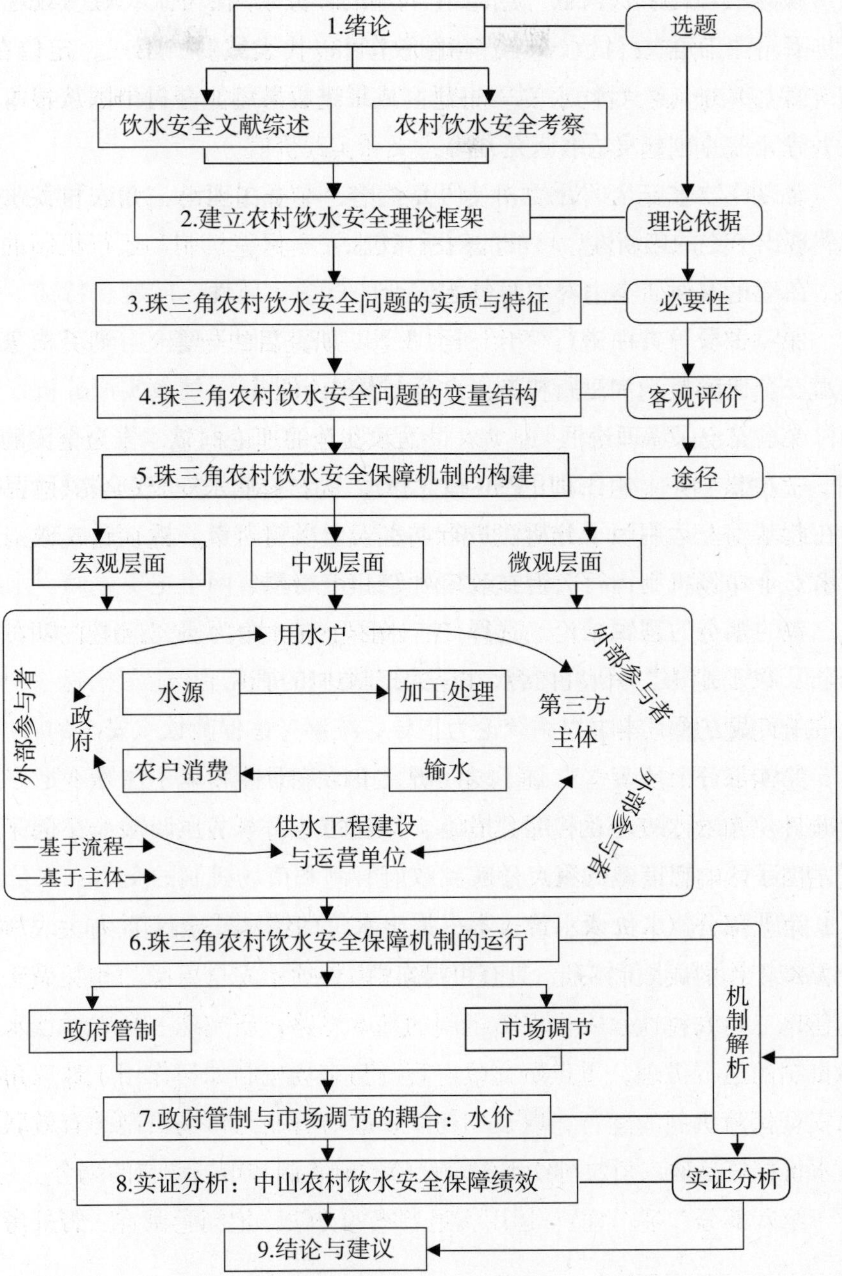

图 1–2　研究内容框架设计

Figure 1–2　Design of Research Content Framework

部访谈等结合起来，采取“点面结合、以点带面”的方式，试图在现有制度安排下对珠三角农村饮水安全保障绩效作出一个大致的描述。

第七部分（第九章）：对本书研究成果进行总结，并提出政策建议，概述本书待完善的地方及后续研究方向。

与以往饮水安全问题的相关研究相比，本书在理论、方法和实践等方面都体现出一定的创新性，可能的创新点包括：

在理论方面，本书对农村饮水安全的概念、属性、问题、特征、影响因素、保障手段等方面进行综合，运用公共物品等相关理论构建了珠三角农村饮水安全保障机制和运行机制，并通过中山市进行了绩效实证分析，形成了农村饮水安全保障理论框架，在一定程度上丰富了农村饮水安全保障理论。

在方法方面，本书运用 PSR 概念模型为农村搭建饮水安全指标评价体系，并在此基础上运用因子分析法进行饮水安全影响因素分析，形成珠三角农村饮水安全保障机制运行关键在政府管制和市场调节两个主要方面、水价杠杆是二者的耦合的逻辑结论。选择“丰水区”珠三角为研究范围，以农村饮水安全保障机制构建为研究内容，以往没有类似的研究。

在实践方面，本书以系统论为指导，统筹考虑保障饮水安全的各个层面、各方主体与各个环节，克服了以往研究中的片面性和单一性等不足，提出保障机制有效运行的途径和配套措施。特别的是，本书强调饮水安全保障机制的有效运行，把措施的重点落实到政府管制和市场机制的交集：水价。以往的水价研究是就水价谈水价，本书提出水价的饮水安全保障功能，并构建农村饮水安全保障水价体系，具有可操作性。

第二章　农村饮水安全的一般理论

本章借鉴产业组织理论的"结构（Structure）—行为（Conduct）—绩效（Performance）"模型（SCP 模型）[①]，从农村饮水安全的公共物品属性出发，深入分析农村饮水市场的现状特征及其影响因素，进而讨论政府监督行为和企业市场行为，并运用典型案例实证经济绩效。

第一节　农村饮水安全阐释

一、水资源的状态与用途

《中华人民共和国水法》（以下简称《水法》）中规定，水资源包括地表水和地下水。目前比较认可的说法是水资源有广义和狭义之分。狭义的水资源是指流域或水循环中能够为人类社会和生态环境所利用的淡水，补给来源主要为大气降水，可通过水循环逐年得到更新，包括地表水、地下水和土壤水等水体，其中地表水为江河、湖泊、冰川及沼泽等水体，地下水为地下汇水的动态水量，土壤水为分散于岩石圈表面的疏松表层中的水。广义的水资源是指存在于自然界中任何形态的水，包括气态水、液态水和固态水，是包

---

①SCP 模型是由美国哈佛大学产业经济学权威贝恩（Bain）、谢勒（Scherer）等人建立的。该模型提供了一个既能深入具体环节，又有系统逻辑体系的"市场结构（Structure）—市场行为（Conduct）—市场绩效（Performance）"的产业分析框架。SCP 框架的基本含义是，市场结构决定企业在市场中的行为，而企业行为又决定市场运行在各个方面的经济绩效。

括海水在内的地球水量的总体。

随着人类社会的发展和水处理技术的不断提高，水资源的界定也必将经历动态扩展的发展过程。随着人类用水需求的增加，早先被视为纯灾害的洪水如今也已被视为宝贵的水资源，逐渐成为很多地区集水的主要来源之一。与之类似，中水回用、海水淡化等水处理技术的发展也进一步论证了水资源的广泛性。受气候、水文地质等因素影响，水资源时空分布不均，衡量一个地区或一个国家水资源丰缺程度的重要指标是水资源多年平均径流总量。

地处自然界的水资源是人类一切生产、生活用水的源头。与饮用水相关联，根据水资源开发利用和水处理技术的不同，凝结了人类劳动的水资源的存在状态主要有：

(1) 原水：原水通常是指未经过处理的水。广义上，对于进入水处理工序前的水也称为该水处理工序的原水。

(2) 自来水：自来水是指水厂将江河湖泊、水库及地下水经过混凝、沉淀、过滤、消毒等净水工序，最后由机泵通过输配水管道供给用户生活、生产使用的符合国家饮用水标准的水。自来水通常需煮沸后方可饮用。

(3) 直饮水：直饮水是与自来水相对的一个概念，简单地讲，直饮水就是指可以直接饮用的水。直饮水系统属于分质供水的范畴，即自来水经过深度处理后，水质达到国家饮用水标准，然后利用独立管道直接输送到各家各户，可直接放心饮用的水处理输供水系统。

(4) 桶装水：桶装水是指采用自来水或抽取地下水，经过反渗透、电渗析、蒸馏、树脂软化等现代工业技术处理而成的直饮水，再由灌装生产线灌装至 PVC 桶的产品，主要分为纯净水、矿泉水和矿物质水等多种类型。由于桶装水比普通自来水经历了更多的处理、流通过程，存在处理工艺对水结构的破坏以及流通和使用中的二次污染等水质问题，长期饮用容易对人体健康造成危害。

(5) 中水：中水又名再生水、回用水、杂用水，主要是指城市污水或生活污水经处理后达到一定的水质标准，可在一定范围内重复使用的非饮用水，其水质介于自来水与排入管道内的污水之间。中水是经过处理的污水回收再用，虽然不能作为饮用水，但中水回用大大降低了饮用水的使用量，还在一定程度上解决了管道污水的水污染问题。

水资源作为社会经济发展的必需资源，其用途遍及人类生产、生活的各个方面。根据水资源用途的不同，主要分为生活用水、工业用水、商业用水、农业用水及市政用水等多种用水方式。本书的研究对象主要是生活用水中的饮用水安全（饮水安全），而不讨论广义上的水资源安全。

二、农村饮水安全的标准

饮水安全标准是对饮水过程（包括取水、供水、二次供水、饮水等）、饮水管理（包括监测、考核、评价等）、饮水产品（包括器具、设备、管材等），以及涉及饮水安全与卫生的事务所作的统一规定。饮水安全标准是评价饮水质量优劣程度和供水企业、供水工程所供水水质好坏程度的尺度，也是水利、卫生、城建和环保等部门与相关行业、单位进行水质和卫生管理、监督执法的基础依据。

中国的饮用水卫生标准已经多次修改，水质检测指标越来越多，法律效力越来越强。1956 年制定的饮用水卫生标准及 1959、1976 年修订的标准分别包括 15 项、17 项、23 项微生物、一般化学和感官指标，且均未被列为强制性卫生指标。1985 年制定实施的《生活饮用水卫生标准》，将水质指标由 23 项增至 35 项。2006 年卫生部和国家标准化管理委员会又对 1985 年发布的《生活饮用水卫生标准》进行修订，2007 年 7 月 1 日联合发布新的强制性国家《生活饮用水卫生标准》（GB5749—2006）。新标准中的饮用水水质指标由原标准的 35 项增至 106 项。①

农村饮水安全问题与饮水卫生标准休戚相关。1987 年世界环境与发展委员会在《我们共同的未来》报告中第一次阐述了可持续发展的概念，可持续发展是指既满足现代人的需求又不损害后代人满足需求的能力。第一，水资

---

①这是中国 21 年来首次对 1985 年发布的《生活饮用水卫生标准》（GB5749—85）进行修订，1985 年的“标准”与近年来水污染致使水中有机物大大增加的形势严重不适应。新标准适用于各类集中式供水的生活饮用水，也适用于分散式供水的生活饮用水，有利于供水行业技术进步和提高供水水质，为群众的饮水安全提供新的保障。但饮水安全永远是个动态的标准，当标准滞后于实际时，即便符合标准，也不能称之为安全，这也是本书在参照标准的前提下，基于用水户视角对饮水安全进行调研评价的原因。

源的可持续利用是可持续发展理论中的社会经济与资源、环境协调发展的重要方面，强调的是可持续性。解决饮水安全问题必须以水资源的可持续利用为核心，在确保当代人饮水安全的同时要以不对后代人的饮水安全构成威胁为前提。从此意义考虑，用水量控制和水环境保护是权衡代内、代际间饮水安全的重要标准。第二，解决农村饮水安全问题的过程是动态的、不断向前发展的，强调的是安全的发展性。随着社会经济的发展，衡量农村饮水是否安全的标准也将不断提高。

农村饮水安全问题中最大的问题是“缺水”。“缺水”问题可大致分为资源性缺水、水质性缺水和工程性缺水三种类型。其中，资源性缺水是指由于当地水资源总量较少，不能满足居民生活用水需求而形成的供水紧张。按照国际公认标准，人均水资源占有量低于 3 000 立方米时为轻度缺水，低于 2 000 立方米时为中度缺水，低于 1 000 立方米时为严重缺水，低于 500 立方米则为极度缺水。相对于资源性缺水，水质性缺水不是因为水资源的人均占有量不足，而是指因水源的水质达不到国家规定的饮用水水质标准而造成的缺水。水质性缺水主要是由于水资源受到各种污染，致使水质恶化不能使用而缺水，主要是人为因素造成的缺水。

如果说水质性缺水是社会经济的粗放型发展造成的必然后果，工程性缺水则可以说是落后地区农村基础设施建设不到位的基本表现。由于造成饮水不安全的因素繁多且相互联系、相互影响，很多地区有资源性缺水与水质性缺水、工程性缺水并存的局面。

围绕饮用水安全标准仍有几个问题值得探讨：

第一，制水工艺问题。珠三角自来水厂基本是采用絮凝、过滤和消毒三段常规处理工艺，这些传统工艺主要是去除水源中的悬浮物、胶体杂质和细菌，针对受轻度污染的 II 类水质。随着近年来工业化、城镇化的急速发展，水源污染物已由微生物转为无机和有机污染物，而传统的消毒对此无能为力，而且过量的余氯残留还有致癌、致畸和致突变的后果。

第二，新标准的执行和再修订问题。中国饮用水标准 20 年不变早已广受诟病。虽然 2007 年 7 月 1 日中国颁布了新的饮用水水质标准，但未来能否参照世界卫生组织的标准指标，5 年左右更新一次值得期待。据了解，仅对 106

项指标做一次全面的检测就需要花费2万多元，广大农村的供水企业实际上很难有此检测能力。值得一提的是，即便是百分之百执行新标准，自来水中还有30项污染物不在这106项指标中。

第三，管道运输的二次污染问题。由于供水管网主干管材质量低劣和严重老化问题，管网漏损率高和二次污染是供水企业的普遍难题。即便是珠三角的城市，供水系统管道也不是直接到用户，而是进入小区蓄水后二次供水，终端水质不能保证。终端用水的"最后防线"是煮沸，但煮沸并不能去除农药、合成剂等有机污染物。

第四，自来水的替代品问题。据专家介绍，如果日常饮用放弃自来水而改用桶装水和矿泉水，饮水安全问题依然存在。[①]天然矿泉水的标准是1998年制定的，饮用瓶装水的水质标准是1998年制定的，这些标准还没有达到现在的2007年饮用水标准。这些瓶装水在净化程序上会产生副产物——溴酸盐，长期饮用含有该物质的饮用水，将有可能增加癌症的患病率。

三、农村饮水安全的差异性

造成饮水不安全的因素错综复杂，能否根据造成饮水不安全的关键因素采取针对性的措施，直接影响到解决饮水安全问题的实际效果。从横向和纵向两个维度考虑，农村饮水安全呈现明显的区域差异性和时间差异性。区域差异性主要是指不同地域间的农村饮水安全特征不同，这跟水资源空间分布不均、地区经济发展水平参差不齐、区域间产业结构不同等多种因素有关。时间差异性主要是指同一地域、不同时间段的农村饮水安全特征不同，这跟水资源时间分布不均有关。通常枯水期比丰水期面临更为严重的饮水安全威胁，因为枯水期同时面临水资源短缺与水质问题严重的双重水危机。

除时空差异外，城镇与农村之间也存在较大的饮水安全差异性。与城市相比，农村的整体经济发展水平、基本卫生条件以及公共基础服务设施建设水平、居民意识等方面都相对落后于城镇。例如，中国城镇早已全面普及自来水和实现生活垃圾的集中无害化处理，但相比之下，迄今农村自来水普及

①罗科. 中国自来水管理落后30年. 凤凰周刊，2009-01-05

率仍不足 70%，生活垃圾集中处理设施更加不完善。所以，农村居民面临更大的饮水安全威胁。即便是发达国家和发展中国家的经济发达地区，工业化和城市化使城乡之间的区别模糊化，但饮水安全问题的城乡差别还是存在的，这也是本书将饮水安全问题的研究范围界定为农村的主要原因。

第二节　农村饮水安全：一种公共物品

一、公共物品的内涵与分类

物品的消费特性可以分为竞争性和排他性。竞争性是指一个人使用一种物品而减少他人使用时的物品特性，而排他性是指可以阻止他人使用某一物品时的物品特性。根据物品是否具有竞争性和排他性的特点，可以将物品分为私人物品、公共物品和准公共物品三类。

私人物品是指同时具有竞争性和排他性的物品。与私人物品概念相对立的是公共物品。1954 年，萨缪尔森在论文《公共支出的纯理论》中给出了公共物品的经典定义，即公共物品是指消费上具有非竞争性和非排他性的物品。公共物品消费的非竞争性是指一些人对该物品的消费不会影响另一些人对该物品的消费，即受益对象之间不存在利益冲突。换句话说，非竞争性是指在给定的生产水平下，向一个额外消费者提供商品或服务的边际成本为零。公共物品消费的非排他性是指一旦某特定的物品被提供出来，便不太可能排除任何人对它的消费，或者说很难将不付费的人排除在外。

按照萨缪尔森的阐述，公共物品的非排他性主要包含三层含义：第一，即使有人想独占消费，但在操作中或者技术上不可行，或者虽然技术上可行，但排他成本过高；第二，任何人即使不情愿，也无法拒绝对该物品的消费，带有消费的强制性；第三，任何人都可以在相同数量上，或在相同程度上消费该物品，即消费的难以分割性。

根据非竞争性或非排他性是否充分，可将公共物品分为纯公共物品和准公共物品。纯公共物品具有完全的非竞争性和非排他性。准公共物品具有有限的非竞争性或局部的非排他性（李伯华，2006）。其中，具有排他性而缺乏竞争性的准公共物品称为俱乐部产品；具有竞争性而无法排他的准公共物品称为共有资源。

表 2–1　物品矩阵表
Table 2–1　Goods Matrix

属性		排他性：有	排他性：无
竞争性	有	私人物品（桶装、瓶装矿泉水）	共有资源（村集体所有的水塘）
竞争性	无	俱乐部产品（自来水）	纯公共物品（污水治理）

表 2–1 描述了私人物品、纯公共物品与准公共物品属性。正是因为公共物品消费上的非竞争性，使得公共物品一直处于较低的定价水平，从而加剧了对公共物品消费的不节制；而公共物品的非排他性则降低了私人供给公共物品的积极性。因此，政府往往担当起公共物品供给者的角色。

二、农村饮水安全的公共物品属性

保障农村饮水安全是农村公共基础设施建设的重要组成部分，也是衡量政府执政能力的重要标准。因此，解决农村饮水困难，保障农村饮水安全的工作一直都由政府主导进行。饮水安全的政府供给最大程度地体现了政府的管理职能，保障了社会福利，但从多年的实践中也暴露出政府供给的种种弊端。基于公共物品的非竞争性和非排他性，对农村饮水安全本身及其涉及的各个领域进行公共物品属性分析，可以找出政府供给的问题和市场调节的理论依据。

单从农村饮水安全概念本身来看，农村饮水安全属纯公共物品范畴，具有充分的非竞争性与非排他性。一方面，村民是否能够从饮水安全中受益只取决于农村饮水安全是否被提供，而与从中受益人数的多寡无关，一旦饮水安全问题被解决，辐射范围内的所有村民都能平等地享受饮水安全带来的好处，这说明饮水安全具有非竞争性；另一方面，保障农村饮水安全的出发点是从根本上改善农村居民的生存环境，无论从效率上还是从伦理上都不应将任何一个村民排除在外，并且也很难通过技术手段实现农村饮水安全的排他性消费，这样做也很可能会带来社会的不稳定，这说明饮水安全具有非排他性。

虽然农村饮水安全本身属纯公共物品，但是保障农村饮水安全涉及与之相关的多个领域，包括水资源、供水工程、水污染防治、农村公共卫生与医疗保障，等等，其中每个领域都对农村饮水安全具有直接或间接影响，而每个领域的公共物品属性不尽相同。

就水资源而言，伴随着水资源的开发利用，水形态也发生变化，经历了由自然界中的水资源到出厂水（不包括村民直接取用地下水或地表水饮用的情况）再到管网末梢水，直到每家每户储水容器中的饮用水等几种形态变化。

第一，对于自然界中的水资源，无论是地下水还是地表水，中国《水法》明确规定水资源属于国家所有，即全民所有，这表明每个人都具有均等的用水权利，从该意义上看，水资源具有使用的非排他性。但是《水法》同时规定中国水资源采用有偿使用的制度，即从制度上对水资源进行排他消费。对于农村集体经济组织的水塘和由农村集体经济组织修建管理的水库中的水，虽然不适用于《水法》中的有偿使用制度，但是对本村外的人具有排他性。

因此，根据《水法》的相关规定，可以说水资源的非排他性并不充分。与非排他性的不充分类似，水资源的非竞争性也是不充分的。当水资源供大于求时，水资源的稀缺性不明显。在很长一段历史时期内，人们更倾向于认为水资源是非竞争性的。但是随着人类对水资源需求的不断增大，水资源在全球范围内变得越来越稀缺，世界各国都视水资源为珍贵的稀有资源。

第二，对于出厂水、管网末梢水及用户储水容器中的水等其他形态的水，可认为已实现了排他性消费。因为无论是集中供水工程还是村民自建的简易取水工程，从技术上都可视为实现了对水的排他性消费。当未超出供水工程的供水能力时，或者说在供水正常年份，对工程辐射范围内的居民而言，只要按时付费，都能获得满足用水需求的生活饮用水，用水户之间的用水竞争性不明显，增加或减少一个用水户对其他用水户的用水不造成直接影响。但是从长远来看，人们对饮用水的过度消费必然加剧水消费的竞争性。通过以上两点分析，可以认为生活饮用水是非排他性和非竞争性都不充分的准公共物品。

关于供水工程的公共物品属性，同出厂水的准公共物品属性一样，也是属于具有排他性而竞争性不明显的准公共物品，即俱乐部产品。供水工程的兴建从技术上实现了对不付费用水户的排他，但只要用水户支付相应的费用，就能均等地享受供水工程的服务，因此在享受供水工程服务方面不存在竞争。

水污染防治的目的是从根本上改善居民饮水环境。水污染问题得到改善，辐射范围内的居民都能从中平等受益，难以排他，而且某一个人的获益并不会影响其他人享受水环境改善带来的好处。因此，水污染防治是同时具有非排他性和非竞争性的纯公共物品。

另外，与农村饮水安全密切相关的还包括农村公共卫生条件和农村医疗保障基础设施建设。农村公共卫生条件得到改善后，难以将不为改善农村卫生环境付出成本的人排除在外，辐射地域内的所有人在享受改善后的卫生环境上也不存在竞争。因此，农村公共卫生属于同时具有非排他性和非竞争性的纯公共物品。相比之下，农村医疗保障则是具有排他性的准公共物品。只有付费，才能享受医疗服务，具有服务的排他性。

根据上述理论分析，本书认为：第一，根据水资源消费的竞争性，可从两个方面引入市场机制，一方面是通过水价机制调节水资源供需，另一方面是通过建立水交易市场，提高水资源配置效率，促进用水的良性循环；第二，既然供水工程具有使用的排他性，则可据此建立供水工程的多元化融资渠道，变政府供给为社会供给；第三，虽然水污染防治属纯公共物品，理应由政府供给，但是政府供给不等同于政府生产，政府可以通过多种方式鼓励私人企业投入到此类公共物品的生产中来。

三、农村饮水安全的外部性

萨缪尔森、布坎南和奥斯特罗姆等人指出了公共物品面临的典型问题，如搭便车问题、排他成本问题、公地悲剧问题等。而与这些公共物品问题不无关系的是公共物品的外部性。外部性理论经历了马歇尔的“外部经济”、庇古的“庇古税”和科斯的“科斯定理”三个主要发展阶段，一般将这三个阶段称为外部性理论发展中的三大里程碑。

外部性理论发展至今已在环境保护等诸多实践中得到广泛应用。但外部性概念的定义问题至今仍是一个难题。不同经济学家分别从不同角度对外部性给出了不同的定义。本书不讨论外部性理论，只是讨论作为公共物品的农村饮水安全的外部性问题。

由于公共物品具有消费的非竞争性与非排他性，无论从公共物品的供给者角度还是从公共物品的消费者角度分析，公共物品都具有明显的外部性特征。从供给者角度分析，因为公共物品难以排他，所以供给者难以通过收费的形式将不付费的人排除在外，此时公共物品产生了正外部性，对社会成员的福利产生正的溢出效应；从公共物品的消费者角度分析，由于公共物品难以排他，消费者即使不付费也能从中享受福利，因此大大削弱了个体为消费公共物品付费的动机，消费者总是倾向于“搭便车”，坐享公共物品为其带来的正的溢出效应。消费者的“搭便车”行为导致了难以通过市场价格调节公共物品的供需，任何个人或企业都不愿作为公共物品的供给者，此时，市场机制难以奏效，即出现所谓的“市场失灵”。

外部性分为正外部性和负外部性。农村饮水安全本身具有明显的正外部性，因为农村饮水安全问题的解决意味着为解决饮水安全问题付出努力的人同“搭便车”的人从饮水安全中的受益是完全一样的，这主要源于饮水安全的非排他性。但是，水资源的消费则具有明显的负外部性。水资源作为一种基础性的自然资源，是人们的基本生活资料和生产资料，水资源的开发利用直接关系到上下游、左右岸、后代的利益，水资源消费的负外部性主要表现在不同个体、不同行业、不同地区、不同代际间对水消费的外部性。

因此，水资源的外部性主要是指对水资源的过度使用产生的负外部效应。《水法》中虽然规定了水资源的有偿使用，但是由于使用成本过低，并未从实质上遏制过度用水行为，水资源外部性愈演愈烈。与水资源的负外部性不同，水污染防治则呈现出明显的正外部性，这种正外部性主要源于治污防污的非排他性，水污染得到防治，辐射地域内的所有人甚至相邻地域都能从中平等受益，而负担防污治污成本的人并不能独享水环境改善带来的好处。所以，以盈利为目的和以自身利益为中心的企业和个人都不愿为水污染防治支付成本。一方面，他们在短期利益驱动下，不会关注个人的生产活动对水环境造成的污染，在政府管制缺位时，自由发展的结果必然是水环境的恶化；另一方面，他们都不愿意为修复恶化的水环境支付成本，更不能期望某个企业主动承担治污防污的职责。只有政府才是水污染防治的发起者和主导者，但是具体的供给方式却可以是多种多样的。

针对农村饮水安全的外部性，本书认为：可以通过水价调节机制遏制过度用水行为，从而弱化水资源（包括各种不同形态的水）的负外部性；以政府为主导，采用多元供给渠道，解决水污染防治中的正外部性问题。

四、公共物品产权下的水权管理

（一）关于公共物品产权

科斯对公共物品外部性产生的根源作出分析，他认为，“外部性是因为产权界定不明确或界定不恰当造成的。只要能界定产权和保护产权，随后产生市场交易，就能使资源的配置达到最优”。产权是经济所有制关系的法律表现形式，包括财产的所有权、使用权、收益权和处置权，是一组权利束。根据产权定义[①]，可以看出产权具有可分解性。产权可以被分为所有权、使用权、收益权和处置权，其中每一种权利还可以被进一步分解，既可以统一于一个产权主体，又可以做不同分解后分属于不同的产权主体。产权的可分解性增加了资源配置的灵活性，通过对产权主体的激励，可以提高资源配置效率。

如同前文分析，公共物品的非排他性使得公共物品存在正外部性，也就不可避免地产生“搭便车”行为。因为难以有效防止他人“搭便车”，私人缺乏提供公共物品的主动性，故政府应当承担起供给公共物品的职责。从逻辑推理上看，公共物品的政府供给暗含的意思即为国家所有，而在中国，国家所有的含义即是全民所有。所以，公共物品产权通常被列入公共产权范畴。公共产权具有不可分性、非排他性、不可转让性等特征。与公共产权相对立的私人产权是一种排他性权力。从产权的角度看，私人产权的排他行为主要针对物品的使用权。就产权制度而论，私人产权相对于公共产权，产权是清

①产权经济学的鼻祖科斯（1960）在现代产权理论经典论文中提出：“我们说某人拥有土地，实际上他拥有的是对该土地实施一定行为的权利。”伊特韦尔（1996）在《新帕尔格雷夫经济学大辞典》（中译本）中提出，产权是一种通过社会强制而实现的对某种经济物品多种用途进行选择的权利，这种权利的有效性取决于对此权利强制实现的可能性以及为之付出的代价，这种强制既可以是法律规范、契约和政府强制，也可依赖伦理道德规范进行。具体地说，产权是物品所有者“实施一定行为的权利”，是由于物品的存在和使用，影响自己或其他人的受益或损害，因而所有者在法律或契约范围内对物品多种用途有作出选择的权利。

晰的，一般情况下比公共产权制度更有效率，也更有利于实现资源的经济效益与持续发展。

水权的概念源于产权，是水资源产权的简称。伴随着水资源的越来越稀缺，如何通过构建科学的水权体制，实现水资源的优化配置成为国内外的研究重点。关于水权的理解见仁见智，大致存在三种不同的水权观点：一种观点认为水权仅指水资源的所有权，对水的占有、使用、收益和处置等行为只是所有权的派生权利，不应成为与所有权并列的权利；另一种观点则认为水权是除水资源所有权之外的水资源的使用权和收益权等，该观点是基于水资源公有的前提下提出的；还有一种观点则整合了前两种观点，认为水权是一组权利束，是以水资源所有权为核心的包含水资源的使用权、经营权、收益权、处置权在内的所有权利义务关系。

本书更倾向于支持第三种观点，认为与水资源相关的产权既包括水资源的所有权，也包括政府对水资源开发利用的管理权，还包括用水户及不同经济主体的用水权和单位或个人对水相关行业的投资经营权、收益权和处置权，本质上反映的是涉水利益主体之间的权利义务关系，其核心是水资源所有权与使用权及其他相关权利的分离。

饮水安全与水资源的合理开发、利用密切相关。根据前面的分析，水资源作为具有竞争性的准公共物品，不仅可以通过水市场优化水资源配置，并且可以通过市场机制中的价格机制调节水资源供需，促进节水；供水工程的兴建不仅从技术上实现了水资源的排他性消费，并且使得利用水价杠杆促进节水变得可行；供水工程的投资建设和水污染防治则可以通过建立全方位的融资渠道，确保有足够的资金来源。值得注意的是，无论是水资源的优化配置还是供水工程和水污染防治的多元化投资，都必须以明晰的水权为前提。

（二）水权管理的必要性和过程

既然公共物品领域存在产权虚置与产权混乱的问题，那么就可以通过明晰产权、产权整合的方式解决公共物品“公地”与“反公地”的悲剧，提高公共物品的配置效率。正如科斯定理所言，在产权明晰的情况下，如果交易成本很小，则市场机制可以把外部效应内化，实现资源的最优配置。

与水权的所有权、使用权、经营权相对应，水权管理主要分为水资源的配置权、水经营的特许权和水管理的监督权三种类型。水资源的配置权是国家对水资源所有权和使用权进行管理的基本权力，是水权管理的核心权力。根据《水法》，中国水资源配置权的行为主体是国务院或国务院授权机构，水资源配置结果的法律地位通常以“取水许可证”的形式予以确认。水经营特许权是对水资源经营权进行管理的一项基本权力。特许权的行为主体是政府或受政府委托的有关部门，而管理的对象是水资源的经营权。政府通常通过与水经营主体之间签署的“委托经营合同”约束水经营主体的行为。当水经营主体发生违约行为时，政府可按合同对其进行处罚或取消其经营资格，收回经营权。因此，水经营特许权是国家对水务市场化实施宏观管控的重要体现。水管理监督权监督的主要对象是拥有水资源配置权和特许权的机构，监督的主要内容是这些机构行使权力的行为及其后果。行使监督权的主体通常是相关权力机构，也可以是社会公众，被监督的重点通常是上游取用水源便利的地区和易对水源造成污染的地区。

科学、有效的水权管理，除了有利于内化饮水安全外部性外，还可以从以下两个方面对保障饮水安全起到积极作用：一方面，科学的水权管理有利于减少水资源使用中的不确定性；另一方面，有效的水权制度有助于提高用水效率与鼓励节水，从而实现水资源的优化配置。

本书结合饮用水的开发利用过程分析水权的作用过程。首先，必须明确自然界中的水资源的归属，即明确界定水资源的所有权，所有权是其他派生性权利的基础产权；其次，为实现对水资源的有序利用，国家作为水资源的所有权主体，根据用水需求，对水资源进行使用权的初始配置，这是国家行使水资源管理权的体现之一；最后，取水许可证制度实现了水资源的所有权与使用权的分离，这就涉及水资源的投资经营权，正是水资源的投资经营最终使用水户的水资源使用权得到实现。

长期以来，中国强调的是水资源的公共性，注重水资源配置的公平性，主要通过行政手段配置和管理水资源，这极大地限制了水市场的发育，水权交易市场的建设已明显滞后于水权交易的实际需要。要解决水资源行政配置的历史遗留问题，提高水资源的配置效率，就必须建立明晰的水权制度。现行的水权管理体制存在公共物品产权管理的普遍问题，主要表现在水权不明晰、水权多头管理、水权交易与水投资经营权严格管制及水权价格不合理等多个方面。本书认为，科学的水权制度必须是明晰的、可排他的，且能够提高水资源配置效率，促进水资源可持续利用的水权体系。

第三节　农村饮水安全影响因素：PSR 模型

饮水安全系统的复杂性造成了某地饮水不安全因素的多样性，而各个因素之间又相互联系、相互影响。“压力（Pressure）—状态（State）—响应（Response）模型”（PSR 模型）[①]因其对事物分析的全面性，常被用于描述现状特征的结构分析。

PSR 模型使用“原因—效应—响应”的思维逻辑，从产生的机理方面着手构建影响因子，主要用以解释发生了什么，为什么会发生以及如何应对这三个问题。该模型区分了三类因素，即压力因子、状态因子和响应因子。其中，压力因子表征人类的经济和社会活动对环境产生的作用，如资源索取、物质消费以及各种产业运作过程所产生的物质排放等对环境造成的破坏和负面影响，是对农村饮水安全产生负效应的影响因素；状态因子表征特定时间阶段的环境状态和环境变化情况，包括生态系统与自然环境现状，人类的生活质量和健康状况等；响应因子则指社会和个人为减轻、阻止、恢复和预防人类活动对环境的负面影响而采取的行动，以及对已经发生的不利于人类生存发展的生态环境变化进行补救，是对农村饮水安全产生正效应的影响因素。

PSR 模型体现了人类与环境之间的相互作用关系。这种作用关系的循环往复构成了人类与环境之间的“压力—状态—响应”关系。将 PSR 模型用于农村饮水安全影响因素体系的构建，有利于对影响饮水安全的相关因素进行

---

①PSR 模型由加拿大统计学家弗雷德于 1970 年最早提出，后来被经济与发展组织（OECD）采纳，用于研究可持续发展的机理。目前，PSR 模型已被广泛应用于区域环境可持续发展指标体系研究，水资源、土地资源指标体系研究，农业可持续发展评价指标体系研究以及环境保护投资分析等领域。

分类和筛选，以便客观地描述同类因子内部或非同类因子之间的耦合关系，解释各因素对饮水安全的影响过程、结果及采取的改进方式，从而全面、客观地揭示错综复杂的影响因素。

饮水安全影响因素错综复杂，建立农村饮水安全 PSR 模型能够全面、客观地揭示这些因素。而这些因素中有些对饮水安全起重要作用，有些作用则相对较小，从众多因素中找出关键因素是因素分析的要点所在。但是，随着影响因素的增多，分析难度也越来越大。1904 年，Charles Spearman 提出了多元统计分析中的因子分析法（Factor Analysis），解决了多因素分析中的难点，保证了分析的有效性。因子分析法是研究变量间的相关性、样品间的相似性、两者成因联系，探索它们之间产生相关关系的内因的一些多元统计分析方法的总称。如今该方法已被广泛应用于社会经济、管理、自然科学等众多领域。

因子分析的基本目的就是用少数几个因子去描述许多指标或因素之间的联系，将相关性强的几个变量归在同一类中，每一类变量就成为一个因子，以较少的几个因子反映原变量的大部分信息，以此简化研究系统，因子分析法的基本原理如下：

假设有 n 个研究对象，每个研究对象包括 m 个影响因素，则共有 $n \times m$ 个取值，表示为：

$$X_{n \times m} = \begin{bmatrix} x_{11} & x_{12} & \cdots & x_{1m} \\ x_{21} & x_{22} & \cdots & x_{2m} \\ \cdots & & & \\ x_{n1} & x_{n2} & \cdots & x_{nm} \end{bmatrix}$$

因子分析法就是从 m 个因素变量中，找出少数几个综合性变量 F_1，F_2，…，F_p（$p < m$）做主因子，它们既能代表原始变量，又要彼此独立。将原变量 X_i（i=1，2，…，m）表示为主因子的线性组合函数，可得出因子模型为：

$$\begin{cases} X_1 = a_{11}F_1 + a_{12}F_2 + \cdots a_{1p}F_p + \varepsilon_1 \\ X_2 = a_{21}F_1 + a_{22}F_2 + \cdots a_{2p}F_p + \varepsilon_2 \\ \cdots \\ X_m = a_{m1}F_1 + a_{m2}F_2 + \cdots a_{mp}F_p + \varepsilon_m \end{cases}$$

其中：

$$A=\begin{bmatrix} a_{11} & a_{12}\cdots a_{1p} \\ a_{21} & a_{22}\cdots a_{2p} \\ \cdots & \\ a_{m1} & a_{m2}\cdots a_{mp} \end{bmatrix}$$

因子载荷矩阵，ε_j（j=1，2，…，m）为残差。进行因子分析的关键是确定主因子载荷矩阵A，在此基础上选定主因子则可得到因子分析模型。通过构造主因子得分和综合因子得分，还可对研究对象进行比较分析。应用SPSS（Statistical Package for the Social Science）统计分析软件可自动实现因子分析的整个计算过程。

在分析主因子时，为了避免不同量纲、不同数据类型及绝对值大小等对分析结果的影响，必须先对原始数据进行标准化，得到标准化数据矩阵，再计算其相关矩阵，根据相关矩阵解特征值，由方差累计贡献率（一般取值在85%以上）确定主因子个数，建立因子载荷矩阵。当因子意义不明显时，应旋转初始因子，一般采用方差极大（Varimax）旋转。

第四节 农村饮水安全保障：政府管制与市场调节

一、农村饮水安全保障机制

“机制”一词最早源于希腊文，在英语中为Mechanism，原指机器的构造和动作原理，后被生物学和医学借用，用以表示有机体内发生生理或病理变化时，各器官之间相互联系、作用和调节的方式。后来“机制”一词被引入经济学的研究，便开始用“经济机制”一词来表示一定经济体内各构成要素之间相互联系和作用的关系及其功能。《现代汉语词典》对“机制”的解释是，泛指一个系统中，各元素之间相互作用的过程和功能。

结合“机制”的定义，保障机制是基于保护、维护和保证某种事物，考虑到事物变化的内在原因及其规律，外部因素对事物变化的影响及作用方式，以及事物在内外部作用下发生变化的表现形态。由此而言，农村饮水安全保障机制是以保障农村饮水系统的正常运转为目的，在研究内外部因素对农村饮水系统作用的基础上，建立一套可操作的、结构化的系统规则。具体来说，农村饮水安全保障机制还应该是一个涵盖饮水数量、质量、可获得性以及方便程度，涉及大到国家，中到地域、省市，小到家庭、个人，贯穿供水原水取水、净水生产、管网流通、终端消费诸多环节，兼顾政府、运营主体、用水户等各方利益，并有机联系和相互嵌套的系统。

二、农村饮水安全保障动态博弈

农村饮水安全保障机制的运行过程是一个多因素、多功能相互影响、相互作用的复杂过程。机制中的理性行为人都倾向于追求各自的最大利益，能否有效解决利益角逐中产生的各种负作用是衡量机制优劣的基本准则。而行为主体间利益冲突的产生与平息实际上是一个阶段性的博弈过程，饮水安全保障机制正是在每次的博弈均衡中取得改进。

博弈论（Game Theory）是研究相互依赖、相互影响的决策主体的理性决策行为以及这些决策的均衡结果的理论。一些相互依赖、相互影响的决策行为及其结果的组合称为博弈。一个博弈一般由参与人、行动、策略、信息、得益、结果、均衡等几个要素组成。根据参与人数的多少，博弈分为两人博弈或多人博弈；根据行动的先后次序，博弈分为静态博弈和动态博弈。静态博弈是指在博弈中，参与人同时选择行动，或虽非同时但后行动者并不知道前行动者采取了什么具体行动；动态博弈则是指参与人的行动有先后顺序，且后行动者能够观察到先行动者所选择的行动的博弈。农村饮水安全保障系统中的重要参与人之一是政府水管部门。政府在行动决策上具有优先权，其他参与人总是根据出台的政府决策采取对自己最有利的策略。因此，农村饮水安全保障系统中的博弈主要是一种动态博弈，这些博弈渗入饮水安全保障系统的各个领域，例如关于水权配置的博弈、关于水价调价的博弈，以及关于水污染防治的博弈，等等。

三、农村饮水安全保障的政府管制

前文运用公共物品理论，分别从公共物品界定、外部性、水权等方面揭示了农村饮水安全的公共物品属性、水资源开发利用中的外部性问题及水权管理问题，从而进一步指出公共物品供给的“市场失灵”。市场失灵的直接后果是无法实现社会资源的优化配置。而解决市场失灵的最有效手段则是强化政府的公共管理职能，加强政府管制[①]。

政府管制是政府行使公共管理职能的具体表现。市场经济体制下，政府对市场的管制显得更加重要。经典西方经济学认为，政府管制根植于市场，市场失灵是政府管制存在的理由，市场失灵的范围也是政府管制的范围。20世纪70年代以来，出现了一系列管制经济学的经典著作，如卡恩的经典教科书《管制经济学》（1970）、施蒂格勒的《经济管制论》（1971）、鲍莫尔和奥茨的《环境政策理论：外部性、公共部门、支出和生活质量》（1975）、波尔兹曼的《走向更一般的管制理论》（1976）等。政府管制的主要手段包括行政手段、经济手段、法律手段等。

政府管制作为资源配置的一种方式和政府规范主体行为的规则，具有正效应。政府的正效应主要表现在政府管制可以纠正市场失灵，弥补市场缺陷，尽可能优化资源配置，并可规范企业经营行为，维持市场秩序。但是，虽然政府管制的初衷是为了限制垄断，最后的结果却往往是以行政垄断代替了市场垄断，造成政府管制的负效应。政府失灵主要是国家对经济的干预或管制过度，即政府管制的范围和力度超过了弥补市场失灵和维护市场机制正常运作的合理需要。因此，虽然政府管制对经济发展产生了积极效应，但是由于政府失灵的存在，政府管制的负效应也不容忽视。事实证明，实施有效的政府管制，需要付出很高的成本，这种情况下，放松管制就显得尤为重要，这就要充分发挥市场机制的作用。放松管制的前提还是政府管制，其实质是政府引导、社会参与、市场运作。

---

①管制与规制在英文中的译文均为 regulation，意思基本一致。如果有区别也是管制更多地带有 control 的意思，更符合中国的表达习惯（参见植草益《规制经济学》）。本书统一用“政府管制”的表述。

四、农村饮水安全保障的市场调节

公共选择理论和新公共管理理论是当代公共行政管理改革的主导理论。公共选择理论（Public Choice）揭示了与市场选择相对的公共领域的选择问题，并试图从政府与社会的互动关系中寻求公共产品生产问题的答案。该理论认为，政府应尽量不直接干预企业的微观经济活动，而应该更多地发挥市场机制的调节作用。只有这样，才能解决市场失灵和政府失灵的问题。

新公共管理理论是20世纪70年代末西方经济学界兴起的一个新的研究领域，该理论最显著的特征是将市场机制引入政治领域。该理论认为，公共部门和私人部门之间的管理不存在实质性的差异，主张将市场机制引入政府内部，并将在私人部门被证明行之有效的成功经验引入政府部门，提高政府部门的管理绩效和水平。该理论主张打破由公共部门垄断公共产品和服务的局面，让更多的民营部门参与公共产品和服务供给，从而提高公共产品和服务的质量和效率。

政府管制是为了增加社会福利，但如果管制方式偏离管制目标，反而会降低资源配置效率，产生政府失灵。产生政府失灵的根源是政府管制不当。政府管制不当表现在多个方面，其中最普遍的表现是政府在公共物品供给中因过度管制造成资源配置的低效率。造成政府管制不当的一个重要原因是政府没有在公共物品领域引入市场机制，没有很好地发挥市场在资源配置中的调节作用。

市场机制就是市场运行的实现机制。它作为一种经济运行机制，是通过市场价格的波动、市场主体对利益的追求、市场供求变化，调节经济运行的机制，是市场经济机体内的供求、竞争、价格等要素之间的有机联系。市场机制的构成要素主要有市场价格机制、供求机制、竞争机制等。

市场经济体制下，中国在推进水务市场化方面取得了很大进展，但是目前的水管体制仍未完全摆脱计划经济的束缚。农村饮水安全事关民生与世代利益，保障农村饮水安全理应强调政府管制，但是如今也因政府管制的不当造成了水资源配置的低效率。因此，适当引入价格机制能够有效遏制人们在低水价政策下的浪费用水行为，促进水资源优化配置，保障水资源安全和饮水安全。水价机制只是市场机制在水资源配置中发挥作用的一个方面而已。当然，市场机制能否发挥作用还取决于政府管制思维的转变，或者说取决于政府能否适当放松管制，为引入市场机制提供相对宽松的宏观环境。

第五节　农村饮水安全绩效：评价指标体系

目前，可用于饮水安全评价的方法很多，大致分为定性评价与定量评价两大类。农村饮水安全的定性评价侧重于借助最新的信息资料，通常是相关部门、研究机构及公众媒体发布的一些最新统计信息或者是研究者自行考察获得的信息，对被评价对象进行定性评述，从总体上对饮水安全状况作出判断。定性评价的评价效果主要取决于获取信息的手段及信息的可靠性。定量评价则主要是依据统计数据，通过数学建模，利用数学模型计算出衡量农村饮水安全的各项指标及其数值的一类方法。与定量评价方法相比，定性评价方法较简单，也更容易理解，但系统性、科学性较定量评价差些。常用的定量评价方法主要是熵权法、模糊综合评价法和基于信息技术的饮水安全评价方法等。

评价农村饮水安全状况必须依据一定的评价标准。随着人类对水资源开发利用程度的深入和水质检测水平的提高，衡量饮水安全的评价标准也在动态变化。为此，我们基本是在以中国国家饮水安全标准为主要内容的基础上建构“农村饮水安全评价指标体系”，为评价农村饮水安全提供参照标准。

中国国家农村饮水安全评价指标体系由水质、水量、方便程度和保证率四项评价指标组成，每项评价指标从安全或基本安全两个方面进行评价。

(1) 水质方面：符合国家《生活饮用水卫生标准》要求的为安全；符合《农村实施〈生活饮用水卫生标准〉准则》要求的为基本安全。

(2) 水量方面：每人每天可获得的水量不低于 40~60 升为安全；不低于 20~40 升为基本安全。根据气候特点、地形、水资源条件和生活习惯，该评价体系将全国划分为 5 个类型区，不同类型区的具体水量标准有所区别。

(3) 方便程度方面：人力取水往返时间以不超过 10 分钟为安全；以不超过 20 分钟为基本安全。

(4) 保证率方面：供水保证率以不低于 95%为安全；以不低于 90%为基本安全。

按照评价指标体系的评价结果，将农村饮水安全状况分为安全、基本安全和不安全三个层次，且只要有一项指标低于安全或基本安全的最低限值，就不能定义为饮水安全或基本安全。

中国国家饮水安全标准仅是从主要方面突出了一般性的标准，由于时间、地域的差异和城乡之间的差异，本书提出的农村饮水安全评价指标体系还包括季节性影响因素等客观因素和人为性评价因素等变量。总体上来说，本书构建的农村饮水安全评价指标体系主要包括标准性变量和非标准性变量两个主要方面。

第六节　本章小结

本章借鉴产业组织理论的 SCP 模型，以“市场结构—行为选择—经济绩效”的 SCP 分析框架作为全书的分析参考。农村饮水安全涉及多个领域，其中生活饮用水是非排他性和非竞争性都不充分的准公共物品，供水工程属于非排他性不充分的准公共物品。正确评估农村饮水安全现状是解决问题的逻辑起点。通过建立评价指标体系，综合运用定性评价与定量评价法，找出影响农村饮水安全的关键因素，加深对农村饮水市场状况的理解。农村饮水安全状况是政府与厂商的动态博弈均衡，饮水安全保障机制正是在每次的博弈均衡中实现政府管制与市场调节的耦合。政府管制与市场调节实质上是一种相辅相成、相互作用的关系。

第三章　珠三角农村饮水安全问题：历史与现实

中国是淡水资源匮乏的国家，地处丰水地区的珠三角也不例外。降水时空分布不均、人口密集、用水浪费现象严重等问题导致珠三角地区水资源供需矛盾紧张，并且存在严重的水污染问题和咸潮危害，在一些供水工程适应性差的农村，在正常供水的表象下，存在资源性缺水、水质性缺水与工程性缺水等问题并存的局面。

第一节　珠三角地区概况

“珠三角”概念的首次正式提出是在1994年10月8日，广东省委在七届三次全会上提出建设珠江三角洲经济区。“珠三角”最初由广州、深圳、佛山、珠海、东莞、中山6个城市及惠州、清远、肇庆3市的一部分组成，也就是通常所说的“广东珠三角”，面积约1万多平方千米。后来，“珠三角”范围调整扩大为由珠江沿岸的广州、深圳、佛山、珠海、东莞、中山、惠州、江门、肇庆9个城市组成的区域，面积为54 744平方千米，即通常所指的“珠三角”或“小珠三角”。[①]

---

①20世纪90年代后期，在“（小）珠三角”的基础上出现了“大珠三角”的概念。“大珠三角”通常是指广东、香港、澳门三地构成的区域。2003年，又提出“泛珠三角”的概念。“泛珠三角”将珠三角的范围扩大至包括与珠江流域地域相邻、经贸关系密切的福建、江西、广西、海南、湖南、四川、云南、贵州和广东9个省区，以及香港、澳门2个特别行政区，简称“9+2”。至此，“珠三角”实际上涵盖了“小珠三角”、“大珠三角”和“泛珠三角”三个不同层面而又紧密关联的概念。

一、珠三角自然条件

珠江三角洲位于广东省中南部，是西江、北江、东江以及高明河、沙坪水、潭江、流溪河、沙河、绥福水、增江、雅瑶水、南岗水和独流入河口湾的茅洲河、深圳河等江河冲积而成的复合三角洲。珠江三角洲水系纷繁，河渠众多，河汊纵横交错，是典型的河网三角洲。

珠江三角洲的主要地貌特点是地势低平，起伏和缓，由北向南微斜，相对高度一般不超过 50 米，坡度在 5° 以下。由于海湾下沉幅度较小，珠江三角洲向外伸展速度较快，如焦门与洪奇沥间的万顷沙每年外伸达 110 米，磨刀门的灯笼沙每年外伸达 80 ~ 100 米。珠江三角洲的冲积层不厚，一般只有 20 ~ 30 米，其孤山残丘较多，形成珠江三角洲的一大特色。

从气候上看，珠江三角洲属热带性三角洲，形成热带气候的主要原因是受地理纬度的影响，绝大部分位于北回归线以南。珠三角地区年均温 21℃ ~ 23℃，最冷的 1 月均温 13℃ ~ 15℃，最热的 7 月均温 28℃以上。6—10 月，常有台风影响，降雨集中，天气最热。受海洋性气候与季风的影响，珠三角地区终年温暖湿润、光照充足、雨量充沛，全年平均湿度在 80%以上，年均降水量 1 500 毫米以上。夏季高温多雨，冬季温和少雨，雨热同期是该地区典型的气候特征。

珠江三角洲的热带特征反映在河网上的明显特征是水量大、含沙量小、分汊放射河道多、宽深水道发育，与长江三角洲和黄河三角洲最大的差别是

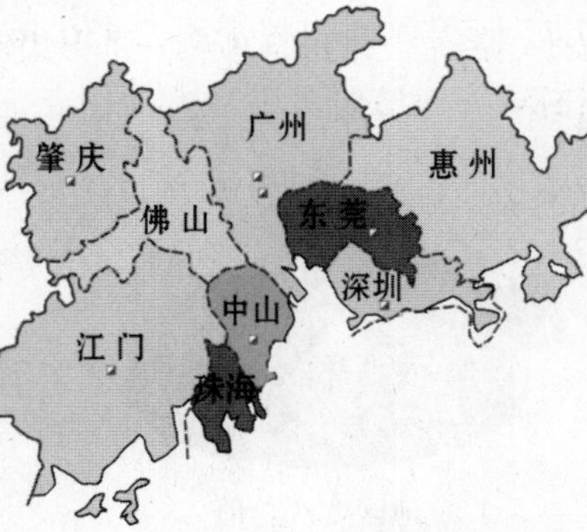

图 3–1　珠三角区划图
Figure 3–1　Zoning Map of Pearl River Delta

形成历史短、沉积物厚度小、向海湾推进速度快。加上大量堤围的修建，使珠三角下游沙田淤积加快，进一步加快向海湾推进的速度。此外，潮汐作用和上游来沙、来水也对珠三角地区的海湾推进有影响。

随着珠三角地区经济的飞速发展，该地区的生态环境遭到较大范围的破坏，除了由于工业生产发展导致的废水、废气、废渣排放引起的环境污染外，由于交通及石油开采引发的珠江口石油污染，以及珠江口的赤潮现象也较为严重。

二、珠三角经济社会发展

改革开放30年来，珠三角地区充分发挥了中国改革“试验田”的带头作用，已基本完成产业结构从传统农业经济向工业化，再到产业多元化发展的转变，并成功实现了第二、第三产业双重主导的经济社会全面联动发展的格局。珠三角地区作为广东经济发展的龙头和主体，与“长三角”和“京津唐”经济圈共同构成了中国经济发展的三大动力源，已发展成为中国经济最发达的地区之一和规模最庞大的人口聚集区之一。

根据《2010年广东省统计年鉴》，2009年珠三角土地面积为54 733平方千米，占全省30.4%；年末常住人口4 786.24万人，占全省49.7%；年末从业人员3 261.00万人，占全省57.7%；地区生产总值32 147亿元，占全省79.4%（见图3-2）；人均生产总值67 407元，人均生产总值指数108.9%；规模以上工业增加值15 285.69亿元，占全省83.8%；全社会固定资产投资总额9 603.55亿元，占全省71.9%；社会消费品零售总额10 834.73万元，占全省72.8%；进口总额3 417.77亿美元、出口总额2 430.46亿美元，分别占全省95.2%、96.4%；地方财政一般预算收入2 522.29亿元，占全省69.1%。

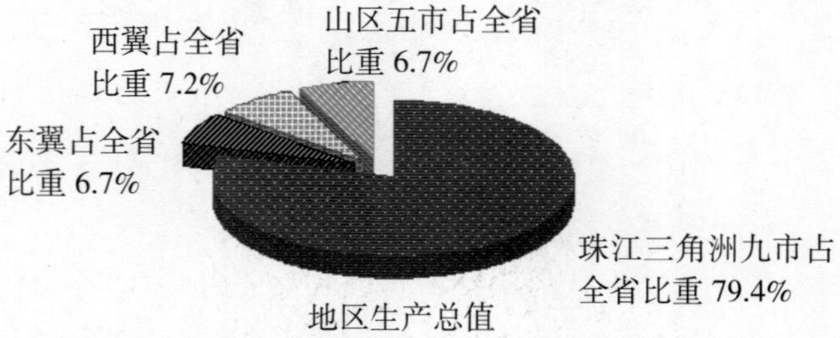

图3-2 2009年珠三角九市GDP占全省比重图
Figure3-2 Proportion of GDP of Pearl River Delta Account for Guangdong Province in 2009

从 2000 年到 2009 年，珠三角地区 GDP 总量增长了 23 724.76 亿元，增幅近3 倍。2009 年珠三角地区第二产业产值 14 932.71 亿元、第三产业产值 14 290.09 亿元，分别占广东省全省第二、第三产业总值的 80.0%与 83.4%。珠三角地区在经济快速发展的同时也伴随着人口的迅速增长。2009 年末珠三角常住人口总量比 2000 年末增加了 496.46 万，增长率为 11.57%，2000—2009 年十年间珠三角地区的人口数量变化如图 3-3 所示。

社会经济的快速发展极大地推动了城乡一体化进程。改革开放以来，珠三角地区出现了农业快速增长、乡镇企业快速发展、外商投资迅速增多的发展热潮。在经济快速发展的带动下，农村生产、生活方式，村民生活质量及农村公共服务基础设施建设等与城镇差距日益缩小，GDP 总量占全国的比重也由 1980 年的 2.6%提升到 12%左右，成为中国乃至亚太、全球最具发展活力、最有发展潜质的经济区域之一。

国务院于 2008 年 12 月 17 日审议通过的《珠江三角洲地区改革发展规划纲要（2008—2020）年》明确提出，到 2012 年，珠三角地区将率先全面建成小康社会，城镇化水平达到 80%以上；到 2020 年，将基本实现现代化，城镇化水平达到 85.0%，生态环境明显改善。届时珠三角农村社会经济将取得更大发展，农村公共服务基础设施将更加完善，城乡差距将进一步缩小，城乡差异日益模糊化。

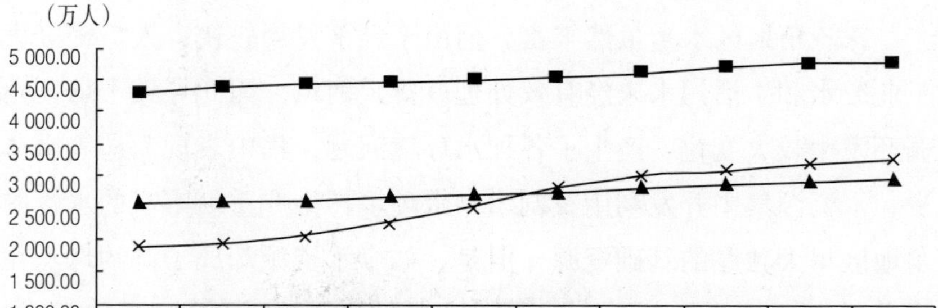

	2000	2001	2002	2003	2004	2005	2006	2007	2008	2009
—■— 年末常住人口	4 289.78	4 376.10	4 414.68	4 463.55	4 516.50	4 547.14	4 634.07	4 724.96	4 771.77	4 786.24
—▲— 年末户籍总人口	2 563.60	2 595.24	2 595.24	2 660.46	2 714.08	2 763.32	2 821.27	2 872.47	2 920.82	2 967.02
—×— 年末从业人员	1 902.93	1 947.10	2 034.09	2 250.43	2 492.27	2 822.60	2 992.34	3 102.26	3 204.26	3 261.00

图 3-3 珠三角（2000—2009）人口数量变化情况

Figure 3-3 Population Change of Pearl River Delta from 2000 to 2009

数据来源：《2010 年广东省统计年鉴》。

三、珠三角水资源禀赋

广东素有水资源大省之称，珠三角地区更是，水系纷繁，河渠众多，河汊纵横交错。受海洋性季风气候影响，珠三角地区雨量充沛，年平均降水量达 1 800 ~ 2 200 毫米，为全国平均水平的 3 倍多，网河区面积达 9 750 平方千米，过境客水量达 2 941 亿立方米，地表水资源丰富，是中国的丰水区。丰富的珠江水成为珠三角地区赖以生存的饮用水来源，支流水系西江主要作为佛山、肇庆、中山、珠海、江门等市的饮用水源，东江水系是香港、深圳、东莞、惠州及广州部分地区的主要饮用水源，而北江则主要供水给广州。

珠三角地区可作为生活饮用水和具有集中供水价值的地下淡水资源，主要分布于江河谷地和岩溶盆地。珠江口平原区地下水普遍为咸水，基岩裂隙富水性普遍较差。丘陵区地下水普遍偏酸，平原区尤其是河网发育的平原区，地下水则呈中性或碱性。《2008 年广东省水资源公报》公布的数据显示，珠江三角洲平原区的地下水资源量为 17.9 亿立方米。珠三角地区一直以来都以饮用地表水为主，地下水开发利用程度总体处在较低水平。地下水开采量为 7 189 万立方米，仅为地下水允许开采总量的 9.46%，开采潜力很大。2008 年珠三角各市的水资源状况如表 3–1 所示。

由表 3–1 可知，2008 年珠三角九市的水资源总量为 713.06 亿立方米，占广东省水资源总量的 32.1%。但据统计，2008 年珠三角九市的供水总量为246.42 亿立方米，占当年水资源总量的 34.56%，大大超过了 25%的适宜比例。

珠三角地区水量虽然丰富，但由于经济发展较快，人口密度大，大部分工业废水和生活污水未经有效处理就排入河道，因此导致了珠三角地区的水循环发生较大变化，产生了各种水环境问题，集中表现为地表水体大面积减少，水资源集中开发利用量剧增，水环境污染严重。丰富的水资源曾是珠三角地区得天独厚的基础资源，但是，如今水资源却成了制约珠三角地区进一步发展的瓶颈，珠三角已成了事实上的缺水区。

表 3-1　2008 年珠三角各市水资源状况
Table 3-1　Water Status of Cities of Pearl River Delta in 2008

行政分区	降水量（亿立方米）	地表水资源量（亿立方米）	地下水资源量（亿立方米）	地表与地下水资源不重复量(亿立方米)	水资源总量（亿立方米）
广州	161.78	91.26	16.20	0.93	92.19
深圳	46.12	27.06	5.14	0.03	27.09
珠海	32.98	20.96	2.08	0.45	21.41
佛山	75.24	36.11	7.50	1.10	37.21
惠州	271.25	159.25	38.41	0.15	159.40
东莞	54.77	29.85	6.71	0.32	30.17
中山	38.50	22.28	3.09	0.55	22.83
江门	251.56	159.47	27.30	0.30	159.77
肇庆	287.46	162.69	46.07	0.30	162.99
全省	3 801.56	2 197.30	506.85	9.52	2 206.82

数据来源:《2008 年广东省水资源公报》。

第二节　珠三角农村饮水安全发展历程

历史上，珠三角地区是一个以农业为主、人口非常密集的区域，农村整体发展水平比较落后。改革开放后，珠三角地区工业化进程不断加快，区域经济快速起飞，但受水资源条件和社会经济发展进程的制约，农村饮水安全问题长期存在。从发展历程看，珠三角农村饮水安全问题大致经历了农村饮水解困、农村饮水安全和自来水普及三个发展阶段。

一、农村饮水解困阶段

1949 年以前，珠三角农村几乎没有供水设施，农民饮水都是直接从江河、湖泊、坑塘、大口井中取水。饮水困难地区的村民经常要到很远的地方取水，不仅劳动强度大，而且占用了大量的工作时间。遇上干旱年份，很容易出现土井干枯、沟水断流的现象，农民用水需求难以保证，争水、抢水现象时有发生。

20 世纪 50 至 60 年代，国家逐步开展了以灌溉排水为重点的农村水利基础设施建设，结合蓄、引、提等灌溉工程建设，让一些地区的农民告别了季节性饮水困难的历史。

20 世纪 70 至 80 年代，解决农村饮水问题被正式列入政府工作议事日程，政府采取以工代赈方式和在小型农田水利补助经费中安排专项资金等措施解决农村饮水困难问题。至此，农村饮水解困正式被列入政府规划，这标志着农村饮水工作进入新的发展时期。改革开放给珠三角水利事业注入了新的活力，20 世纪 80 年代珠江流域水利工作的重点是着重提高工程经济效益，抓好重点，发展中小型水利，解决遗留问题，巩固大江大河防洪能力，适当提高主要河段和重要地区防洪标准，支持地方完成重点病险水库除险加固，扶持贫困地区水利建设，加强水利工程前期工作。①

二、农村饮水安全阶段

改革开放前，珠三角农村很多地方的饮用水水源未采取任何保护措施，卫生条件差，饮用前也没有经过任何净化处理，存在严重的饮水安全隐患。改革开放后，随着工业化进程的加快，农村饮用水源被污染的情况逐渐凸显。于是，政府开始把工作重点转向农村饮水安全上来。2007 年 3 月 29 日，广东省第十届人民代表大会常务委员会第三十次会议通过的《广东省饮用水源水质保护条例》明确规定了饮用水源保护区的划定、饮用水源保护区水质保护细则、监督管理措施和法律责任。2010 年 7 月 30 日，广东省规划珠三角 10 年内要实现五个“一体化”，其中要求“地级市内部，按集中供水为主、分散供水为辅的模式，通过撤并规模小、工艺落后的水厂及加快村村通自来水工程建设等手段，实现供水管网连通，并全面提高农村饮水安全”②。

国家相继颁发了一些相关文件来规范农村饮水安全问题。2005 年，国家

①水利部发展研究中心. 水利改革开放三十周年. http://www.waterinfo.com.cn/years/ssnhg/Document/50248/50248.html，2008-11-17

②广东省人民政府办公厅. 珠江三角洲基础设施建设一体化规划（2009—2020 年）. http://www.gd.gov.cn/ghgy/wjzl/201008/t20100816_127497.htm，2010-08-16

发改委、水利部、卫生部联合制定《2005—2006 年农村饮水安全应急工程规划》；2006 年，国务院批准《全国农村饮水安全工程建设“十一五”规划》；2009 年水利部联合国家发改委、卫生部部署组织开展了《2010—2013 年农村饮水安全工程规划》编制工作，并在中央农村工作会议中明确要求 2009 年解决 6 000 万农民的饮水安全问题（倪文进，2009）。根据联合国千年发展目标的要求，到 2015 年，中国要基本解决农村饮水安全问题。

三、自来水普及阶段

在农村地区普及自来水是珠三角通过供水工程方式解决农村饮水安全问题的重要举措。

21 世纪初期，珠三角的珠海、中山、东莞、佛山等城市开始尝试推行城乡供水一体化、农村普及自来水、镇间联网供水等农村供水工程项目。目前，除个别村庄受地理环境、经济条件、农民饮水安全意识和水价支付能力等因素的制约外，珠三角地区已基本实现“村村通自来水”工程，或者说，珠三角农村已基本普及自来水。需要说明的是，普及自来水并非指简单安装自来水公共设施解决取水难的问题，而必须同时满足水量、水质、方便程度、保证率等方面的要求。2008 年，广东省制定了“用 7 年（2006—2012 年）时间基本解决全省农村 1 645.5 万人饮水安全问题”的目标，目标实现后，“可解决我省农村 1 645.5 万人饮水安全问题，全省农村饮用水安全率达 99.7%（以 2004 年底农村人口 6 254.5 万人为基数），农村自来水普及率可达 76%”[①]。

尽管珠三角地区大部分地市实现了“村村通自来水”工程，但受工程资金制约，一些村庄供水工程存在工程标准偏低，饮水水量和水质没有保证，居民点到取水点的平均距离较远，排水设施缺乏等问题，具体表现在：第一，农村供水工程建设和供水量标准较低，已不能适应当前农村的发展要求。第二，农村饮水处理设施普遍简陋，通常从水源处直接供水到农户，中间缺乏必要的水质监测和处理措施，水质不达标准的情况十分普遍。目前简陋的分散式供水方式在珠三角农村地区仍然较为普遍，对于集中式供水也只有基本

①广东省水利厅. 广东省农村饮水安全工程建设实施方案. http://www.gdwater.gov.cn/rylm/gonggaotongzhi/200806/t20080627_21419.htm，2008-06-27

的供水管网，而无水处理和水质检测设施，并且供水能力与用水需求严重不匹配。第三，农村供水工程规模小，数量多，分布范围很广，通常由当地村民承包经营，缺乏有效的运行机制，设施老化，管网破损，断水现象严重。第四，管网老化问题严重和水价调整滞后问题并存。因供水管网问题，一般出厂水经过管网后水质都会降低。珠三角供水管网普遍存在铺设时间长和管材差的问题，管道污染是自来水污染最常见的因素。

第三节　珠三角农村饮水安全现状

一、珠三角农村饮水安全形势严峻

珠三角地区的水资源储量并不少，但是随着工业化及城市化进程的快速推进，该地区的水资源开发利用量已接近其可利用量的极限，这不仅造成地区间用水竞争矛盾的恶化，还导致珠三角下游河床继续下切，咸潮加大，形成海水倒灌，严重破坏水质。用水量增长，与之相应的入河排污量也迅速增加，已超出河道纳污能力，严重影响供水水质，农村饮水安全形势不容乐观。

（一）水资源供需矛盾紧张，饮水需求得不到可持续满足

第一，从降水时空分布看珠三角缺水形势。水资源的多少是决定饮水需求能否被满足最直接、最关键的指标。相对于其他地区，珠三角的水资源总量虽比较丰裕，但该地区的降水时空分布不均，年降水量的80%集中在每年的4—9月份，且多以台风暴雨的形式出现，易发生洪涝灾害。从当年10月至次年3月是珠三角的枯水期，期间江河储水量较小，面临较大的供水压力。受降水空间分布不均的影响，珠三角各市的水资源总量相差较大。以2008年丰水年为例，肇庆、江门、惠州三市的水资源总量分别为162.99亿立方米、159.77亿立方米、159.40亿立方米，占珠三角当年水资源总量的68%。而深圳的水资源总量仅为27.09亿立方米。

除降水时空分布不均外，珠三角降水量的年际变化也非常大，最大和最小年降水量之比为1.5～4.0。从全省角度看，1997—2008年广东降水量及水

资源总量呈现出明显的丰枯交替变化。1997、2001、2006、2008 年 4 年为丰水年，水资源总量分别高出常年值 46.1%、21.5%、21.1%、20.6%。而 1999、2003、2004 年为枯水年，水资源总量分别比常年值减少 18.2%、20.3%、35.1%（数据来源：《2008 年广东省水资源公报》）。

2000 年以来，气候变暖和大气环流异常导致珠江流域干旱不断，特别是自 2003 年以来，珠江流域几乎每年都会经历干旱，由此而产生的水资源供需矛盾日益明显。东江作为珠江在广东境内的三大河流之一，是惠州、东莞、广州、深圳等市生产、生活和生态用水的最主要来源，但由于受气候和环境变化等因素影响，东江水量不断减少，东江流域各市已经开始在东江“抢水”，部分城区的取水点也逐渐上移。

第二，从用水需求看珠三角缺水形势。近年来，广东省用水总量呈现总体上升趋势，至 2008 年底，全省用水总量增长 4.5%，生活用水增幅达到54.7%。2008 年珠三角九市用水情况如表 3-2 所示，广州的用水量最大，2008 年用水量达 78.32 亿立方米，占珠三角总用水量的 40%以上，这显然与广州的城市规模和人口总量相关。随着城镇化建设进程的推进与城市现代化水平的不断提高，居民生活用水量也将以较快的速度增长，供需矛盾将进一步突出。

珠三角地区由于人口密集，经济发达，居民生活用水增幅更加明显。造成生活用水量增加的因素主要有两个：一是人口的增加，二是人均用水量的

表 3-2 2008 年珠三角九市用水情况表（亿立方米）

Table 3-2 Water Consumption of Nine Cities in Pearl River Delta in 2008

行政分区		广州	深圳	珠海	佛山	惠州	东莞	中山	江门	肇庆
生产	农业	15.01	0.62	1.11	10.18	12.74	1.41	6.63	19.68	14.20
	工业	48.76	5.51	1.37	15.47	5.37	10.03	9.08	6.98	3.27
	城镇公共	3.90	3.54	0.77	2.05	1.19	1.95	0.81	0.84	0.47
生活	居民生活	8.85	7.14	1.05	5.22	2.51	7.07	1.70	2.27	2.15
生态	生态环境	1.80	0.89	0.06	1.36	0.18	1.02	0.10	0.09	0.02
用水总量		78.32	17.70	4.36	34.28	21.99	21.48	18.32	29.86	20.11

数据来源：《2008 年广东省水资源公报》。

增加。珠三角地区经济的快速发展带来了人口的迅速增长。随着珠三角地区城乡一体化进程的加快，居民生活用水需求必然会随之增加。以深圳市为例，《2008 年深圳市水资源公报》显示，2000—2008 年，深圳市的常住人口数量持续增长，常住人口数由 2000 年的 432.94 万人增加至 2008 年的 876.83 万人，增长了 443.89 万人，增加人口已超过 2000 年的常住人口数，人均综合生活用水量也呈现总体逐年上升趋势，由 2000 年的 450 升 / 天，上升至 2008 年的 575.66 升 / 天，增量达到 125.66 升。

经济的发展同时也会带来工业、服务业等其他行业用水需求的增加，终将影响到生活用水供给。根据东莞市有关部门提供的资料，东莞市每天缺水量为 60 万立方米，目前正在实施从 2005 年到 2015 年日供水能力新增 440 ~ 460 万立方米的计划。①

第三，从用水浪费现象看珠三角缺水形势。《2008 年广东省水资源公报》显示，广东用水量居全国第一，而水资源平均利用率仅为 27%，“耗水量大、产污量大、利用率低”已成为广东水资源利用的真实写照。珠三角地区作为广东省经济最发达的地区，农村居民的可支配收入比其他地市高出很多，浪费用水现象更加严重。珠三角地区的用水紧张与当地较差的节水和水资源忧患意识有很大关系。目前，中山市工业用水重复利用率仅为 26%，在珠三角九市中位居第四，用水重复利用率最高的深圳市和肇庆市的工业用水重复利用率也分别仅有 51.3%和 51%，与全国先进市 85%的水平相距甚远。②

（二）水污染问题严重，饮用水水质安全难保证

珠三角依靠乡镇工业化来推进城镇化的发展模式在取得经济效益的同时，也造成了环境污染和资源浪费。在河网发育的冲积平原，小河涌是污染物的排放和滞留场所，是污染源的主要污染途径。特别是在农村污水及生活垃圾集中处理设施不完善的情况下，工业废水与生活污水的肆意排放对水质造成严重污染，水生态环境受到不同程度的影响。2003—2007 年广东省和珠三角地区工业污水排放量如图 3-4 所示。

---

①崔树彬，王琳，王现方. 试论珠江三角洲的“缺水”危机与水资源配置研究. http://www.cjk3d.net/viewnews-54411, 2009

②中山商报，2010-03-23（A3）

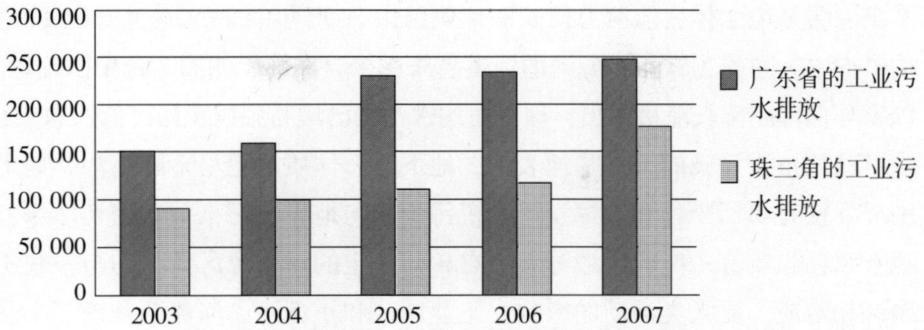

图 3-4　广东省与珠三角工业污水排放量（万吨）

Figure 3-4　Industrial Wastewater Emission Load of Guangdong Province and Pearl River Delta Area

资料来源：《绿色和平解“毒”珠江——珠三角工业水污染调查》（第 2 版），2010 年。

2003—2007 年，珠三角地区的污水排放量由 15.7 亿吨增加至 23.8 亿吨，年平均增幅达 8.74%。2007 年珠三角地区工业污水排放量占到该地区总污水排放量的 74.8%。广东省水利厅统计数据显示，近年来珠三角地区的水污染问题有逐渐恶化的趋势。2000—2007 年（不含 2003 年）珠三角河流水质的变化情况如表 3-3 所示。

表 3-3　2000—2007 年珠三角河道水质情况（%）

Table3-3　Water Qualities of Rivers of Pearl River Delta from 2000 to 2007（%）

年份	Ⅰ类	Ⅱ类	Ⅲ类	Ⅳ类	Ⅴ类	劣Ⅴ类	Ⅳ类、Ⅴ类及劣Ⅴ类
2000	0	49.68	28.39	0	8.68	13.25	21.92
2001	0	3.45	46.31	9.76	5.21	9.76	24.73
2002	0	16.90	56.87	2.52	3.78	19.92	26.22
2004	0	29.94	20.58	15.72	8.44	25.32	49.48
2005	0	27.73	17.06	27.73	7.41	20.13	55.27
2006	3.1	15.18	18.80	12.27	15.65	35.06	62.98
2007	0	18.11	20.32	11.27	23.53	26.78	61.59

数据来源：《2008 年珠江片水资源公报》。

由表 3-3 可知，自 2000—2007 年以来，珠三角河道水质情况呈现逐年恶化的趋势，除 2006 年有 3.1%的Ⅰ类水体外，其余年份均无Ⅰ类水体。Ⅳ类、

Ⅴ类及劣Ⅴ类水体占监测总河长的比例已由2000年的21.92%上升至2007年的61.59%，可作为饮用水源地的河道越来越少。在第十四届绿色中国论坛上，国家环保部副部长潘岳指出，珠三角的水污染已威胁到城乡居民的饮水安全。

珠三角受污染的不只是地表水，地下水总体质量也呈下降趋势，地下水中挥发性有机污染物和半挥发性有机污染物与地表水污染关系密切。珠三角地下水污染具有一定的区域分布特点，与一定的污染源区尤其是与一些工业园区相对应。受人类活动的影响，工业园区和小型污染河流两侧地下水受污染较严重。农业区农药的施用和污水灌溉是地下水有机氯农药污染的主要途径，不少地方的地下水受到严重的重金属和残留农药等难降解有机物的污染。地下水质量下降，对那些仍然在饮用浅层地下水的村民的身体健康造成潜在威胁。

（三）受咸潮影响严重，咸潮期饮水安全无保障

所谓咸潮是指沿海地区海水通过河流或其他渠道倒流进内陆区域后，水中的盐分达到或超过250毫克/升的自然灾害，一般发生在枯水期。咸潮发生时，河水中氯化物浓度从每升几毫克上升到超过250毫克，就会对人体造成危害。广东省南临南海，沿海地区经常受到咸潮影响，波及珠三角的深圳、东莞、广州、珠海、中山、江门、佛山等市，对枯水期的水资源利用带来一定危害。近年来，珠三角沿海地区咸潮频繁发生，威胁到该地区1 000多万人的饮水安全。

由于近年来珠江流域生态受到人为破坏，沿岸大量的非法采沙致使河床下降，加上工业开发用水量加大，咸潮从过去的难得一见演变成现在的频频来袭，呈现出高频率、高强度和高危害的特点，每当咸潮爆发时，珠三角就陷入有水不能喝的尴尬境地。专家指出，珠江下游枯水期的干旱少雨和海平面上升等自然因素是导致咸潮发生的直接原因，而由人类活动导致的过度用水和生态失衡则是咸潮频频发生的深层原因。

（四）农村供水工程适应性差

广东省第二次全国农业普查公布的数据显示，珠三角地区农村饮水困难的人口比例为3.17%，使用管道水的农村人口比例为80.03%，饮用净化处理过的饮用水的农村人口比例为72.70%。从数字上看，珠三角地区已基本实现

农村集中供水，并且大部分供水工程都采用了水净化处理设备。但是，经过实地考察，发现该地区的农村供水工程仍然存在诸多问题，主要表现在以下几个方面：工程设施老化问题严重，很多早期工程设备长年失修，存在供水的二次污染和管网漏损率高等问题；饮水水源以江河等地表水为主，受咸潮影响严重，供水工程对突发性水问题的应对能力较差；早期工程设计未考虑到潜在需求，在城镇化水平不断提高的今天，供水能力明显不足；城乡间仍未实现联网供水，未能有效实现网间调水，枯水期的供水保证率差。

二、珠三角农村饮水安全的基本特征

通过对珠三角社会、经济发展现状的分析和对该地区农村饮水安全问题的考察，本书认为，珠三角农村饮水安全问题具有以下特征：

（一）潜在性

之所以说珠三角农村饮水安全问题具有潜在性，主要是因为珠三角地处中国丰水区，具有水资源优势，并且珠三角已经拥有全国领先的农村公共服务基础设施，集中供水普及率和水处理技术都处于全国领先地位。所以从短期看，珠三角并不属全国农村饮水安全问题最严重的地区。但是从历年的发展趋势上看，珠三角水资源丰富的表面下其实掩盖了很多深层次问题，一旦水资源承载能力达到极限，饮水安全问题将全面爆发。所以说珠三角农村饮水安全问题具有潜在性。

（二）全面性

珠三角农村饮水安全问题的全面性是指该地区资源性缺水、水质性缺水与工程性缺水并存的饮水安全问题。水资源供需矛盾紧张、水污染严重以及供水工程适应性差都是影响珠三角农村饮水安全的现实问题。所以，解决珠三角农村饮水安全问题需要从节约水资源、保障水质安全及改善供水工程等多个方面综合考虑。

（三）人为性

与水资源匮乏和水文地质条件本来就很差的地方比，珠三角农村饮水安全问题的出现更多的是一种人类作用下的结果。正是丰富的水资源条件使得水的稀缺性在珠三角地区没有得到体现，最终形成了对水资源的种种不合理利用。所以说人为因素是造成珠三角农村饮水不安全的主要因素。

（四）城乡趋同性

大部分地区的城乡二元化格局明显，农村公共服务基础设施建设很不到位，仍然以自取、自用的分散式供水为主，没有任何水净化设施，水质安全基本无保证。而珠三角则不同，该地区已基本实现城乡集中供水，供水工程建设已基本实现城乡同步，城镇与农村面临的饮水安全问题也越来越趋同。

三、珠三角农村饮水安全的城乡差异

虽然珠三角城乡饮水安全问题具有明显的趋同性，但是相对于城市，农村面临更为严重的饮水安全威胁。

（一）农村饮用水水源问题和水质问题还未完全统一

在水资源缺乏、居住分散、改水工程耗资大、群众筹资难度大的一些村镇仍有部分农村人口直接饮用被污染的河涌水、池塘水、山泉水和公用大口井水及手压泵井水，这部分人群面临更大的缺水风险与水质问题。

（二）农村规划建设管理滞后，卫生总体状况仍远落后于城市

农村人居环境“脏、乱、差、散”的现象没有得到根本性改善，村庄规划的滞后也造成了生活区与工业、农业生产区相互混杂的现象，污染严重，公共卫生状况较差。

（三）农村供水工程规模小、标准低，适应性差

虽然珠三角地区已基本实现城乡集中供水，但是农村供水工程无论是工程规模、技术标准还是管理水平等都不及城区。村镇供水工程管网渗漏现象严重，管压不足，分布不合理，使本来供水能力不足的现象更加严重。并且有些农村供水工程的取水口紧邻污染型工厂和生活垃圾堆放地，加上大多数村镇尚未建设污水处理厂，水源被污染的风险更大。

（四）农村饮水安全应急能力薄弱，信息化管理水平落后

与城区相比，农村的饮水安全应急能力更加薄弱，水源地单一，缺乏备用水源与基本的水资源保护措施。当发生突发性水事件时，缺乏相应的应急预案。一些小的镇村级供水工程信息化管理水平落后，水质监测能力差，不能对水质异常实施有效监控，也没有相应的备用水源，应急处理能力远不及城区。

第四节　本章小结

本章主要对珠三角农村的饮水安全状况进行回顾和评析。从发展历程看，珠三角在解决农村饮水安全问题方面确实取得了可喜的进步，但是农村饮水安全形势依然严峻，并且存在严重的城乡差异与区域差异。相对于中国其他地区，珠三角的水资源丰富，城乡差异逐渐缩小，具有相对完善的农村公共服务基础设施。但是，珠三角地区水资源供需矛盾紧张，并且存在严重的水污染问题和咸潮危害，在一些供水工程适应性差的农村，存在资源性缺水、水质性缺水与工程性缺水等问题并存的局面。珠三角农村饮水安全问题具有潜在性、全面性、人为性和城乡趋同性等典型特征。尽管珠三角农村饮水安全城乡差异逐渐模糊化，但是与城区相比，农村地区比城市面临更多、更严重的饮水安全威胁。珠三角饮水安全问题不是简单的、个别的、孤立的问题，必须系统构建长效机制，才能从根本上解决问题。

第四章　珠三角农村饮水安全结构：PSR模型分析

第三章已初步探讨了珠三角资源性缺水、水质性缺水与工程性缺水等问题并存，尤其是水质性缺水问题更为突出的局面，珠三角农村饮水安全问题具有潜在性、全面性、人为性和城乡趋同性等特征。本章通过建立珠三角农村饮水安全 PSR 模型，试图探讨影响珠三角饮水安全的变量结构，并采用因子分析方法，找出主因子，并对受主因子影响程度进行深入分析。

第一节　农村饮水安全 PSR 模型

本书建立珠三角农村饮水安全 PSR 模型的目的不是对饮水安全现状进行评价，而是对影响农村饮水安全的主导变量进行深入分析，找出主要因素和关键因素，为构建农村饮水安全保障机制提供逻辑依据。根据 PSR 模型的基本原理，正是在各种压力和反应的综合作用下形成了珠三角农村饮水安全的基本现状，当采取的对策效应大于压力效应时，表现为农村饮水安全水平的提高，反之，当压力效应大于对策效应时，农村饮水安全就会受到威胁，表现为安全水平的下降。

建立农村饮水安全 PSR 模型时，“压力”是指造成农村饮水不安全的水资源状况、人类活动、消费模式、人口数量、经济结构及影响水系统良性运行的其他因素，它是保障农村饮水安全的“负效应”，即造成饮水不安全；“状态”反映农村饮水安全的现实状况，它反映出各种压力因素的影响下形成的饮水安全现状，如当前水质状况、水源状况、供水工程状况以及在严峻的饮水安全形势下产生的后果，如供水紧张、水性病的蔓延、水冲突的发生及水生态环境的恶化；“响应”则表明人们针对农村饮水安全现状采取的补救措施，包括水源保护，治污防污，兴建供水工程，适度调整产业结构及制定饮水安全法律、法规等多方面措施，是保障农村饮水安全的“正效应”。通过对农村饮水安全的 PSR 分析，本书提出如图 4-1 所示的农村饮水安全 PSR 概念模型，并基于此概念模型构建基于 PSR 机理的农村饮水安全变量集（见图 4-2）。

（一）压力变量

水资源压力、社会经济压力、水污染压力和供水工程压力共同表征了影响农村饮水安全的压力变量。其中，生活用水及工农业用水形成水资源压力；人口增长与人均收入的提高形成社会经济压力；生活污水及工农业废水的排放形成水污染压力；供水设施的不足形成供水工程压力。

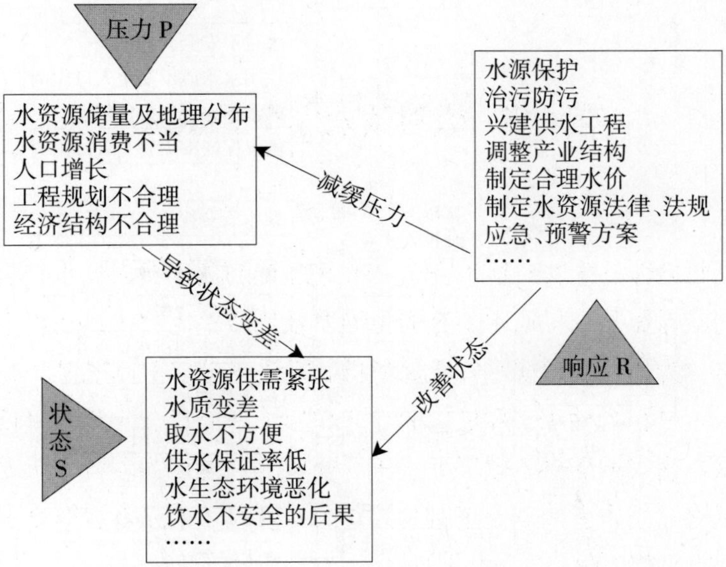

图 4-1 基于 PSR 理论的农村饮水安全概念模型

Figure 4-1 Rural Drinking Water Safety Conceptual Model Based on PSR Theory

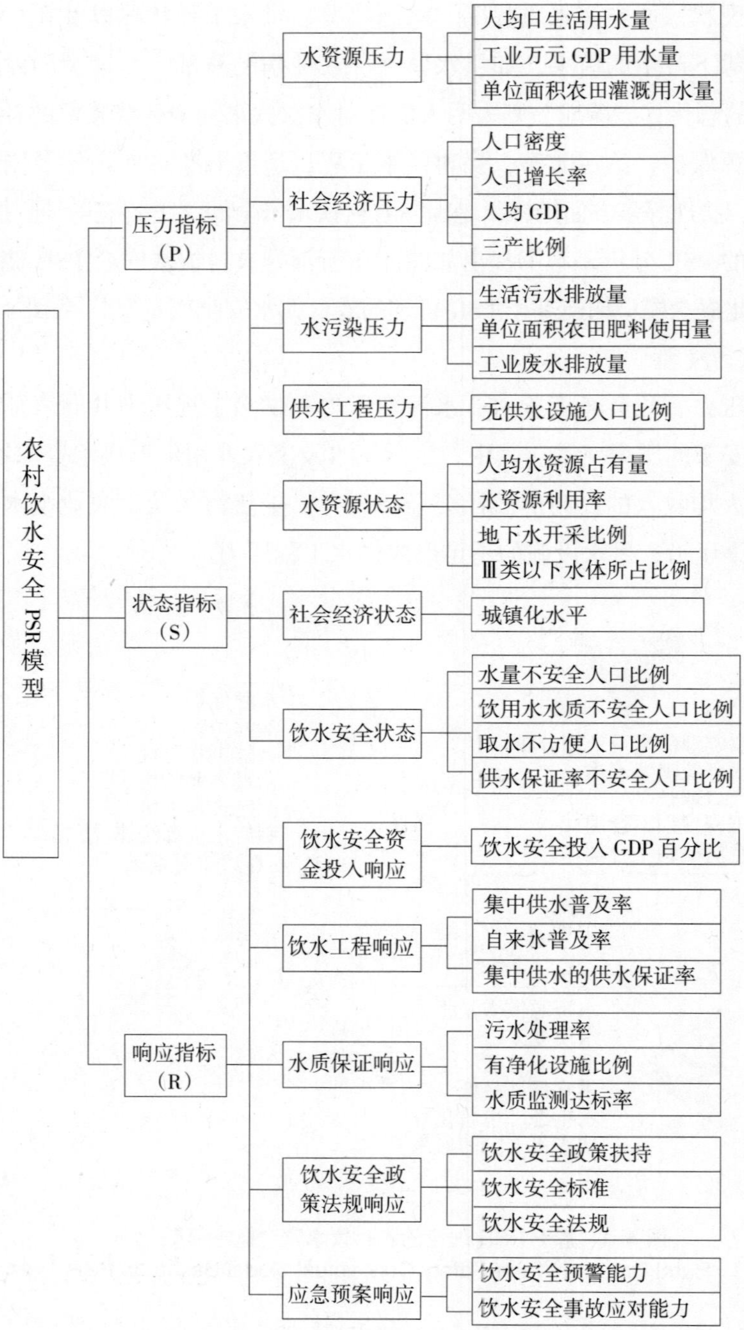

图 4-2　基于 PSR 机理的农村饮水安全变量集

Figure 4-2　Rural Drinking Water Safety Variable Set Based on PSR Theory

（二）状态变量

在压力变量的作用下，形成了农村饮水安全的基本状态，具体包括水资源状态、社会经济状态与饮水安全状态，其中饮水安全状态表征了当前时期的农村饮水安全现状，具体表现为水量、水质、取水方便程度和供水保证率四个方面。压力作用还对水资源状态产生影响，这种影响可以用人均水资源占有量、资源开发利用率、可作为饮用水源的水资源比例表示。需要明确的是，当前时期形成的水资源状态同时又可视为影响今后时期饮水安全的压力变量。

（三）响应变量

响应变量是农村饮水安全系统的参与人对系统状态作出的反应。饮水安全资金投入、供水工程建设、水源保护与水污染防治、饮水安全法律法规建设与提高饮水安全应急能力共同表征了农村饮水安全响应变量。其中供水工程响应变量同时又可视为评价当前时期饮水安全现状的状态变量，因为自来水等集中式供水工程的普及率对取水方便程度与饮用水水质等饮水安全状态的好坏起决定性作用。

在将农村饮水安全 PSR 模型应用于珠三角农村饮水安全影响因素分析时，还应根据当地的水资源状况、经济发展水平、人口数量、供水工程规模及生态环境进行变量的调整，使变量集更具有针对性。

第二节　农村饮水安全变量集

造成珠三角农村饮水不安全现状的因素错综复杂，因素间相互联系、相互影响，共同造成了珠三角地区资源性缺水、水质性缺水及工程性缺水并存的农村饮水安全形势。在农村饮水安全变量集的基础上，要进一步提炼出珠三角农村饮水安全影响因素变量集。

（一）资源因素

水资源条件是制约饮水安全的最基本和最重要的因素之一。它集中反映了水资源的时空分布、降水的时间分布、地下水源与地表水源的比例、水资源的水文地质条件、水源水质等特征，重点衡量了水资源可用量的大小和水源的水质状况。

（二）社会因素

饮水安全是建立在水资源承载力的基础上，社会系统中的人对水资源的消费和社会整体发展水平是影响水资源承载力的关键因素。珠三角地区人口数量的迅速增加，不仅加重了水资源供需负担，而且使得供水工程的供水能力难以满足较高的用水需求。而快速提升的城镇化水平又从多个方面增加了水资源需求量。

（三）经济因素

主要反映珠三角地区农村经济状况与发展趋势及当地农民的收入情况。一方面，一个地区的经济水平越高，就越有能力改善当地的饮水安全问题。而另一方面，居民收入的提高也造成对水资源需求的增加，加剧了水资源的供需矛盾紧张。此外，经济因素还体现在当地的产业结构层面，三产的结构比例可以衡量出当地最大的需水产业，进而大致反映出当地的水质状况。

（四）工程因素

主要是指珠三角地区农村供水工程基本状况，反映当地饮水安全基础设施建设情况，通常分散式饮水方式要比集中式饮水方式面临更大的安全风险，也不利于准确掌握农村饮水安全整体水平。

（五）水消费因素

由于珠三角的年降水量较大，过境水资源丰富，无论是当地企业还是居民的用水态度、节水意识以及水资源安全常识等都可能与国内其他地区会有较大区别。

以上是从五个大的方面分析珠三角农村饮水安全影响因素，而对于各个因素如何作用于珠三角农村饮水以及各因素起作用的重要程度还需对每类因素作细化、量化分解，建立影响因素变量集。本书用于珠三角农村饮水安全影响因素分析的变量主要来源于珠三角农村饮水安全 PSR 模型的压力变量与响应变量，并加入水资源状态变量（见表 4-1）。

表 4–1　珠三角农村饮水安全影响因素变量集
Table 4–1　Variable Set of Impacting Factors of Rural Drinking Water Safety in Pearl River Delta

珠三角农村饮水安全影响因素	资源因素	X_1：人均水资源占有量
		X_2：水资源开发利用率
		X_3：水源水质Ⅲ类以下水体所占比例
	社会因素	X_4：人口密度
		X_5：人口自然增长率
	经济因素	X_6：人均 GDP
		X_7：农民人均收入
		X_8：第二产业比例
	工程因素	X_9：集中供水普及率
		X_{10}：自来水普及率
	水消费因素	X_{11}：人均日生活用水量
		X_{12}：单位面积农田灌溉用水量
		X_{13}：工业万元 GDP 用水量

第三节　珠三角农村饮水安全变量结构

要实现水资源的可持续利用，必须对珠三角农村饮水安全影响因素深入分析，只有充分挖掘造成目前珠三角农村饮水不安全的问题实质，对症下药，才能从根本上解决问题，保障农村饮水安全。因子分析法主要用于找出多因素间的相关性，从而达到降维的目的。本书通过珠三角农村饮水安全影响因素的因子分析找出影响珠三角农村饮水安全的主因子，为解决珠三角农村饮水安全问题，建立农村饮水安全保障机制提供依据。

本书选取珠三角九市（珠海、中山、江门、深圳、东莞、惠州、广州、佛山、肇庆）为分析对象，文中主要数据来自《2009年广东省统计年鉴》，通过对珠三角九个城市的供水经营主体（供水公司）的实地调研获得。表4–2展示的是依据表4–1的变量集整理出来的珠三角九市2008年相关变量的原始数据。

显然，就对农村饮水安全的影响效果而言，表4–2列出的变量有些具有正的影响效果，即对提高安全保障具有积极意义，例如X_3、X_9、X_{10}等；而另外一些变量，例如X_4、X_8和X_{12}等，对维护饮水安全具有负效果。因此，需

表 4–2　珠三角九市农村饮水安全影响指标原始值

Table 4–2　Original Value of Rural Drinking Water Safety Impacting Indexes of Nine Cities in Pearl River Delta

	X_1	X_2	X_3	X_4	X_5	X_6	X_7	X_8	X_9	X_{10}	X_{11}	X_{12}	X_{13}
珠海	1 459	0.202 2	0.923	878	0.050 6	69 800	8 575	0.517	0.988 4	0.988 4	143	487	44
中山	909	0.213 5	0.917	1 395	0.059 9	56 106	12 288	0.604	1	1	164	559	130
肇庆	4 315	0.148 2	0.93	256	0.023 4	19 800	7 865	0.367	0.958	0.956	135	666	281
深圳	312	0.375	0.925	4 490	0.131 4	9 300	15 725	0.489	0.986	0.986	222	443	23.66
江门	3 864	0.156	0.9	434	0.052 3	30 973	7 747	0.576	1	1	113	879	233
惠州	4 086	0.136	0.91	352	0.032 7	33 077	7 583	0.589	0.99	0.99	148	929	170
广州	912	0.282	0.928	1 370	0.049 2	81 233	11 067	0.389	0.99	0.99	155	837	95
佛山	627	0.307	0.899	1 547	0.060 1	79 200	10 852	0.656	1	1	240	805	79
东莞	434	0.305	0.915	2 819	0.062 3	56 590	12 328	0.528	0.995	0.995	179	481	58

表 4–3　珠三角九市农村饮水安全影响指标标准值

Table 4–3　Standardized Value of Rural Drinking Water Safety Impacting Indexes of Nine Cities in Pearl River Delta

	X_1	X_2	X_3	X_4	X_5	X_6	X_7	X_8	X_9	X_{10}	X_{11}	X_{12}	X_{13}
珠海	–0.492 9	–0.401 63	–0.586 09	–0.456 08	–0.242 68	0.473 91	–0.678 23	–0.071 19	0.063 71	0.063 71	0.572 86	–0.994 52	–0.903 08
中山	–0.088 29	–0.267 75	–0.068 81	–0.079 75	0.062 77	–0.064 8	0.666 44	0.827 84	–0.754 46	–0.754 46	–0.062 15	–0.616 1	0.070 9
肇庆	–0.934 57	–1.041 38	–1.183 5	–0.908 84	–1.136 05	–1.493 06	–0.935 36	–1.621 24	2.462 29	2.462 29	–0.767 42	–0.053 73	1.781 03
深圳	1.964 04	1.645 6	–0.753 65	2.173 14	2.411 14	1.386 59	1.911 16	–0.360 53	0.238 54	0.238 54	1.348 39	–1.225 78	–1.133 44
江门	–0.908 24	–0.948 97	1.432 02	–0.779 27	–0.186 85	–1.053 52	–0.978 09	0.538 5	–0.754 46	–0.754 46	–1.302 45	1.065 77	1.237 41
惠州	–0.921 89	–1.185 92	0.543 18	–0.838 96	–0.830 6	–0.970 75	–1.037 49	0.672 84	–0.048 17	–0.048 17	–0.451 26	1.328 56	0.523 91
广州	–0.098 04	0.543 79	–1.008 65	–0.097 94	–0.288 66	0.923 68	0.224 25	–1.393 9	–0.048 17	–0.048 17	–0.281 03	0.845 02	–0.325 49
佛山	0.394 32	0.839 98	1.519 45	0.030 9	0.069 34	0.843 7	0.146 39	1.365 19	–0.754 46	–0.754 46	1.786 14	0.676 84	–0.506 7
东莞	1.085 58	0.816 28	0.106 05	0.956 8	0.141 6	–0.045 76	0.680 93	0.042 48	–0.404 81	–0.404 81	0.302 64	–1.026 06	–0.744 53

对表 4-2 中具有正向影响效果的变量进行逆向处理，即对有利于饮水安全的变量通过对原始值取倒数的形式进行反向处理，并通过 SPSS13.0 对数据进行标准化，结果如表 4-3 所示。

依据表 4-3 计算的相关系数矩阵以及相关系数矩阵的特征值、方差贡献率、累计方差贡献率分别列在表 4-4 和表 4-5 中。从表 4-5 中可以看出，前 2 个因子的方差累计贡献率达到 82.392%，亦即这两个因子包含了 80%以上的信息量，因此选取这 2 个因子作为主因子基本能够满足分析的需要。

表 4-6 是根据表 4-5 计算出的主因子载荷矩阵。从中可以看出，主因子 1 对变量 X_1、X_2、X_4、X_5、X_6、X_7、X_{11}、X_{12}、X_{13} 具有较高载荷，主因子 2 对变量 X_3、X_8、X_9、X_{10} 具有较高载荷。

对应于表 4-1 的变量集，前者主要与水资源供给、社会经济状况、用水方式或习惯等几类变量密切相关，而后者主要涉及水的质量和供水工程的建设。通过计算珠三角各市在这两个因子上的得分，进而计算出综合因子的分值并进行排序（见表 4-7），据此大致可以对珠三角农村饮水安全的影响因素作出一些基本的判断。

表 4-4　相关系数矩阵

Table 4-4 Correlation Matrix

		X_1	X_2	X_3	X_4	X_5	X_6	X_7	X_8	X_9	X_{10}	X_{11}	X_{12}	X_{13}
Correlation	X_1	1.000	.943	.133	.986	.882	.742	.940	.048	.225	.225	.789	.617	.754
	X_2	.943	1.000	.118	.902	.801	.874	.997	.002	.277	.277	.829	.474	.798
	X_3	.133	.118	1.000	.202	.080	.155	.235	.850	.666	.666	.144	.491	.101
	X_4	.986	.902	.202	1.000	.923	.711	.941	.014	.183	.183	.707	.638	.722
	X_5	.882	.801	.080	.923	1.000	.714	.870	.111	.275	.275	.641	.542	.656
	X_6	.742	.874	.155	.711	.714	1.000	.752	.059	.386	.386	.724	.383	.896
	X_7	.940	.897	.235	.941	.870	.752	1.000	.015	.250	.250	.724	.607	.698
	X_8	.048	.002	.850	.014	.111	.059	.015	1.000	.766	.766	.323	.158	.201
	X_9	.225	.277	.666	.183	.275	.386	.250	.766	1.000	1.000	.251	.128	.468
	X_{10}	.225	.277	.666	.183	.275	.386	.250	.766	1.000	1.000	.251	.128	.468
	X_{11}	.789	.829	.144	.707	.641	.724	.724	.323	.251	.251	1.000	.291	.659
	X_{12}	.617	.474	.491	.638	.542	.383	.607	.158	.128	.128	.291	1.000	.539
	X_{13}	.754	.789	.101	.722	.656	.896	.698	.201	.468	.468	.659	.539	1.000

a. This matrix is not positive definite.

表 4-5 总方差解释
Table 4-5 Total Variance Explained

Component	Initial Eigenvalues			Extraction Sums of Squared Loadings			Rotation Sums of Squared Loadings		
	Total	% of Variance	Cumulative %	Total	% of Variance	Cumulative %	Total	% of Variance	Cumulative %
	7.248	55.751	55.751	7.248	55.751	55.751	7.140	54.920	54.920
	3.463	26.641	82.392	3.463	26.641	82.392	3.571	27.472	82.392
	.756	5.816	88.207						
	.676	5.202	93.409						
	.460	3.540	96.949						
	.178	1.370	98.319						
	.142	1.096	99.415						
	.076	.585	100.000						
	1.84E.016	1.42E.015	100.000						
	3.55E.017	2.73E.016	100.000						
	.2.0E.017	.1.51E.016	100.000						
	.1.9E.016	.1.47E.015	100.000						
	.3.3E.016	2.54E.015	100.000						

Extraction Method: Principal Component Analysis.

表 4-6 主因子载荷矩阵
Table 4-6 Rotated Component Matrix

	Component	
	1	2
X_1	.970	.015
X_2	.954	.062
X_3	−.223	.892
X_4	.960	−.048
X_5	.891	.075
X_6	.862	.152
X_7	.950	−.009
X_8	.022	.911
X_9	−.248	−.914
X_{10}	−.248	−.914
X_{11}	.784	.238
X_{12}	−.653	.364
X_{13}	−.845	−.226

Extraction Method: Principal Component Analysis.
Rotation Method: Varimax with Kaiser Normalization.
a. Rotation converged in 3 iterations.

表 4–7　样本综合因子分值及排序

Table 4–7　Composite Factor Scores and Ranking of Samples

城市	主因子 1 得分	主因子 2 得分	综合因子得分	排名
珠海	–0.074 33	–0.252 46	–0.108 697 587	6
中山	0.085 46	0.486 39	0.177 223 965	4
肇庆	–1.083 78	–2.041 95	–1.148 214 087	9
深圳	1.954 42	–0.598 67	0.93 011 702	1
江门	–1.098 25	0.962 74	–0.355 801 794	7
惠州	–1.045 83	0.519 55	–0.444 647 368	8
广州	0.154 77	–0.479 11	–0.041 353 872	5
佛山	0.386 98	1.318 37	0.566 972 172	2
东莞	0.720 57	0.085 15	0.424 409 792	3

第一，总体上看，目前珠三角地区农村饮水安全状况并不乐观，其中，肇庆、惠州、江门三市相对较好，而深圳、佛山、东莞、中山的农村饮水安全隐患较为严重。

第二，在珠三角内各市农村饮水安全的保障程度与经济发展水平、人口密度以及水资源供给高度相关。深圳市在主因子 1 上的得分高达 1.954 42，表明该市的水资源状况、社会经济发展及传统用水习惯都是造成该市农村饮水不安全的主要因素，这与深圳市水资源稀缺、人口聚集、城乡居民生活水平高、用水需求量大及节水意识差的现实情况相一致。

第三，就经济发展地位与城市化进程而言，广州与深圳存在许多相似之处。广州农村饮水安全的保障程度明显优于深圳，除水源供给较为丰富且水源多元化、供水设施建设长期积累等因素影响外，与近期广州通过积极的产业结构调整在改善饮水安全状况方面取得显著成效以及广州投入巨额资金对辖区范围的河涌等水系进行治理不无关系。但是，广州较高的人口密度和城镇化水平的持续提高及相对较差的节水管理措施仍可能成为制约其农村饮水安全的主要因素。

第四，肇庆、江门、惠州三市的农村饮水安全问题相对较轻，这与三市丰富的水资源、相对缓慢的经济发展及较低的人口密度有关。但为实现水资源的可持续利用，江门、惠州两市需要政府在产业结构调整及供水工程建设方面给予积极的政策引导与资金扶持。

第五，在综合提高水资源的开发利用率方面，珠三角各市尚有巨大潜力可挖。

因为珠三角城市化程度较高和农村饮水安全问题事实上比城市突出，从谨慎性原则出发，本书在讨论农村饮水安全以及评价变量集设置时并未再对城市及农村作严格意义上的划分。总体上看，即使是在经济发达、水资源数量比较充裕的珠三角，农村饮水安全状况也并不理想，其保障程度在区域内各市间差异较大，且急剧增加的人口数量、水污染、用水不经济以及水资源开发利用率较低等因素是导致该地区农村饮水不安全的重要原因。

建立珠三角农村饮水安全保障机制，需要重点从体现水资源稀缺性和水资源可持续性开发利用两个方面考虑，而体现水资源稀缺性和实现水资源可持续性开发利用的两大作用机制即市场机制与政府管控机制：一方面，水价机制可以通过体现水资源的稀缺性与水的商品性，改变人们传统的用水习惯，限制过度用水，提倡节约用水；另一方面，通过政府管制，发挥政府水资源管理的主导作用，以政府为主体，优化产业结构，兴建供水工程，加强水资源保护，合理进行水价管理，从而实现水市场的良性发展。

第四节　本章小结

本章在第三章珠三角农村饮水安全现状考察和农村饮水安全问题的基本判断的基础上，建立珠三角农村饮水安全 PSR 概念模型，将其延伸为农村饮水安全变量集。由此，应用因子分析法对珠三角农村饮水安全影响因素进行主因子分析，找出影响珠三角农村饮水安全的两个主要变量，并对珠三角九市受主要变量影响的轻重程度进行深入分析。分析得出的基本结论是，解决珠三角农村饮水安全问题，要用系统的观点，构建珠三角农村饮水安全保障机制，重点要从体现水资源稀缺性和水资源可持续性开发利用两个方面考虑，而这两个方面对应的就是市场调节机制与政府管控机制的有效运行。

第五章　珠三角农村饮水安全保障机制的构建

保障珠三角农村饮水安全就是要在社会经济发展中处理好人与自然、人与社会及人与人之间基于水资源的各种关系。在处理这些关系的过程中必须正确认识和区分可能影响饮水安全的资源、环境、社会、政治、经济、历史、习惯等多种因素，分析保障饮水安全的参与主体及其中涉及的各个环节，建立全方位、一体化，有利于水资源可持续利用的长效机制。本章在全面梳理和厘清重点的基础上，通过现状评鉴和国内外借鉴，系统构建珠三角农村饮水安全保障机制。

第一节　关于农村饮水安全保障机制的构建

一、农村饮水安全保障机制构建的必要性和可行性

面对中国饮水安全问题的危害和珠三角农村饮水安全的严峻形势，本书认为解决农村饮水安全问题是个系统工程，不是一朝一夕的事，也不是一劳永逸的事。一些“头痛医头”的具体措施治标不治本，有必要系统构建一套保障机制。问题的关键是如何构建珠三角农村饮水安全保障机制并有效运行。

针对饮水安全问题，国外和国内其他地区都采取了一系列保障措施，为解决饮水安全问题提供了经验和借鉴。珠三角地区经济发达、社会进步，具备了根本解决农村饮水问题的综合实力，而且，经过若干年的努力，各市已经形成制度基础，系统建立农村饮水安全保障体系的体制和机制都已经成熟。

因此，本书认为构建珠三角农村饮水安全保障机制和运行机制具备现实的可能性，如图5-1 所示。

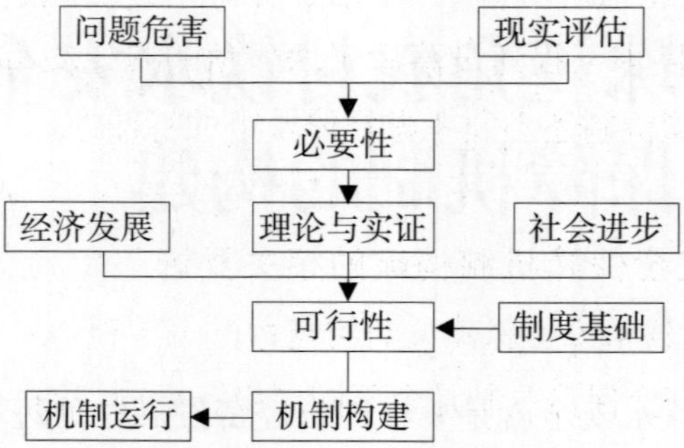

图 5-1　农村饮水安全保障机制构建的逻辑过程

Figure 5-1　Logical Process of Building Rural Drinking Water Safety Guarantee Mechanism

二、农村饮水安全保障机制构建的基本要点

本书认为建立农村饮水安全保障机制首先需要明确以下几点：

第一，构建农村饮水安全保障机制不同于解决农村饮水安全的具体问题，它是一项系统工程。解决农村饮水安全具体问题强调的是事后补救，发生问题在先，解决问题在后。而构建农村饮水安全保障机制强调的是事前预防、事中控制及事后应对的相辅相成，是一整套系统。

第二，构建农村饮水安全保障机制必须准确把握农村饮水安全的属性。本书第二章理论部分对农村饮水安全及其相关领域的公共物品属性作了明确界定。一方面，如何减少农村饮水系统中存在的负外部性问题，做好系统中具有正外部性的物品的供给是保障农村饮水安全的重点。而另一方面，对于那些非竞争性或非排他性不充分的领域，如何利用其非竞争性或非排他性的不充分来保障农村饮水安全也是建立农村饮水安全保障机制必须要做的工作。

第三，构建农村饮水安全保障机制需要运用博弈思维。农村饮水系统是一个多层面、多主体、多环节的复杂系统，系统运作水平受到各种自然因素与社会经济因素的制约，并且各主体间既有利益趋同性，又存在利益冲突。所以，农村饮水安全保障机制是在一定条件约束下的保障机制，建立农村饮水安全保障机制需要运用博弈思维，协调多方利益。

第四，构建农村饮水安全保障机制必须有区域一体化的前瞻考虑。构建珠三角农村饮水安全保障机制是站在珠三角地区一般意义的层面考虑问题的，但是具体到各个城市又存在不同问题和问题不同程度的差异。例如，深圳是水资源严重不足的资源性缺水城市，中山、珠海则是受咸潮影响最为严重的城市，而惠州的农村供水工程建设落后于珠三角的其他城市。所以，建立珠三角农村饮水安全保障机制还必须考虑具体城市的特殊性。

三、农村饮水安全保障机制构建的相关要素

（一）珠三角农村饮水安全保障机制构建的三个层面

珠三角农村饮水安全保障机制是个不同层级、不同层面、不同环节相互关联、相互影响、相互作用的系统，总体上来说可以分为宏观、中观、微观三个层面（图 5–2）。宏观层面主要包括法律法规和公共政策保障机制的内容，例如国家的、跨流域的关于经济、社会的政策、法律法规和流域协调监管的规章、涉及国家层面的公共卫生与医疗保障政策，等等。中观层面主要是地方政府的规划政策、水源保护制度、水价政策和监管制度，以及应急预警保障机制的建立，等等。微观层面主要是水务运营企业的运营机制、管理机制、工程技术保障机制、日常供水保障机制和应急预案，等等。三个层面不是一种简单的分层，涉及的政策法规、水质保障、公众参与以及宣传等方面是相互交叉和相互联系的。

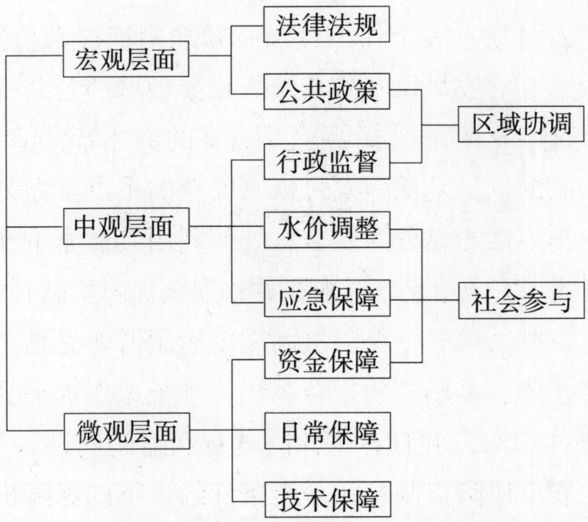

图 5–2　珠三角农村饮水安全保障机制构建的不同层面

Figure 5–2　Different Levels of Rural Drinking Water Safety Guarantee Mechanism of Pearl River Delta Area

（二）珠三角农村饮水安全保障机制构建的若干主体

农村饮水系统的参与者可分为系统内参与者和系统外参与者两类。农村饮水系统内部参与者是指对系统产生直接作用的主体，包括由政府部门组成的饮水系统管理者，由参与供水工程建设、运营的单位和其他一些售水公司组成的饮水系统经营者，农村用水户组成的饮用水使用者，以及融入农村饮水系统中的银行、信贷等金融机构，“水银行”等中介机构，乡村医疗保障机构与饮水安全协会等社会组织。农村饮水系统的外部参与者虽然不直接作为农村饮水系统的一部分，但是其活动将对饮水系统产生明显的外部性，其他用水行业与对水质或水环境造成直接或间接危害的单位或个体都算作农村饮水系统的外部参与者。这些外部参与者不但与农村饮水系统争夺水资源，其行为还对农村饮水系统的水资源造成污染。所以，构建农村饮水安全保障机制需要理清系统内外的主体关系，明确参与者的行为动机，建立有效的约束、激励机制，只有这样才能保障农村饮水系统的良性运行。图 5-3 所示为农村饮水安全系统的主体关系图。

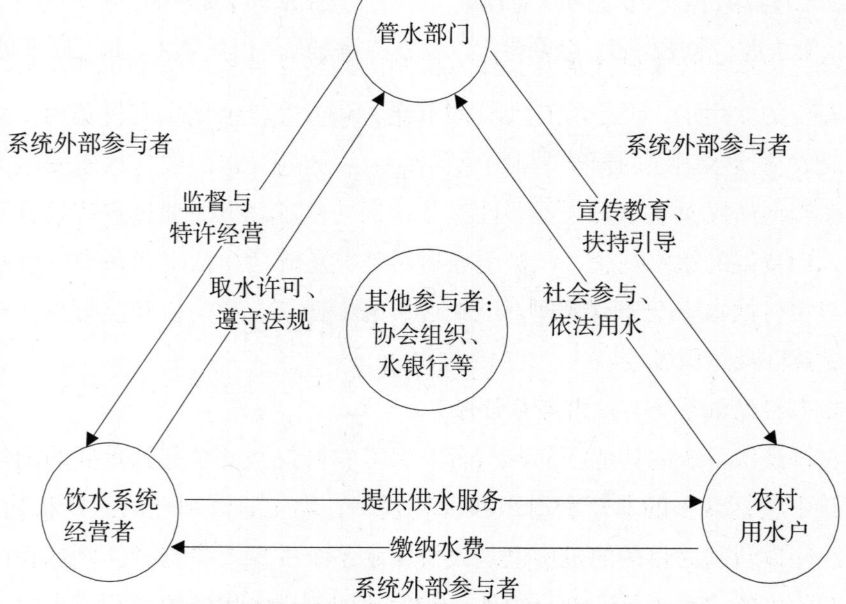

图 5-3　珠三角农村饮水安全主体关系

Figure 5-3　Relations Among Participants of Rural Drinking Water Safety of Pearl River Delta Area

1. 农村饮水系统中的水管机构

政府水管部门在农村饮水系统中行使着重要的管理和调控职能。中国目前对水资源实行的是流域管理与行政区域管理相结合的管理体制。国务院水行政主管部门代表国家负责全国水资源的统一管理和监督工作。国务院水行政主管部门在国家确定的重要江河、湖泊设立流域管理机构，流域管理机构在所管辖的范围内行使法律、行政法规规定的和国务院水行政主管部门授予的水资源管理、监督职责。县级以上地方人民政府水行政主管部门则按照规定的权限，负责本行政区域内水资源的统一管理与监督工作。农村饮水安全管理涉及水利、卫生、建设、环保、国土等多个政府管理部门，职责涵盖农村饮水安全的方方面面。

2. 饮水系统中的经营者

饮水系统中的经营者是供水工程的直接建设者和运营者，是饮用水的直接生产者和销售者，他们既是政府的监管对象又是向用水户提供产品和服务的一方，追求的是自身经济利益的最大化。供水工程涉及工程建设单位、施工单位、工程监理单位、运营管理单位等多个主体。

3. 农村用水户

农村用水户是农村饮水安全保障机制的最终受益者。每个用水户都渴望获取安全的饮用水，但是所有人又都不愿为获取安全饮用水支付费用，而是将解决农村饮水问题的担子一揽子抛给政府。因此，保障农村饮水安全必须建立在当地居民对饮水安全重要性充分认识的基础之上，通过宣传教育逐渐改变人们错误的饮水观念，积极引导村民养成正确的生活卫生习惯，鼓励村民参与农村饮水安全建设管理，维护他们的知情权、参与权和监督权，充分调动受益群众的积极性。

4. 农村饮水系统其他内部参与者

农村饮水系统的其他内部参与者对保障农村饮水安全起到重要的助推作用，其中包括众多的非营利组织和营利组织。除了非营利性的组织机构外，还有一些以营利为目的的机构也是农村饮水系统的重要参与者。例如在中国还相对陌生的“水银行”已是国外一些发达国家用于水资源调配或水权运作的一种配置手段。

5. 农村饮水系统的外部参与者

外部参与者与农村饮水系统内部参与者的联系主要基于公共物品外部性而存在。外部参与者与农村饮水系统内部用水户之间存在水资源竞争关系，工农业用水量的增加必然会减少饮用水资源的可用量，在水资源越来越紧缺的情况下，这种部门间、行业间的争水冲突越来越明显；同时，外部参与者的不良用水、排水行为对农村饮水系统产生强烈的负外部性。如果系统外的其他用水行业不节约用水，即使饮水系统的内部用水户再节约，对缓解整个水资源短缺形势也只是杯水车薪。相对于生活污水，其他生产性污水对水源水体造成的污染更严重。所以说，保障农村饮水安全不仅仅要保障农村饮水系统内的安全，而且要保障整个水系统的安全，只有从根本上实现水系统的良性循环，才能建立饮水安全保障长效机制。

（三）珠三角农村饮水安全保障机制构建的主要环节

从工程学角度分析，农村饮水安全保障机制主要包括水源勘察与保护、工程设计与工程建设、工程运行管理等环节。

1. 饮用水源勘察与保护环节

从技术层面上分析，按照农村饮用水安全卫生评价指标，从当前、长远等方面对水源水量和水质的可靠性进行充分论证，合理布局水源，保证水源的可持续性。

按照《水法》、《关于饮用水水源保护区污染防治管理规定》、《入河排污口监督管理办法》等相关要求划定饮用水水源保护区和供水工程管护范围，加强对饮用水源地周边设置排污口的监督管理，严禁可能污染水源的任何生产活动，防止饮用水水源地受到污染和人为破坏。

2. 工程设计与工程建设环节

供水工程的合理选型是保证工程质量与运行效益的关键步骤。根据水源条件和村民的实际承受能力确定工程建设标准，与农村能源、交通等建设相结合，采用适宜的工程措施。

供水工程施工环节的把关是确保工程质量的重要一环。对供水过程的有效监测、突发事件应急预案的制定是饮水安全的重要保障。在供水过程中，从水源地、水厂、供水线路到终端用户的各个环节，都存在着影响饮水安全的潜在因素。建立健全的对供水全过程系统监测的网络，建立突发性水污染事故应急预案和饮用水源储备体系，确保出现不正常情况时，能及时启动应急预案，确保饮用水安全。

3. 工程运行管理环节

运用市场经济手段，建立灵活有效的镇村供水工程运行机制。积极推行目标责任制，建立各种制度；合理确定供水价格，实行计划用水与节约用水；建立水质检测制度，实行企业自检、行业检测和行政监测相结合的制度；实行饮用水的动态检测，防止水源污染与输水管网或用水户二次污染。

总之，饮用水主要经历了原水→经加工处理的成品水→输水管网水→用户终端水等几种状态，每个环节的水量、水质都对保证终端农户饮水安全至关重要，且每个环节都需要政府部门的监管与受益群众的支持和配合。随着水资源越来越稀缺和污水处理技术的不断提高，中水回用逐渐成为节约水资源的一种有效途径，中水回用环节也被列为构建农村饮水安全保障机制的一个环节（见图 5-4）。

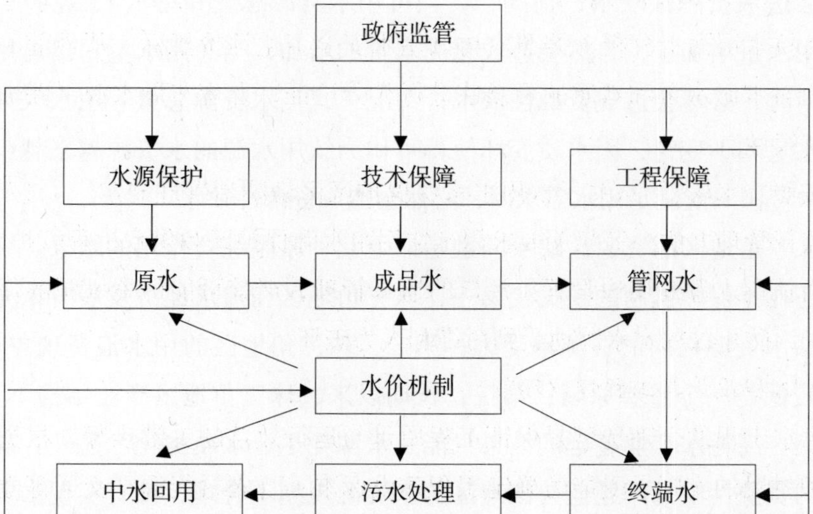

图 5-4　农村饮水安全保障机制构建的主要环节
Figure 5-4　Main Links of Building Rural Drinking Water Safety Guarantee Mechanism

第二节 珠三角农村饮水安全保障机制的缺失

构建农村饮水安全保障机制需要从宏观、中观、微观三个层面考虑，对农村饮水系统中的所有参与者、系统运行的每一环节都建立保障机制。但是纵观中国农村饮水安全保障现状，农村饮水安全保障机制存在严重缺失问题，珠三角也不例外。

一、从资源性缺水问题看珠三角农村饮水安全保障机制的缺失

珠三角地区的资源性缺水问题，除了有气候变化、降水量减少等方面的原因之外，还有以下几种情况：情况一，当可用水资源总量不变时，用水的人数多了，自然会造成人均可用水量的减少，当用水人数达到一定极限时，必然会造成资源性缺水；情况二，当可用水资源总量和用水人数均不变时，人均用水量增加了，自然会造成总用水量的增加，当总用水量超出可用水资源负荷时，必然会造成资源性缺水；情况三，当水资源总量、用水人数及人均用水量均不变时，因水质变坏使得可作为饮用水源的水资源越来越少，当可用水资源不能满足用水需求时，必然会造成资源性缺水。

珠三角地区的资源性缺水问题是以上几种原因综合作用的结果。究其根源，还在于保障机制的缺失：第一，珠三角地区在追求经济发展时未充分考虑包括水资源在内的资源承受力；第二，珠三角地区的用水浪费现象严重，水价较低是一个重要原因；第三，长期以来，珠三角地区产业结构不合理，高污染、高耗水产业蔓延的结果只能是水源耗尽，水质劣化。另外，珠三角地区的资源性缺水问题还与该地区的水资源规划不合理，没有实现水资源的区域统筹安排与统一规划有关。

二、从水质性缺水问题看珠三角农村饮水安全保障机制的缺失

珠三角地区的水质性缺水问题十分突出。目前危害珠三角地区饮水安全

的水质问题主要是水污染和咸潮。珠三角地区的水质性缺水问题之所以愈演愈烈，主要是因为存在以下保障机制的缺失。第一，政府监管缺位和水污染处罚手段过于宽松使得高污染企业废污水排放成本较低。也正是政府监管的乏力，使得珠三角地区的非法采沙现象越来越严重，最终造成河床严重下切，咸潮频发。第二，珠三角地区解决水污染问题的配套措施不足。珠三角是一个以工业为主的地区，很多高污染企业都是该地区经济发展的重要利润源。虽然说调整产业结构向节水型、环保型产业方向转变能从根本上改善珠三角的水生态环境，但是经济结构转型期必然会对珠三角的经济产生一定冲击，优化产业结构进展缓慢。优化产业结构需要政府部门出台一定的扶持政策，引导节水型、环保型产业发展，但是珠三角在这方面所做的配套工作还远远不够。第三，珠三角地区的农村公共卫生基础设施建设仍不到位，生活垃圾集中处理、农村改厕等工作与城市仍存在较大差距。

三、从工程性缺水问题看珠三角农村饮水安全保障机制的缺失

珠三角地区的工程性缺水问题主要分为四种情况。一是有些地方仍未实现集中式供水，属于供水设施缺乏造成的工程性缺水类型。二是早期农村供水工程规模小、技术标准低，已不能满足饮水安全需要，属于工程技术问题造成的工程性缺水类型。三是工程运行管理体制不健全造成管理混乱，难以保障供水质量和维系正常运营。四是工程应急能力差，缺乏足够的备用水源。部分地方仍未实现集中供水的一个重要原因是缺乏工程建设资金，没有建立起稳定的工程融资保障机制；重大饮水安全事故应急能力差是目前珠三角地区面临的最大的工程问题。

除此之外，农村饮水安全保障机制的构建还受制于中国目前沿用的水资源管理体制和机制。水管部门职责分工交叉、缺位与越位同在，部门间缺乏协调机制，无法形成整治的合力。因此，构建珠三角农村饮水安全保障机制重在促进节水、护水，加强供水工程建设，同时还要逐步优化水资源管理体制，真正实行“统一管水”。

第三节 国内外农村饮水安全保障机制的比较借鉴

比较分析国外以及国不同地区关于农村饮水安全所做的保障工作，总体上呈现出以下两个特征：发达国家比发展中国家的机制健全，水资源缺乏的国家和地区比水资源相对充裕的国家和地区的机制健全。

一、关于水资源管理体制

水资源管理体制是建立在水资源管理制度基础上的组织机构、职责划分、行为方式等共同组成的管理系统的总称。由于受水资源国有和中国自上而下的水资源管理体制的制约，构建珠三角农村饮水安全保障机制不可能脱离国家现行管制而去构造一套缺乏可操作性的理想化的机制。所以，本书认为中国现行的水资源管理制度和管理体制从某种程度上制约了地方保障农村饮水安全的举措的具体实施。其他一些国家的水资源管理体制和机制值得中国借鉴。

（一）基于流域的水资源统一管理

纵观国外水资源管理体制的改革与发展，大致经历了由水资源分散管理向综合、统一管理发展的历程。水资源流域统一管理模式十分重视整体管理，通过制定相应的管理政策，成立专门的管理部门，对流域的开发治理进行整体管理，实现了管理工作的集中性和统一性，保证了大河流域开发治理的全面、协调和快速进行，确保了整体效益的发挥。目前，国际上已经形成多种模式的水资源流域统一管理。

美国：早在 1933 年，美国政府就选择田纳西河流域作为以流域综合开发为主体的试点，遂由国会通过法案，授予田纳西河流域管理局全面负责该流域内各种自然资源的规划、开发、利用、保护及水厂建设的广泛权力。

英国：经过 1973 年和 1989 年两次调整流域管理体制，英国水资源完成从地方分散管理到流域统一管理的转变后，目前基本采取以中央对水资源按流域统一管理为基础的管理体制。

法国：根据1964年出台的《水法》，法国建立了全国范围的流域管理体制，1992年通过的新《水法》又对水资源管理系统进行了完善和补充。法国将水资源按水系划分为六大流域，在各流域建立流域委员会和水管理局，统一规划和管理水资源，力求在保护环境的前提下，实现流域水资源的高效开发利用。

俄罗斯：俄罗斯联邦于1995年重新修改的《水法》中提出了流域统一水管理体系的构想。在水资源的调配、使用上，俄罗斯主张全流域“一盘棋”，不仅要考虑行政区划，而且要考虑水资源的自然地理分区，将江河流域视为一个统一整体进行一体化管理。

日本：日本国土厅统一协调水管理的法律基础是《河川法》，统一协调的技术基础是流域水资源基本规划。水权由国家统一管理，以加强河流水系的统一管理与开发，保证流域规划的实现。

与其他国家的水资源流域管理相比，虽然中国《水法》中明确了流域管理与行政区域管理相结合的水资源管理体制，但当前中国的水资源管理体制尚不完善，并没有形成权威的、统一的流域协调机制。

第一，中国的水资源管理仍是以国家行政区划设置为基础而进行分割管理的。《水法》对各级人民政府的水行政主管部门及其在水资源管理中的职责进行了明确规定，但对流域管理的主体没有进行规定，水流域管理主体的法律地位不明确，对流域管理机构的规定形同虚设，造成水资源统一管理困难重重。

第二，中国目前缺乏协调水资源管理部门之间的冲突与矛盾的权威性部门或机构，还未形成协调和联动的规范化、法律化的制度。一直以来，流域管理与行政区域管理之间的关系、事权划分与职责分工不明确，在水资源与水利工程的规划，水资源管理、配置、调度、保护，建设项目水资源论证，取水许可证办理，水利工程建设和管理及防洪调度等方面存在着职能交叉重叠、权限不清，责、权、利不对应等问题。

第三，中国水资源流域管理中缺乏有效的监督管理机制。由于缺乏对流域内大型水利工程的直接管理权、调度权和必要的行政、法律的监督管理手段，流域委员会对水资源管理中出现的越权和违法行为难以进行有效的处罚和纠正，使水资源统一管理效率受到影响。

本书认为，建立基于流域的水资源管理体制有利于实现水资源的统一管理，协调流域的涉水事务处理。中国在水资源流域管理机构赋权和水事务处理方面可参照其他国家的做法，建立责、权、利明晰的水管机构分工机制，调整利益分配，完善流域内各行政区的水资源配置与跨流域的水事务处理等制度。

(二) 注重水环境保护

美国：自20世纪50年代起，美国的水资源开发就进入了一个综合资源规划和全面质量管理的时期。综合资源规划是一个充分考虑了可持续发展的综合评价系统，它强调充分利用市场机制建立一个较为公开的由支持方和对立方共同参与的决策过程，重视环境平衡与协调，克服传统规划方法只重视可靠供给而回避风险的缺点以及规划只重视调节的局限性。

加拿大：自1987年颁布“联邦水政策”以来，加联邦和各省相继出台了一些改革措施，陆续制定和颁布了一系列水政策。在这些水政策中，水被当作是大生态系统中的一个方面，与土地、环境、经济等要素结合起来加以综合考虑。加拿大政府正在通过重建和加强加拿大环境保护法和联邦淡水战略发展等不同行动改善水质。

墨西哥：墨西哥的水管理主要依据以下两条基本原则：第一，凡是使用国家水资源的单位和个人都必须办理许可证或得到特许，并且必须得到允许后才能将废水排入国家的河流中或回灌到地下；第二，凡是受益的用水户和使用河道进行排污的单位，都要根据他们的耗水量和污水排放量按比例对水资源的管理和水质的恢复及改善作出贡献。

日本：日本于20世纪末提出面向21世纪的河流治理策略，包括采取流域整体综合治理措施、提高水利设施的可靠性、保证工程与自然环境的协调以形成良好的河流景观和滨水环境等，目标是将21世纪的日本建成一个健康、富裕的生活与自然环境相协调的社会。

注重水环境保护，强调水资源的可持续利用已成为多数国家开发利用水资源的首要原则。虽然中国《水法》中也明确了水资源可持续性的重要性，但是在具体执行中，对水环境保护乏力，国外关于水环境保护的制度和措施值得中国借鉴。

(三) 强调公众参与

美国：美国在开发密西西比河过程中，一方面十分注重同有关高等院校、科研机构和企业集团的合作，并建立科学实验机构；另一方面，政府在流域开发治理的实际工作中还非常重视鼓励大众参与流域的管理和开发，使流域的开发治理工作取得事半功倍的效果。

法国：法国的流域委员会相当于一个在流域层次上对水资源进行民主管理的“议会”，采取“三三制”的组织形式，分别代表不同的利益集团和机构，其中三分之一是用户代表、当地知名人士和各类专家代表，三分之一是不同行政区的地方官员代表，剩余三分之一是中央有关政府部门代表。“三三制”的组织形式使得各类用户都能充分参与到水资源开发利用的决策过程中来，增加了决策的民主性和合法性。法国的水利工程建设，十分尊重民众意愿并遵循严格的审批程序。否则，政府将受到公众的法律起诉，并负责对公众的经济赔偿。

墨西哥：墨西哥政府把解决国家水资源问题作为国家优先解决的问题，并制定了一系列新政策，其中就有关于扩大用水户和社会团体参与水资源管理的相关政策规定，表明墨西哥水资源管理对公众参与的高度重视。

广大用水户是水资源的最终使用者，强调公众参与能更好地了解民意，通过倾听民众意见能够对很多潜在问题实施有效的事前控制。因此，中国应当借鉴其他国家的做法，建立民众参与的水资源管理机制，充分调动公众参与水资源管理的积极性。

（四）灵活水权交易

完善水资源管理体制只是实现水资源有效管理的第一步，而水权制度才是实施水资源管理的根本依据。美国等国家都已建立相对灵活的政府之间以及个人之间的水权交易管理制度，值得借鉴。

美国：美国中西部的水资源作为私人物品，水权作为私有财产，可以进行类似于不动产的自由转让。在美国东部，水权许可证往往可以自由交易。人们还可以通过购买河边土地的方式来获取河岸权。美国的水权交易体现了意思自治原则，水权人通过市场机制对水权进行交易。所交易的水权既包括私人取得的水权，也包括政府在水权配给中所存留的水权，既包括私人之间的水权交易，也包括州政府之间的水权交易。

澳大利亚：澳大利亚的州政府负责制定有效产权和水权制度，允许土地所有者、管理当局、灌溉公司或合作社以及其他私营代理进行水权交易，但要求该交易不会对第三方产生负面影响，对河流、含水层、环境和可持续发展不产生破坏。澳大利亚的水权交易分为永久性的和临时性的两种交易类型，且水权交易是有适用范围的，只有水权得到精确定义后，交易双方才可依据确定的水量、使用期、可靠性等进行水交易，并且明确规定核心环境配水以及为生态系统健康和依赖地下水的生态系统保留的用水不得进行交易。

长期以来，中国通过行政手段配置和管理水资源，强调水资源的公共性，极大地限制了水市场的发育。中国目前不明朗的水资源流域管理体制和“多龙治水”的管理局面不利于水权交易的实施。另外，取水许可证的不可转让也加大了单位或个人之间进行灵活的水权交易的难度。美国等国家成功的水权交易经验为中国利用水权交易实现水资源的优化配置提供了参考模式。

二、关于饮水安全政府管制

从近几年的发展趋势看，发达国家在饮水安全政府管制方面都倾向于向放松管制方向转变，为引入市场体制创造了相对宽松的政策环境。

（一）投、融资放松管制

西方国家逐渐放松了对供水市场的投资管制，鼓励私人投资者，供水工程投、融资主体日益多元化。国外放松供水工程投、融资主体管制的总体思路是“谁投资、谁拥有、谁管理、谁受益”，通过吸引更多的投资主体，引入竞争机制，减少政府财政负担，使私人企业在供水工程建设与运营管理和防污治污中发挥更多的作用。国外在放松对水务投资者的管制后，大大减少了各级政府对饮水安全工程建设与管理的支持力度，并取得良好的运营效果。

自 20 世纪 90 年代起，澳大利亚联邦政府开始了以市场化为取向的水管理体制改革，以提高用水效率为目标的商业化进程，改水利企业为商业经营，采用私人所有或共同所有等形式，并通过一系列法律法规保证用水户所付费与得到的服务及其效率之间的一致性。放松政府管制政策的实施使澳大利亚供水行业逐步向公司化、私有化的市场化运作方向过渡。

与澳大利亚类似，法国的水务管理也基本上经历了由严格政府管制向放松政府管制的转变，政府补贴越来越少。法国水管理中的一般地方性供水与污水处理大多在行政机关的监管下，由私人公司建设、经营。墨西哥的法律中也明确提出在确保国家利益前提下，鼓励加大私人企业在水资源管理及开发中的参与作用，扩大参与机制。

在国际水务市场化呼声日渐提高的国际形势下，中国已开始积极探索放松政府管制的市场化运作模式。随着中国加入 WTO，全球最大的三家水务公司——法国苏伊士里昂水务集团、威望迪集团、英国泰晤士水务公司等都已进入中国。到 1999 年，列入全球企业 500 强的苏伊士里昂水务集团已先后参与了中国 100 多家水厂的建设，并在广东成立了水务工程有限公司。之后，中国进一步扩大了水务领域对外合作，鼓励境外资本以多种方式投资国内节水设施、污水处理、再生水利用等领域的开发建设。越来越多的跨国水务公司进入中国，促进了中国自来水产业的市场化改革。如法国威立雅以 2002 年的上海浦东项目为分水岭，在供水领域由投资主导模式转为股权收购模式，近年来在中国成功收购了多个水务项目（表 5-1）。

表 5-1 威立雅近年来在我国并购的水务项目

Table 5-1 Water Projects Acquired by Veolia Company in Recent Years

时间	项目	受让方	股权比例	收购价格（亿元）	供水规模（万吨）	价值（亿元）
2002.4	浦东自来水公司股权转让	威立雅	50%	2.66(欧元)	120	7.6
2003.12	深水集团股权转让	威立雅—通用首创	45%	4(美元)	375	25.7
2005.9	柳州自来水公司股权转让	威立雅	49%	4.5	71	3.75
2005.10	常州自来水公司股权转让	威立雅—中信泰富	49%	4.5	71	3.75
2005.11	昆明自来水公司股权转让	威立雅—中信泰富	49%	10.05	111.5	7.78
2007.1	兰州供水集团股权转让	威立雅	45%	17.1	118	4.122
2007.6	海口第一水务有限公司	威立雅	49%	9.334 5	25	—
2007.9	天津市自来水公司	威立雅	49%	21.8	—	—

数据来源：北京华经天众经济咨询中心。

（二）政府水价管制

国内外放松水务管制的成功经验进一步表明了推进水务市场化改革的必要性，但是，有必要指出的是，放松政府管制是在政府管制低效的现实情况下提出的，并不代表完全放开政府管制就可以实现水资源配置的最优化，即放松管制必须是政府管制前提下的放松。价格干预是政府对社会经济活动进行管理的一种形式，是政府管制的重要内容之一。虽然市场机制在水资源供给中起到重要的作用，但是由于水资源与百姓日常生活息息相关，仍有必要对水价进行适度的管制，以确保居民的安全用水。发达国家的市场经济体制比较成熟，供水公司管理和水价政策方面基本按市场经济规律行事，但政府部门又以不同的方式对水价实施宏观调控，维持水市场的秩序稳定。

国外水价管制的方式主要分为价格水平控制、计价方式控制、用水户补贴等几种。美国的水价一般由供需双方协调制定，但是美国通过投资回报率进行价格管制，即供水公司只有扩大供水量或扩大投资基数才能获得更多的利润。英国的供水行业已部分私有化，可由供水公司直接定价，但是政府部门通过水务办公室制定价格限定的方式实施宏观调控，供水公司只有通过降低成本才能获得更多的利润。加拿大联邦政府除负责制定其直接管辖地区的水价标准外，还对由各省和地方政府负责范围内的水资源价格实施宏观指导。法国水价政策的制定是在国家宏观指导下，通过各流域委员会与用水户协商，确定水费征收标准，并由各流域委员会的执行机构即水务局负责向用户征收。

受计划经济体制影响，中国的供水行业一直处于政府的高度水价管制之下，水价改革进程缓慢。高度的政府管制虽然最大化地保护了用水户的利益，体现出饮水安全的公共物品属性和惠民性，但是同时也制约了水资源的合理开发和可持续利用。从国外的水价管制中我们可以看到，合理把握水价管制的度对发挥水价调节作用至关重要，把握好水价市场定价与政府宏观管制的平衡是水价改革的重点。

三、 关于饮水安全水价改革

对比国内外水价定价的差异，笔者认为国外在倡导市场定价，注重用户参与定价方面的实践经验值得中国参考借鉴。

（一） 水价形成机制

各国水资源条件及社会经济发展水平的不同，带来水价形成机制上的差异。美国的水价形成机制主要包括服务成本定价、支付能力定价、机会成本定价、增量成本定价以及市场需求定价。美国各种不同的水价形成机制反映了对水商品生产社会属性的不同认识以及水价管理目标的不同，但无论哪种水价机制，都没有考虑水资源本身的价值，而仅以供水生产过程中的储存、调节、输送和处理费用作为确定水价的依据。因此，美国还是普遍采用服务成本定价法。

加拿大水价形成机制是以水资源开发利用成本、水处理及污水处理成本等构成的完全成本作为水价确定的依据，没有包括供水利润和税金。英国作为一个市场经济发育成熟的国家，其水价的形成机制与供水单位的经济运行目标直接相关，完全按市场经济条件下投入 / 产出模式运作，确保回收成本，并有适度盈余。总体来说，英国水价形成机制的主要依据是水资源价值加服务成本。法国水价形成机制主要为边际成本定价，即将水价与水资源开发总目标联系起来，用发展的眼光和动态的观点，考虑供水量增加及提高水质标准的边际成本，并以此作为确定当前水价的依据。

（二）水价定价模式

水价定价模式与其形成机制联系密切，它体现的是对资源分配、公共福利、投资利益等方面的不同权衡。资源状况，经济、社会发展水平不同，各国水价的定价模式也千差万别，即便是一国之内，各地也可以结合实际情况制定符合自身特点的定价模式。从所选取的比较国家看，主要有如下五种水价定价模式。

第一，供水服务成本定价模式。全部服务成本，包括投资成本、管理成本以及运行维护成本等用于水资源生产的成本。目前世界上许多国家在城市供水价格的确定中都采用供水服务成本定价模式。

第二，用水户承受能力定价模式。某些用水户群体或某些地区用水户享受的定价会比供水成本低，由此形成的负收益，由那些承受能力大于服务成本、收益较大的用水户承担，以保证供水企业正常运行。美国、加拿大、日本等都采用此定价模式。

第三，投资机会成本定价模式。供水水价是为了回收投资的全部机会成本，即同样的投资投到其他地方可能取得的社会价值，以及实施现有投资计划而放弃的其他机会可能实现的收益。因此，需要对其投资的收益进行量化。

目前，仅有美国等少数市场经济较为发达的国家采用此模式。

第四，边际成本定价模式。按照边际成本定价，水价等于生产最后一单位供水量的成本，将供水需求增加造成的负担施加于那些引起供水需求增加的用户身上。目前，只有法国等极少数国家采用这种模式。

第五，完全市场定价模式。该定价模式要求水权法构建在水权持有者只拥有水资源使用权而没有所有权的基础上，实际用水户能将其用水价值与其他人的潜在用水价值相平衡，价格可以随市场供求上下波动。按照此定价模式，供水价格完全由市场形成，由市场供求关系决定。目前，采用此定价模式的国家主要有美国和英国等一些市场经济较为发达、水权立法较为完善、水市场较为成熟的国家。

(三) 水价构成因素

水价的构成一般随各国的水价模式变化，并由各国的水价管理体制决定。从供水的商品属性来看，水价由供水成本、费用、税金、利润和排污服务费五部分组成。

美国用水户支付的水费包括从水利工程处的购水费、供水部门的水处理费、配水费、运行维护费、投资与利息、管理费及税收。加拿大在现行水价制度下，城市污水处理费通常与水费一起征收。澳大利亚主要城区水费包括供水和排污费用、公共设施的使用费、征收的环境税。日本水费构成包括上水道费、杂水道费和下水道费，上水道费和杂水道费不能低于供水成本，而下水道费仅相当于污水处理费用的60%。英国的供水费用由水资源费和供水系统的服务费用两部分组成。法国水价构成包括贷款、银行利息、运行管理费、维护费、设备技术改造费等，其中包含排污费。

(四) 水价运行实施

科学、合理的水价形成机制是利用水价优化水资源配置的第一步，推广实施既定的水价方案才是通过水价机制保障饮水安全的重要工作。美国的水价因水资源条件、开发利用程度、开发难易程度以及用户的不同采取不同的定价机制和多元化的水价结构。随着对合理配置水资源、保障生态环境等社会效益用水和可持续发展认识的深入，以及供水成本的不断上升和水资源利用程度的提高，水价结构也逐渐发生变化，开始采用既可节水又可回收全部供水服务费用的水价结构，以鼓励和引导合理有效用水。主要表现为累退水价比例减小，固定和累进水价比例上升。

加拿大城市用水费率形式包括统一费率、固定费率、累退费率和累进费率等。澳大利亚中西部地区水资源相对匮乏，其水价实施较有积极性，两部制水费取代了以往按用户财产来计价收费的制度。在日本，绝大多数供水公司对城市供水采用由固定水费和计量水费组成的两部制水价。英国水务公司向用户收取水费有两种方法，一种是非计量收费，另一种是计量收费。非计量收费按用户财产的可计价值收费，计量收费是根据水表计量的实际用水量收取水费。法国相关政策规定水价由计量费和固定费两部分构成，计量费根据用户水表显示的用水量收取，固定费是水服务费和水管联网费。法国没有全国统一的水价，国家通过宏观政策调控水价，流域委员会制定水价政策，地方的水价由地方行政首脑根据本地区的情况制定。

（五）用户参与定价

用户参与定价能够有效消除用水户与供水公司之间的信息不对称，使新制定或预调整的水价方案更加合理、可行。英国水务公司在确定水价后要进行公布，列明各供水收费款项，征求用户服务委员会和用水户的意见，取得用水户的支持后才予以实施，并对用水户提出的服务和收费方面的投诉及时处理。法国水价调整过程中充分听取用户意见，政府通过召集用户代表及供水单位代表，三方协商后灵活而又合理地调整水价。

综合国外的水价政策和水价改革方向，水价机制内在具有饮水安全保障功能，一方面，保障水资源安全和保障供水企业的正常运营，另一方面，多元参与和价格听证又保障了用水户的利益。这为本书构建饮水安全保障机制和建立饮水安全水价保障体系提供了借鉴。

第四节　珠三角农村饮水安全保障机制体系

针对珠三角农村饮水安全保障机制的缺失，本书基于对农村饮水安全的每个层面、农村饮水系统内外的所有参与者及系统涉及的各个环节的系统研究，参照国内外在保障饮水安全方面的实践经验，提出珠三角农村饮水安全保障机制的框架体系（见图 5-5）。

第二章关于农村饮水安全保障机制的内涵阐述了饮水安全保障机制是一

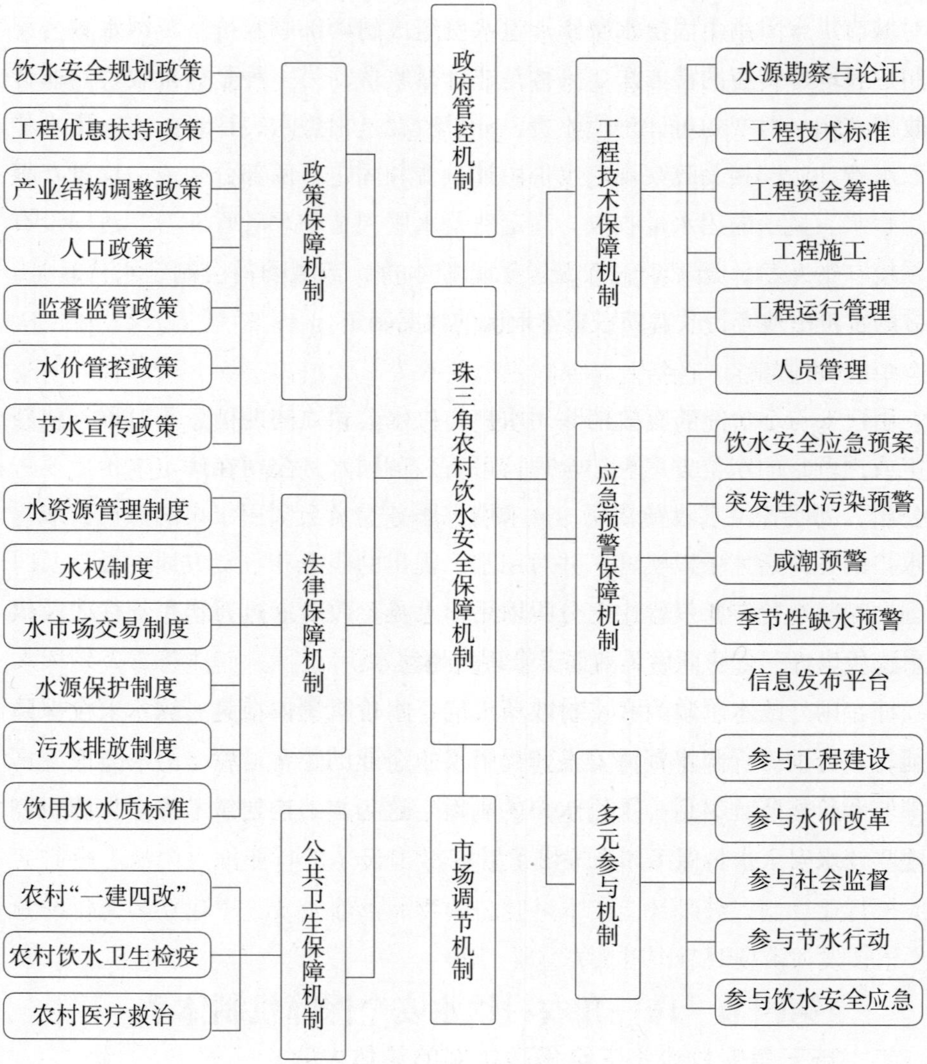
政府管控机制
饮水安全规划政策
工程优惠扶持政策
产业结构调整政策
人口政策
监督监管政策
水价管控政策
节水宣传政策
政策保障机制
水资源管理制度
水权制度
水市场交易制度
水源保护制度
污水排放制度
饮用水水质标准
法律保障机制
农村“一建四改”
农村饮水卫生检疫
农村医疗救治
公共卫生保障机制
珠三角农村饮水安全保障机制
市场调节机制
工程技术保障机制
水源勘察与论证
工程技术标准
工程资金筹措
工程施工
工程运行管理
人员管理
应急预警保障机制
饮水安全应急预案
突发性水污染预警
咸潮预警
季节性缺水预警
信息发布平台
多元参与机制
参与工程建设
参与水价改革
参与社会监督
参与节水行动
参与饮水安全应急

图 5-5　珠三角农村饮水安全保障机制框架

Figure 5-5　Framework of Rural Drinking Water Safety Guarantee Mechanism of Pearl River Delta Region

个包含全面内容、涵盖不同层面、涉及不同主体、贯穿若干环节、兼顾多方利益，有机联系和相互嵌套的系统，在珠三角农村饮水安全保障机制框架体系中，要明确主次和轻重缓急。

一、珠三角农村饮水安全保障机制的主要方面

本书认为构建珠三角农村饮水安全保障机制的主要方面是政府管制与市场调节的有效联动，这种联动体现在政策保障机制、法律保障机制、公共卫生保障机制、工程技术保障机制、应急预警保障机制及多元参与机制中。

（一）构建珠三角农村饮水安全保障机制属公共物品供给问题，需强化政府管制

政府作为农村饮水系统的重要参与者，必须发挥主导作用，综合运用法律、行政及经济手段，强化保障农村饮水安全中的正外部性，弱化农村饮水安全中的负外部性，包括制定保障农村饮水安全的法律法规，创造有利于改善农村饮水安全状况的政策环境，加强农村供水工程和农村公共卫生基础设施建设，加大对节水型、环保型产业的经济补贴和信贷优惠扶持力度。

（二）构建珠三角农村饮水安全保障机制需要针对农村饮水系统中的准公共物品建立市场调节机制

水资源是具有竞争性的准公共物品。水资源的竞争性为利用价格杠杆调节水资源供需、优化水资源配置、促进节水提供了条件，而能否有效发挥水价杠杆作用与政府制定的水权制度和水价管制政策紧密相关。放松水权交易管制与实行水价管制将直接关系到饮用水的定价。供水工程与污水处理是具有排他性的准公共物品，排他性为这些物品的私人供给创造了条件，而能否在这些领域引入市场竞争机制主要取决于政府设定的行业准入门槛。政府适当放松行业管制，鼓励社会资本进驻公共物品供给领域，对建立多元化的融资渠道，发挥市场调节作用至关重要。

二、珠三角农村饮水安全保障机制的具体内容

（一）珠三角农村饮水安全政策保障机制

政策保障机制是通过制定一系列的扶持性或限制性政策，发挥政府的政

策导向作用，引导珠三角的社会、经济向有利于保障农村饮水安全的方向发展。针对珠三角九市在水资源自然条件、社会经济发展水平及农村公共基础设施建设等方面的差异，政府部门需按照“统筹规划、先易后难、分步实施、突出重点”的原则，做好珠三角农村饮水安全规划工作，制定珠三角区域一体化的规划方案。

针对珠三角地区的水资源供需矛盾，政府部门需制定有利于缓解供水压力的相关政策，其中包括人口政策和区域产业结构优化政策，限制过快的人口增长，鼓励环保型、节水型产业发展。

针对惠州等市还未完全实现集中供水的问题与大多数城市普遍存在的村办供水工程技术标准低、管网老化等亟待改造的工程性缺水问题，政府部门应当出台相应的工程优惠、扶持政策，帮助这些地方解决工程建设中的资金问题。另外，政府部门还应当通过相关政策鼓励社会资本的注入，建立工程建设的多元化融资渠道。

针对珠三角严重的水污染问题，政府部门应当调整政策导向，不能只看到企业为地方创造的高额经济利益，更应对高额经济利益背后付出的资源代价和环境代价给予高度重视，必须加大对乡镇企业的监督监管力度，严惩一切非法排污行为。

针对珠三角严重的用水浪费行为，政府部门应通过调整水价管制政策和节水宣传政策，一方面通过水价机制限制浪费用水，另一方面积极引导用水户节约用水，还应大力推广节水技术和中水回用技术。

（二）珠三角农村饮水安全法律保障机制

法律保障机制是利用法律的权威性和不可抗性，建立珠三角农村饮水安全系统的法律秩序，实现“依法治水”。完善的法律体系应当涵盖农村饮水安全系统的方方面面，包括与水资源管理秩序相关的水资源管理制度，与水资源配置秩序相关的水权制度和水市场交易制度，与水资源保护相关的水源保护制度和污水排放制度，以及与饮用水质量相关的饮用水水质标准。

第一，珠三角地区应当在珠江流域统一管理的基础上，尽快完善水资源流域管理制度，建立珠三角地区的水资源管理机构，实现珠三角地区水资源的统筹规划。

第二，与水资源管理体制一样，中国目前的水权制度仍然存在很多问题，初始配置不够科学，不利于建立高效的水资源流转系统和有竞争性的经营秩序。针对水权制度中存在的问题，中国应当在坚持水资源国有的前提下完善基于流域的水资源的初始配置，建立有利于水权交易与水务市场化的水权制度。珠三角应当在国家水权制度的基础上制定可操作的区域水权制度，在水权制度基础上，出台水权交易制度，充分权衡水权交易的利与弊，把握水权交易的度，使水权交易处于政府的监管之下。

第三，保护水源，防止水污染是保障农村饮水安全的重点工作。对于水源保护、治污防污这类具有外部性的公共物品的供给不能仅靠人们的自觉行为，否则结果只能是水源地的肆意破坏和污水的肆意排放。国家只有通过法规手段，建立约束机制，才能从根本上弱化负外部性。具体包括：在水源保护方面，应建立水生态保护补偿制度，保护水生态和治理水土流失，建立水域保护制度、水源地保护规划制度；在污水排放方面，建立污水排放制度，严格规定排放限值，完善排污收费标准与违规处罚条例。

第四，饮用水质量的优劣直接关系到人们的身体健康与生命安全。而评定饮用水质量优劣的标准是饮用水水质标准。只有建立全面、可测量、可比对的饮用水水质标准才能为评判饮用水水质优劣提供依据。并且已建立的饮用水水质标准也是所有饮用水生产、加工企业必须遵循的强制性生产准则，这对规范供水公司与其他一些饮用水生产企业的经营行为极为重要。所以，严格执行国家饮用水水质标准也是珠三角农村饮水安全法律保障机制的内容之一。

（三）珠三角农村饮水安全公共卫生保障机制

只有逐步改善农村长期以来脏、乱、差的公共卫生条件，完善农村医疗卫生保障机制，才能从整体上提高珠三角农村饮水安全水平。改善农村公共卫生条件的具体措施是，进一步加强农村“一建四改”工作，完善农村公共卫生基础设施建设，具体是指改水、改厕、改圈、改灶和建沼气池。农村医疗卫生条件与农村饮水安全具有直接联系，但是政府在医疗卫生制度的建设和防治措施等方面缺乏系统和有效的办法。政府部门要加大对农村医疗卫生的投入力度，实现对饮水安全引起的病症的快速诊断与及时救治，达到农村饮水安全问题的防治并举。

珠三角经济发展迅速，工业化程度高，工业废弃物多，乡镇企业对水源地的水质安全造成严重威胁，应以政府为主导，定期对农村饮水卫生开展检验检疫工作，并加强饮水卫生防护技术指导和饮用自来水的健康教育，提高村民的饮水安全意识。没有实行城乡供水一体化的村级水厂应加强水厂水质管理，保证饮用水的水质安全与卫生。卫生部门还应组织力量对农村饮水定期进行监测，增加监测项目，使水质符合国家的卫生标准，降低水生疾病的发生概率。

（四）珠三角农村饮水安全工程技术保障机制

兴建集中式供水工程是解决农村工程性缺水问题，改善居民用水条件的主要途径。珠三角地区仍有部分农村未实现集中供水，而在一些已经实现集中供水的地方，由于早期兴建的供水工程规模较小、标准偏低，水质净化处理与监测技术落后，仍存在较大的安全风险。农村居民点“点多面广”的特点决定了农村供水工程建设的特性和难度。兴建供水工程要充分考虑当地水资源量、水源水质和水文地质条件等现实状况，科学、合理地进行工程规划，因地制宜地制订工程技术方案，按照“规模化发展，标准化建设，市场化运作，企业化管理”的基本思路，逐步在农村地区建立集中式供水工程。

在充分论证的基础上，对能够实现城乡统一供水的地方尽量通过城市管网延伸实现城乡供水一体化。对于城乡统一供水难度较大的地方，要在综合评估水源、水质稳定性的基础上考虑就近兴建供水工程。工程资金短缺往往是影响农村供水工程建设进度和工程质量的关键因素，确保工程建设资金的到位对农村供水工程建设的顺利推进起着决定性作用，因此必须在工程立项前建立起稳定的工程融资渠道。

通过考察了解到，珠三角地区有些已经实现集中式供水的地方普遍存在重建轻管的问题，管理流程、管理制度不健全，人员配置不合理，水平参差不齐，一些村办水厂甚至长期处于无专人管理的局面，工程运行中存在的一些问题一直得不到处理，用水户的生活用水也因此受到不同程度的影响。工程技术保障机制作为珠三角农村饮水安全保障机制的重要组成部分，需要针对目前工程建设中存在的各种弊端，从工程论证、资金筹措、运营管理等多个方面保证工程质量。

（五）珠三角农村饮水安全应急预警保障机制

珠三角地区受季节性缺水、水质污染和咸潮影响严重，该地区遭遇突发性水危机的风险较大，建立完善的饮水安全预警机制至关重要。

珠三角农村饮水安全预警机制的操作流程为明确警情—寻找警源—分析警兆—预报警度—排除警情：通过建立农村饮水安全预警指标体系及预警临界值，分析由警源发展变化所呈现出来的警兆，从而预测警情的发展程度及可能的爆发力度和损害程度，然后根据预警信号识别系统向社会预报警度，最后采取措施排除隐患。所以，应当从水量、水质、生态可持续性以及水储备等方面建立预警指标体系，按照预警机制的运作原理对农村饮水安全进行预警（见图 5-6）。

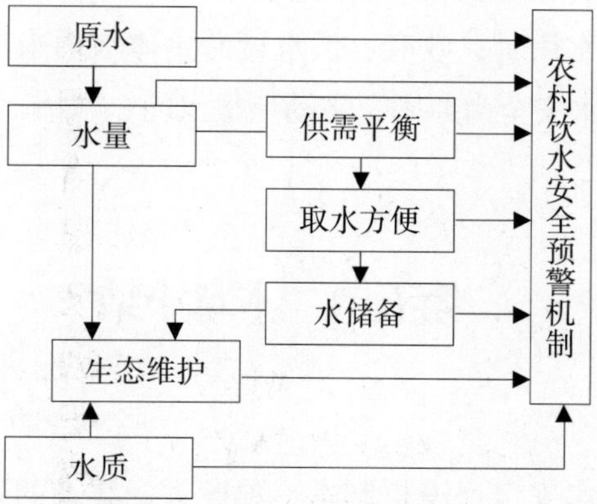

图 5-6　珠三角农村饮水安全预警机制
Figure 5-6　Early Warning Mechanism of Rural Drinking Water Safety of Pearl River Delta Area

珠三角各市要建立农村供水安全监督体系并具体组织实施，要明确政府行政主管部门的安全监督职责，组织对供水设施的安全性和薄弱环节进行评估，并根据评估结论采取相应措施等。政府牵头的应急指挥体系建设包括：建立权威、高效的指挥领导机构，制定切实可行的应急预案；明确相关部门职责，分工落实，有畅通无阻的信息渠道；建立强有力的后勤和物资保障系统；镇村供水企业内部建立应急子系统，包括在政府部门支持下加强备用水源的建设与保护，建立重要设施设备的后备措施和应急需要的物资储备措施，设置安全预警与防范系统，落实应对突发事件的技术保障措施，等等。

(六) 珠三角农村饮水安全多元参与机制

多元参与机制是上述其他保障机制能够正常、良性运行的基础性保障机制，它的作用融合于政策保障机制、法律保障机制、公共卫生保障机制、工程技术保障机制、应急预警保障机制的运行中。用水户积极转变传统用水观念，积极参与到水价改革中来，养成“水是商品”的消费意识，接受水价的正当提高，并对水价调价方式、上调幅度献计献策，发表意见，以使调价行为得到用水户的理解和支持；供水运营主体自觉参与到社会监督与政府监管体制中来，接受政府与社会公众的监督管理；社会经济主体积极参与到供水工程投、融资和建设中来，推动农村饮水安全工程建设。政府要积极做好节水宣传引导工作，企业要大力发展节水技术，用户要自觉养成良好的节水习惯，尽量使用节水用具；政府、供水运营主体与用水户积极参与到水的应急中来，以保障饮水安全为原则，主动上报水险、水情，监管到位，积极应对。

第五节　本章小结

构建农村饮水安全保障机制是一项庞大、复杂的系统，是事前预防、事中控制及事后应对相辅相成的一整套系统工程，需要准确把握农村饮水安全的公共物品属性，运用博弈思维，建立系统长效的保障机制体系。本章分析了农村饮水安全保障机制构建的必要性和可行性，明确构建农村饮水安全保障机制的基本要点，分析了珠三角农村饮水安全保障机制构建要考虑的各种要素，评估了珠三角农村饮水安全保障机制的不足与缺失。本章的重点是在参考国外农村饮水安全保障实践经验的基础上，提出珠三角农村饮水安全保障机制的框架体系，该保障机制的主要方面是政府管制机制与市场调节机制。具体内容包括政策保障机制、法律保障机制、公共卫生保障机制、工程技术保障机制、应急预警保障机制及多元参与机制，等等。

第六章 珠三角农村饮水安全保障机制的运行

系统构建的珠三角农村饮水安全保障机制如果不能有效运行，只能说明问题仍然没有解决。如何保证珠三角农村饮水安全保障机制的有效运行？引入政府管制和市场调节以及二者的有效联动是主要的途径和手段。政府管制是珠三角农村饮水安全保障机制运行的关键，市场调节是珠三角农村饮水安全保障机制运行的核心。政府管制与市场调节的有效联动是珠三角农村饮水安全保障机制运行的根本保证，放松管制与宏观调控则是政府管制与市场调节有效联动的基本方式。本章从珠三角农村饮水安全保障机制的运行机理出发，提出珠三角农村饮水安全保障机制运行的主要途径是政府管制和市场调节以及二者的有效联动。

第一节 珠三角农村饮水安全保障机制的运行机理

本书第五章认为农村饮水安全保障机制的构建能否有效作用于珠三角农村饮水系统，取决于政府管制机制与市场调节机制两个主要方面，这也是珠三角农村饮水安全保障机制有效运行的主要途径。

一、政府管制是珠三角农村饮水安全保障机制运行的关键

(1) 作为农村重要的公共基础设施和公共卫生体系的重要组成部分，农村饮水安全工程具有较强的公益性。与城镇相比，农村经济普遍薄弱、农民

收入较低，改善农村居民饮水安全是各级政府的重要职责，需要政府统一组织、协调。

(2) 由于存在市场失灵，不能单纯地依靠市场自动调节公共物品的供需平衡，而需要政府发挥应有的作用，履行公共服务与监管职责，建立稳定的市场秩序。政府需要制定保障农村饮水安全的法律法规，通过加快对农村饮水安全的各个环节的立法，约束行为主体，降低外部效应的预期；出台相关政策，树立保障农村饮水安全的政策导向；通过行政命令、行政审批、特许经营等方式强制性内化外部性；通过水价管控限制企业垄断水价与居民过度用水；通过税收或补贴使私人成本与社会成本一致，防止社会福利的降低。

(3) 从根本上改善农村居民的饮水环境首先要提高农民群众的饮水安全意识，使之意识到安全饮水的重要性，从而改变传统用水观念，支持饮水安全工程建设。政府部门应充分利用各种宣传工具，着重加大宣传工作力度，创新宣传发动方式、方法，切实发挥舆论导向作用。

二、市场调节是珠三角农村饮水安全保障机制运行的核心

市场运用价值规律、供求规律和竞争规律来调节资源的配置，通过市场价格的波动、市场主体对利益的追求、市场供求的变化来调节经济运行，是市场经济机体内的供求、竞争、价格等要素之间的有机联系。随着市场化改革进程的不断深化，工业化和城市化进程的进一步加快，社会经济对水资源的需求不断膨胀，水稀缺问题日益暴露出来，水资源也越来越具有价值。实践表明，加强水资源管理是缓解水资源稀缺的最有效手段，其中经济手段又是不可或缺的一个方面。因此，珠三角要成功应对“水质性缺水”的问题，就必须建立一种既能反映市场经济规律，又符合可持续发展要求的水价机制。活跃水权交易，推进水务市场化和水价改革是水价机制运行的前提条件。

三、政府管制与市场调节的联动是珠三角农村饮水安全保障机制运行的保证

无论是政府管制效力的发挥还是市场调节作用的发挥都离不开二者的有效联动（见图 6–1）。

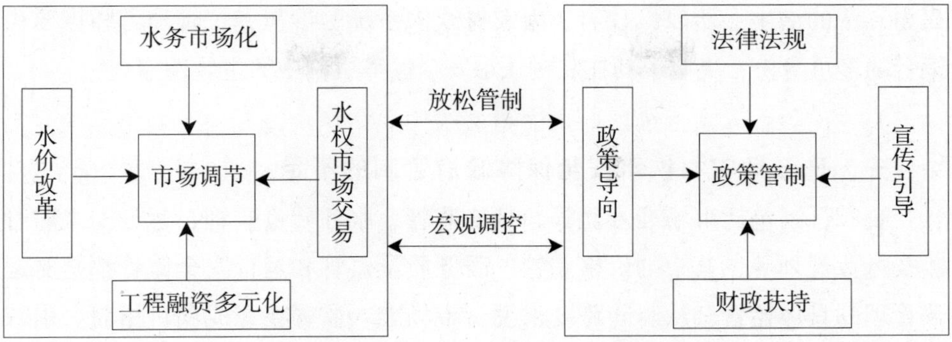

图 6-1　政府管制与市场调节的联动

Figure 6-1　Linkage Between Government Controlling and Market Regulation

市场调节机制的核心是水价机制。水务市场化、水权市场交易、水价改革等市场调节机制的表现形式都会带来水价的变动。制定法律法规、树立政策导向、进行财政扶持和宣传引导等都是政府管制的主要手段。而放松管制与宏观调控则是政府管制与市场调节有效联动的基本方式。政府放松管制是农村饮水系统中引入竞争机制、发挥价格杠杆作用的前提，而农村饮水系统市场调节机制的发挥亦离不开政府的宏观调控，只有政府宏观调控下的市场才是有序、有效的市场。所以说，政府管制与市场调节的联动是珠三角农村饮水安全保障机制运行的根本保证，而农村饮水系统的公共物品属性也很好地验证了政府管制与市场调节联动的重要性。

第二节　珠三角农村饮水安全保障机制运行的关键：政府管制

农村饮水系统具有内、外部多个参与者，每个理性的参与者都倾向于自身利益最大化。政府是公共利益的代表者，也是整个农村饮水系统的管理者。一方面，政府必须为解决农村饮水安全问题进行制度上的安排和创新，化解农村饮水系统内、外部参与者之间的矛盾，维护低收入群体的利益；另一方面，政府要以公利性作为自身的本质属性，摆正自己的公益人的角色，杜绝权力寻租的滋生。所以，政府作为农村饮水系统的参与者、管理者和重要决策者的多重身份，决定了其在农村饮水安全保障机制中的主导性。

一、珠三角农村饮水安全保障政府管制的不足

政府管制包括市场准入监管、价格监管、服务质量监管、运行安全监管以及行业规划等，其中的价格监管、服务质量监管和运行安全监管都是对运营管理的具体监管。从时间跨度来说，市场准入监管在完成项目招商、引入社会投资人后就实现了监管职能，而更长期的、更需要坚持不懈的是运营管理期的监督管理。

中国采取的是政府主导型的制度变迁方式，在这种方式下，政府主体的制度安排预先圈定了广大群众利益受损的前提或可能性，简言之，用水户利益流失是既定的或给定的。由于政府没能真正承担制度供给主体的责任，导致了有效制度供给不足。制度有效供给不足一方面表现为政府没有建立合理的主体利益保障制度，单纯考虑用户的承受能力，珠三角一些镇区的农村水价还存在低于成本、结构单一等问题。另一个方面的表现是水务监管过程中行政职能超越市场机制。珠三角地区很多镇区供水企业完全隶属于行政部门，产权单一，管理僵化，带有事业单位的色彩。即便供水企业是独立法人实体，但是由于没有按照规范企业制度运作，甚至经营管理者都由政府主导派员组阁，经营效率低下，饮水安全保障的经济基础、技术基础等方面都很欠缺。本书第五章第二节已详细探讨了包括政府管制不足在内的珠三角农村饮水安全保障机制的缺失问题，在此不再赘述。

二、珠三角农村饮水安全保障机制政府管制手段

发挥政府管制的主导作用，规避政府履行职能的越位与缺位，本书主要从行政管制、法律管制、经济管制及利用政府舆论手段等几个方面研究珠三角农村饮水安全保障机制运行中的政府管制机制，如图 6-2 所示。

（一）政府行政手段

行政手段是国家通过行政机构，采取发布带强制性的行政命令、指示、规定等措施，来调节和管理经济的手段，具有权威性、强制性、垂直性和具

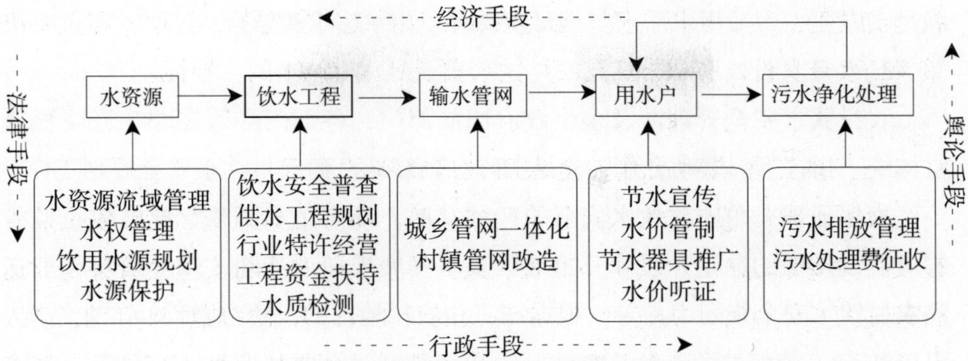

图 6-2 珠三角农村饮水安全政府管制运行机制

Figure 6-2 Running Mechanism of Government Controlling of Rural Drinking Water Safety of Pearl River Delta Area

体性等特点。行政手段的优点是统一集中、迅速有效，但易产生与“人治”相联系的一些弊病，影响横向联系及下级的积极性、创造性。

1. 建立统一的水资源管理体制

水资源不仅是自然资源，而且是对环境有相当制约作用的环境资源，它对国民经济发展、人们生活福利的提高以及人类社会的可持续发展都有重要的影响。所以，水资源管理不能采取“头痛医头，脚痛医脚”的方法，而应该采取“牵一发而动全身”的系统方略。珠三角地区应在珠江流域统一管理的基础上建立地区性的水资源管理机构，统一部署珠三角的水资源配置，形成珠三角地区水资源管理一体化。水资源管理一体化，必须有相应的管理体制作为保证。建立高效有序的水资源管理体制，是解决珠三角农村饮水安全不可或缺的重要途径。

保障珠三角农村饮水安全要建立以供水为中心的水资源优化配置体系，各市在统筹规划的前提下，充分结合当地水资源实情，开展引用其他境外水源途径的研究，同时进行扩大当地水库调蓄能力的研究，对有条件的水库进行相应扩容；坚持统一管理与分级管理相结合，实现供水网络干线沿线水资源的统一调度和管理；坚持水量和供水水质管理相结合，加强供水水质的监测，完善自来水供水水质企业内部自控和政府外部监督相结合的机制，加快供水管道的改造，加强二次供水设施的管理，采用高标准的供水管道；鼓励供水企业自我发展与调整水厂布局相结合，实现联网运行，提高供水保障率；

满足工农业、生活用水需求与满足生态环境用水需求相结合。

2. 做好农村饮水安全规划

农村饮水安全管理涉及多个政府职能部门，各部门必须在珠江流域管理机构统一指挥下，联动合作，立足实际，做好珠三角农村饮水安全规划工作。

为保证珠三角农村饮水安全的持续发展，珠三角水资源管理机构应当本着可持续发展的原则，以珠三角地区改革发展规划为基础，以全国及广东省的农村饮水安全规划为指导，根据珠三角农村地区的水资源条件、产业结构、人口数量、现有工程质量及农村卫生基础设施建设做好未来一定时期（通常是 3~5 年）的水源规划、用水需求规划、工程规划及农村“一建四改”规划等饮水安全规划工作。具体包括水源规划、用水需求规划，备用水源规划、应对咸潮规划、供水工程规划等。

（1）水源规划：考虑到珠三角地区季节性缺水、水污染日益严重、咸潮频繁发生等饮水安全问题，水源规划应注重做好用水需求规划、备用水源规划、应对咸潮规划、供水工程规划等工作。

（2）用水需求规划：随着珠三角经济的进一步发展与城镇化水平的不断提高，将会有更多的人口涌入珠三角核心区（包含广州、深圳、珠海、东莞、佛山及中山六市），用水需求将进一步加大。针对珠三角各市的水资源分布不均和用水规模的不同，在水源规划方面应着重实现珠三角整个区域乃至全省范围内水资源的优化配置和统一调度，特别是枯水期珠江水系水量的统一调度，这对应对珠三角核心区水源不足的问题，实现水资源的高效配置具有极为重要的作用。

（3）备用水源规划：严重的水污染问题，随时可能会导致突发性水事件发生。为了防止突发性水事件威胁村民饮水安全，建立安全性高的供水储备体系是水源规划的重要工作之一。除了建立一些备用水库外，还可以选择地下水资源作为应对突发性水事件的备用水源。珠三角地区城乡供水水源绝大部分利用地表水，地下水开发利用程度总体处在较低水平，利用地下水作为应急供水的潜力较大。广东省地质局的勘察结果显示，广州市、佛山市、惠州市均有特大型地下水源地，肇庆市、中山市、珠海市（市区和斗门区）均有大中型地下水源地，可作为备用水源。

(4) 应对咸潮规划：近年来，珠三角河流水位下降，海水倒灌、咸潮上溯的频率提高、范围扩大。加上珠江河口地区大量挖沙造成的河床下切以及出海航道的疏浚等，珠江三角洲咸潮入侵的频频发生已危及整个珠江三角洲地区的工农业、生活饮用水源水质。因此，水源规划工作还应做好应对咸潮的调水、补水规划，如“压咸补淡”的水源规划。

(5) 供水工程规划：广东省水利厅根据《中共广东省委广东省人民政府关于贯彻实施〈珠江三角洲地区改革发展规划纲要（2008—2020 年）〉的决定》的有关要求，作出推进珠江三角洲地区水利改革与发展的工作部署：“到 2012 年珠三角地区九市基本建成城乡居民供水安全保障体系，城镇自来水普及率达到 95%以上，农村饮水安全达标率不低于 90%；主要江河控制断面水质达标率 80%以上；基本实现水务管理一体化。”根据这一工作部署，做好具体的工程规划，是解决珠三角农村饮水安全问题，实现城乡供水一体化的重要举措。

3. 加强水权交易管理

市场经济体制下，水市场在资源配置效率、促进节水及解决水冲突方面都比行政划拨的配置方式具有更大优势。珠三角水资源管理机构应在珠江流域水权初始配置的基础上，结合珠三角九市的水资源自然条件和社会经济发展状况，综合考虑各市的水资源需求，进行合理分配（见图 6-3）。

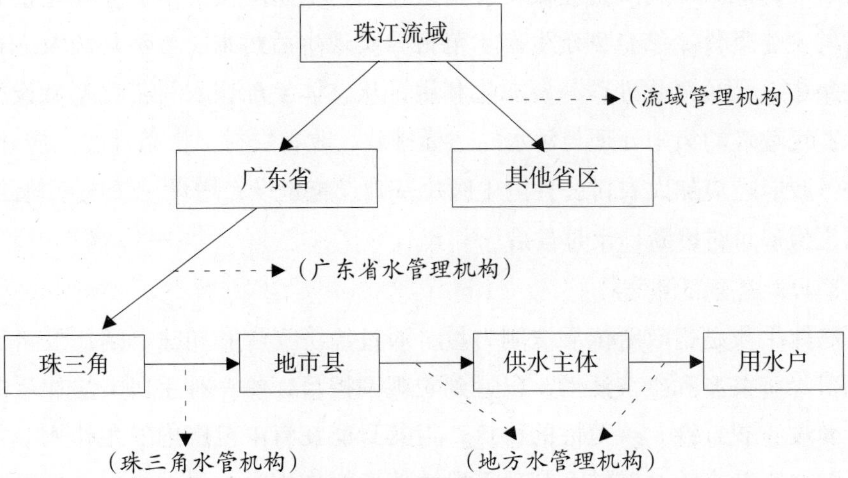

图 6-3　珠三角地区水权初始配置

Figure 6-3　Initial Configuration of Water Right of Pearl River Delta Area

水权初始配置使水权具备了交易前提，但水权交易的开展还需要完整的水权交易制度。应以方便水权交易为基础，建立水权交易秩序。水权交易制度应以用水户之间的平等协商为主，行政手段为辅，强调发挥用水者的管理积极性，减少政府部门对水事管理的介入，水管部门多以仲裁者或技术管理的角色参与水管理。

另外，水权市场必须由政府加以规范，水权交易制度应体现政府对水市场的管制，比如水权转让要符合珠江流域规划和区域规划，按流域规划进行论证、审批；水权转让应论证对周边地区、其他用水户及环境等方面的影响；水权转让价格要进行必要的评估，等等。水管部门要在实践中不断完善相关法律法规，建立完善的水权交易制度，确保水权交易规范、有序进行。与此同时，珠三角地区也应随着国家水权交易制度的不断完善，建立方便交易与有效监管并重的水权交易制度。

4. 改善农村人居环境

农村相对落后的卫生条件与农村饮水不安全现状有重要联系。农村生活环境的“脏、乱、差、散”不仅与建设社会主义新农村的理念不相符，同时严重影响了当地的水生态环境，地表水与浅层地下水受污染严重。积极探索改善农村环境卫生的有效办法和长效机制是改善农村居民饮水安全的实际需要。政府部门规划新农村建设时要从改善农村卫生环境入手，重点整治农村不良的卫生条件，结合创建生态示范村，实现生活污水、生活垃圾及人畜粪便的集中、无公害化处理与资源化利用，从整体上加快农村卫生基础设施建设，实现垃圾的集中处理与污水的达标排放，改善农村卫生条件和人居环境。另外，政府还应加大农村公共卫生医疗基础设施建设，增设村镇医疗救助点，对水生疾病及时诊断、及时救治。

（二）政府法律手段

法律手段是指政府依靠法制力量，通过经济立法和司法，运用经济法规来调节经济关系和经济活动，以达到宏观调控目标的一种手段。法律手段具有严肃性、权威性、规范性的特点，但其只能在有限范围内发生作用，很多经济关系、社会关系需结合其他手段才能发挥作用。农村饮水安全保障是一项复杂、庞大的系统工程，通过建立相关法律机制，明确饮水资源污染的法律责任，强化惩戒措施，明确水行政主体的法定地位与法律责任，提高群众的法律意识，优化法制环境，从法律的角度保障珠三角农村饮水安全。

第一，完善水源区利益补偿、饮用水水质预警与紧急处理等法律保障机制。珠三角各市虽然划分了饮用水源保护区，供水质量监测也有较为详细的规定，但是水源污染和水质不稳定的情况时有发生，因此，为完善、加强农村饮水安全保障的其他法律内容，需完善水源区利益补偿机制和饮用水水质预警与紧急处理机制。水源区的利益补偿机制遵循“谁受益，谁补偿”的原则，应该建立在法律的基础上，制定出相关的法律、法规把这种机制固定下来。该机制内容主要包括利益补偿的资金来源和补偿方式、补偿金额的确定和计算以及补偿资金的合理分配和使用。珠三角农村饮用水水质预警与紧急处置机制，包括水质预警和紧急处置两个环节，主要靠行政统筹启动和实施，但要有相应的法律规定，明确义务和法律责任。

第二，明确珠三角水资源污染的法律责任，强化惩戒措施。对饮用水源地污染的防治，是区域水环境治理的重点。污染防治的关键是对污染行为进行法律管制，这主要体现在法律责任的明确和排污管理的强化上，相关的办法还应有征收水生态税和实行排污权交易制度。环境法律责任是环境保护和污染防治最强有力的手段，一定要做到“执法必严、违法必究”。在排污管理方面，遵循“污染者负担”原则，污染者必须承担起损害补偿责任，缴纳污染税和排污费以及承担相应的民事、刑事等责任。在“污染者负担”原则的指导下，对水污染排放控制的管理还实行排污收费制度，并从鼓励污染防治和资源保护的角度实行水生态税和排污权交易制度。

第三，优化珠三角农村饮水安全保障的社会法制环境。社会法制环境保障重点是法律监督和公众法律意识两个方面。对于水资源法，由于与公众利益和生活直接相关，不论哪种主体实施的监督，都需要信息的公开和透明，要求政府主动、及时公布环境信息，并保证信息流畅、真实，使各类监督主体都能通过信息获知公共环境动态，以便更好地开展监督。提高公众法律意知最直接、有效的办法应该是公众参与，即引入公众参与机制。公众参与具体可采用公众列席会议、环境案例听证会、水源水质状况发布会等形式和制度，鼓励和吸引公众参与。

（三） 政府政策手段

政府通过制定与农村饮水安全相关的政策，形成政府政策导向，使珠三角农村饮水安全朝着健康、有序的方向发展。与农村饮水安全有关的政策主要包括人口政策，供水工程优惠政策，生态型、环保型产业扶持政策，供水行业特许经营管制政策及居民节水奖励政策等方面。

第一，人口政策。目前，珠三角已发展成为国内外知名的劳动密集型产业基地，吸纳了数以千万的外来人口，特别是深圳、东莞等城市的流动人口数量远远超过了本地的户籍人口数。从经济发展角度来说，大量流动人口的涌入为珠三角地区的经济发展作出了很大贡献，但是从整个社会发展的角度来看，外来人口的大量涌入也给珠三角地区的长远发展带来巨大的资源压力，其中包括水资源承载力的不足。为了保证珠三角地区社会经济的可持续发展，政府部门应当从把握全局、长远发展的视角来统筹经济和社会的协调发展，在确保经济稳步增长的同时，调整人口政策，保持适度的人口规模，不以牺牲资源、环境为代价寻求经济发展，化解水资源和水环境的压力。

第二，供水工程优惠政策。由于农村供水工程具有工程成本高、运行管理难度大，关系民生等特点，为推进农村供水工程建设，政府部门应当进一步落实农村饮水安全工程建设和管理优惠政策。具体政策扶持包括：①利用国家和地方各级财政专项资金，对工程建设进行补助。政府无偿补助部分可冲抵工程项目的资本金。②对工程用地、运行用电、税费等费用实行减免优惠政策，降低工程建设成本和工程运行成本。③为保证投资者合理的收益，若按建设成本核定的相对较高水价一时不能到位，应实行财政资金定额补贴。④加大国家开发银行、农业发展银行等政策性银行投放农村饮水安全工程建设信贷规模，通过财政贴息，鼓励商业银行对农村饮水安全工程项目实行优惠贷款。

第三，节水型、环保型产业扶持政策。珠三角的水污染问题已经非常严重，解决饮水安全问题，必然要治理水污染问题，改善水环境。从产业经济学角度分析，造成水污染的原因主要包括农药、化肥等的滥用对水源的面源污染和生活污水、工业废水的不达标排放造成的水体污染。因此，发展生态农业与环保型工业是减少水污染的重要举措。政府部门应当通过各种切实可行的扶持和激励政策，激发村民发展生态农业的积极性，而且就目前珠三角地区的整体经济实力来看，时下是发展生态农业的最佳时机。

按照国务院下发的《节能减排综合性工作方案》，“十一五”期间，中国将实现工业废水 COD 削减能力 1 400 000 吨。为达到这一节能减排目标，需要政府部门通过相应的政策引导，鼓励企业采取措施，减少污水排放量，实现由乡镇粗放型产业发展模式向环保型、集约型产业模式转变。根据国家产业政策要求，对限制类、淘汰类企业和当地政府认定的高污染企业实施惩罚性水价政策，对当地政府确定的重点扶持行业和项目，可实行鼓励性水价政策，并按照价格管理权限和广东省规定的加价和优惠政策实施。

第四，供水行业特许经营管制政策。中国《市政公用事业特许经营管理办法》明确规定了依法实施政府特许经营的行业包括城市供水、供气、供热、公共交通、污水处理、垃圾处理等行业。农村供水工程是关乎老百姓切身利益的基础产业，随着农村水务市场化的不断深入，农村供水行业的改革也将逐步深化。为达到“一体化、专业化、规模化”的目的，对于珠三角农村供水工程同样需要采取特许经营的政策。公用事业特许经营，是指政府按照有关法律、法规规定，通过市场竞争机制选择市政公用事业投资者或者经营者，明确其在一定期限和范围内经营某项公用事业产品或者提供某项服务的制度。如何推进市政公用事业特许经营，并规范特许经营行为、维护社会公共利益与特许经营者的合法权益，已成为政府当前的一项重大课题和突出任务。

参照中国现行的特许经营权授予方式，珠三角农村供水工程的特许经营可以通过政府向供水企业发放牌照的行政许可方式和政府与特定的供水公司签订特许经营合同的形式进行。值得一提的是，政府部门选择供水工程投资者时，应综合考虑投资者的资质能力，银行资信、财务状况及相应的偿债能力、诚信度，相关的从业经历、业绩以及可行的经营方案等，并将其作为特许经营协议的核心内容和基本条件。

（四）政府经济手段

经济手段是指政府在自觉依据和运用价值规律的基础上借助经济杠杆的调节作用，对国民经济进行宏观调控。经济杠杆是对社会经济活动进行宏观调控的价值形式和价值工具，主要包括价格、税收、信贷、工资等。经济手段具有间接性、有偿性、平等性和关联性等特点，但其只能调节经济利益关系，不能解决所有问题。

第一，推动投资、融资市场化运作。建设供水工程资金不足是普遍存在的问题，要在供水工程上切实保障农村饮水安全，需要逐步建立以政府投资为导向、多元投资为补充的市场化投、融资体系。坚持“谁投资，谁受益”的政策，鼓励支持民间资本介入饮水安全项目建设，采用市场化运作，多方筹措，解决饮水安全工程建设资金不足问题；吸纳社会资金，通过引入市场机制和制定优惠政策，采取拍卖、租赁、承包经营权等形式，以经济效益为杠杆，调动社会投资热情。建立多元化的投、融资机制，通过加大企业投资比例，为建立专业化管理队伍创造条件。建立多元化投、融资渠道，需要以企业运营主体的产权改革为基础，在供水运营主体市场化改革未推进的情况下谈市场化运作是不可行的。

长期处于垄断经营地位的供水企业如何通过市场化改革，转变传统经营方式，引入竞争机制，这是关系到整个供水行业能否摆脱目前困境，实现成功转型的关键，也是能否通过水务市场化运作，进行水价改革，实现水资源优化配置，确保居民饮水安全的决定性因素。随着全球经济一体化趋势的不断增强，国外很多大型供水公司都参与到了全球范围的竞争中，其先进的供水设施和完善的管理体制在为中国供水行业发展带来活力的同时也造成了一定的冲击。而政府的行业保护并不能从根本上解决中国供水行业面临的困境，只有通过引导供水行业实行市场化体制改革，按企业化和市场规律经营，建立健全经营责任制，按照“补偿成本，合理盈利”的原则制定水价，建立促进水资源可持续利用、供水工程长期发挥效益的运行机制和保障机制，增强自身实力，提高行业竞争力才是长久之策。

珠三角地区实施供水工程投、融资市场化运作，并非政府完全放开不管。政府在推动水务市场化的同时应更加注重建立完善的行业管控机制，建立供水企业市场运行规则，维护市场运行秩序，在此基础上，通过建立严格的成本监督管理机制，防止投、融资市场化运作中的不正当行为，损害社会公众利益。

第二，建立科学合理的水价机制。与珠三角农村饮水安全相关的政府经济管控手段主要包括政府水价管控与水价调节基金制度。自来水属生活必需品，并且供水行业属自然垄断行业，因此政府要行使价格管制职责。[①]政府水价管制的原则应包括以下方面：政策依据、企业经营情况及成本状况、消费者承受能力、听证会代表的意见、周边价格水平、地方政府的意见等。

珠三角地区是中国经济发展较为迅速的地区，村民的水价承受能力很大程度上取决于经济承受能力之外的心理承受能力。广州市自2006年以来一直试图通过调整水价实现节水管理，但都因水价听证效果不佳，致使调价迟迟不能推进。广州市统计局调查发现，有超过七成的居民不赞成政府“提价促节能”，主要是因为群众认为水价听证会的透明度不够，政府与供水企业不能对提价作出合理解释，供水公司提价只为增加营业利润。由此看出，公众对水资源开发利用的知情权、发言权与参与权没有被充分调动，有悖于听证会听证于民的原则。因此，政府应在公众充分参与的基础上，设计、实施并评价具有战略意义的、兼顾经济效益和社会效益的水价收取方案。

价格调节基金是指政府用于调控居民生活必需品等重要商品价格，对低收入和困难群众实施价格补贴以及相关的价格调控和政策性补贴的专项资金。价格调节基金的设立，对于政府抑制通货膨胀，保持人民生活必需品价格稳定，防止市场价格的剧烈波动，维护社会稳定等方面具有很好的作用。价格调节基金征集规模应与当地经济、社会发展状况和市场价格调控需要相适应，对不相适应的征集项目和标准应当及时调整，并向社会公布。根据价格调节基金的管理规定，各级价格主管部门要对价格调节基金实行“专户储存，专款专用”。水资源作为人们的生活必需品，符合建立价格调节基金制度的所有条件。

尽管珠三角农村经济的快速发展大大提升了该地区农村居民的消费能力，但是由于贫富差距的不可避免，仍有部分收入偏低的村民水价承受能力较弱。政府必须保证该小部分人群的用水权益，不能因为水价上涨影响到他们的正

① 《中华人民共和国价格法》对一些涉及人民生活必需的，且带有垄断性质的企事业单位的产品和服务价格的定价原则和程序从法律上作了明确规定：“制定关系群众切身利益的公用服务、公益性服务价格、自然垄断经营的商品价格等政府指导价、政府定价，应当建立听证会制度，由物价主管部门支持，征求消费者、经营者和有关方面的意见，论证其必要性、可行性。”

常用水需求。因此，为了减小水价上调对困难群众的影响，有必要在整个珠三角地区全面建立水价调节基金制度，用于政府对困难群众的水价补贴。同时，当供水成本上涨时，水价调节基金还可以用来补贴供水企业，维系其正常运营。目前，深圳市已率先建立了“水费调节基金制度”，其水费调节基金的来源主要有两种：一是居民生活用水超过基价水费部分的水费；二是供水企业的供水利润率高于8%的净资产利润率的部分。

（五）政府舆论手段

农村居民的文化水平普遍不高，在饮水安全认知方面，与城镇居民存在一定差距，对饮水不安全的危害了解较少，节水意识较差，供水工程参与度不够，水价承受能力较弱。对此，政府部门除了综合运用行政、经济、法律等手段外，还应当加大宣传力度，积极引导、教育村民转变传统的用水观念，形成正确的水消费观，这对构建饮水安全保障机制极其重要。

第一，加强水资源危机与节水意识的宣传。节约用水是指通过行政、法律、技术、经济、工程等手段加强用水管理，调整用水结构，提高全民的节水意识，改进用水工艺，实行计划用水，杜绝用水浪费，以适应经济可持续发展的需要。因此，节水是一项具有广泛社会性和区域性的工作，搞好节水需要农村居民的理解和支持。节水是让人合理地用水、高效率地用水，而并非限制人的合理用水。相关专家曾指出，就珠三角目前的用水浪费程度而言，减少10%～50%的农业用水，丝毫不会影响农作物的收入水平。对此，政府相关部门应当利用宣传橱窗、宣传栏、板报栏等张贴节水宣传材料与节水宣传标语，发放节水宣传材料，介绍水资源紧缺现状和日常节水常识，通过介绍水危机图片、水危机现状、水资源供需矛盾，使广大农村居民认清珠三角地区严重的水安全问题，牢固树立水资源忧患意识，强化节水观念，增强节约用水的自觉性。

第二，加强饮水安全工程和水价宣传。农村供水是一项政策性强、涉及面广的社会系统工程，建设项目多，资金投入大，资金短缺一直是影响农村供水工程建设的一个主要原因。一方面政府投入不足，另一方面农村集体经济比较薄弱，村民集资积极性不高，政策引导乏力和新的投资体制尚未形成。因此，农村供水工程作为社会公益事业，需要各级政府发挥主导作用，充分利用报刊、电视台等新闻媒体，通过广泛开展宣传活动，将供水工程的重大意义和社会效益进行广泛宣传，突出工程对改善居民饮水环境、对安全饮水的重要性，营造全民参与、人人支持的强大舆论氛围，为兴建供水工程创造坚实的群众基础。珠三角地区的经济发展速度远远高于水价上涨幅度，即总体上看，居民支付的水费与可支配收入相比，仍然偏低。而心理承受能力较弱在很大程度上制约了健全水价机制的进程。鉴于此，政府部门应当积极引导农村居民形成正确的水消费观。通过水价成本公示制度，使农村居民直观认识到其所饮用的水不是直接取自于大自然的水，而是集中了人类劳动与成本投资的商品水，同其他商品一样，消费水同样要支付相应的费用，逐步使水费征收变得程序化、正常化。

第三，加强水性地方病与饮水卫生宣传。长期以来，农村群众饮水安全意识不强，对饮水安全程度仅凭肉眼判断，对水质超标问题存在习以为常的错误思想。政府部门应当充分利用农村宣传栏等多种渠道，加大宣传力度，广泛开展农村饮水安全科普知识讲座，大力宣传健康知识，让老百姓了解清澈的水不等于安全、合格的饮用水，让农村居民认识到饮用不卫生水对身体的危害，切实转变农村居民的用水观念，提高农村居民的饮水安全意识，养成良好的卫生习惯。通过宣传安全饮水的重要性，唤起社会各界的广泛关注，提高全社会的认知度，引导百姓树立水商品的正确消费观。

第三节　珠三角农村饮水安全保障机制运行的核心：市场调节

水资源的稀缺性决定了消费上的竞争性，而供水工程的可排他性，为利用市场机制调节水资源供需提供了可能。市场调节水资源供需的方式有多种，包括水权交易、供水行业市场化和水价改革等多种形式。实现珠三角农村饮水安全保障机制的有效运行，在政府管制的前提下，要尽可能采用基于市场的运营管理手段，这些运营管理手段包括：加强水权管理，推动水务行业市场化，提高供水定价的效率和公平性；通过以市场为导向的生态补偿手段保护流域生态系统等。

一、水权市场交易

水权市场交易源于水资源的供需不平衡，有些地方水资源短缺，具有水需求，而有些地方水资源丰富，用水相对富余，这就有可能发生水权交易。东阳、义乌水权交易之所以能够发生，根本原因在于水资源供给、需求的市场力量。水权交易的范围非常广泛，可能发生在流域与流域之间，也可能发生在同一流域的上下游地区之间，还可能发生在同一地区的不同用水行业或同一行业的不同用水户之间。通过水权交易，水资源就从丰水流域配置到缺水流域，或从用水效率低的地区配置到用水效率高的地区，或从用水效益差的部门配置到用水效益好的部门，从而通过水资源使用的合理价格，全面优化水资源配置。

实践证明，在各行业之间以及在行业内部进行水权交易具有巨大经济效益。具体来说，水权市场交易的优点有：①售出水权的一方得到了合理的经济补偿，有利于避免行政配置下的利益失衡和权力纠纷；②水权转让有利于水资源从低效益部门向高效益部门转让，从而提高水的使用效益；③更重要的是水资源的有偿使用能够减少用水浪费。随着水权交易市场的建立，水权交易双方都会考虑节水，就会调动起社会节水的积极性，因而有利于节水型社会的建立。利用水权交易促进节水是农村饮水安全保障机制市场调节机制的重要方面。

毋庸置疑，水权市场交易必然会带动购水方水资源价格的上涨，主要体现在水资源费的涨价。因为水资源费通常会计入供水企业的成本，所以水资源费的上涨最终会引起水价的上调，从而达到以水价促节水的目的。珠三角地区水权交易时机基本成熟，这是因为：①珠江流域各省区之间，珠三角各市之间的水资源储量、需水规模均有较大差异，具有较强的水权交易需求；②该地区镇区经济发展迅速，但用水粗放，浪费严重，水权交易能够有效促进节水；③该地区社会经济发展水平较高，村民的水价承受能力相对较高。图 6-4 所示为珠三角水权交易图。

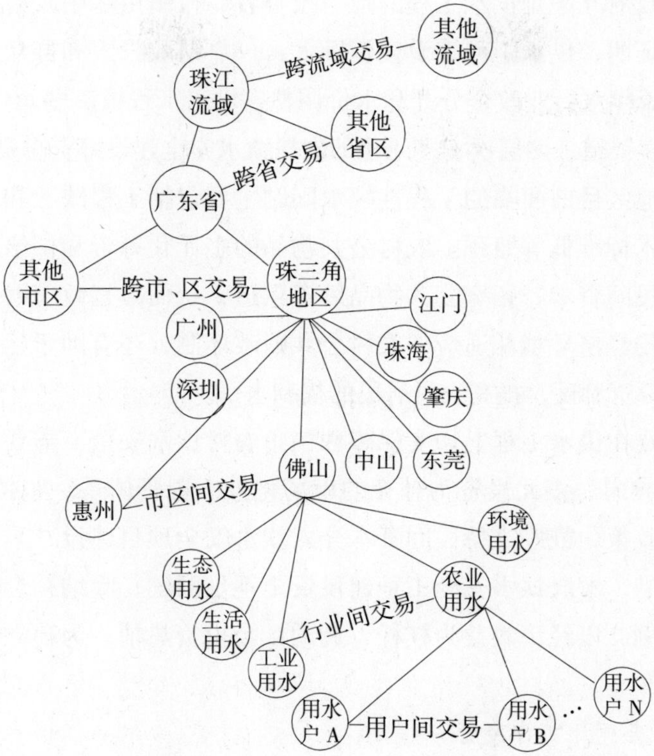

图 6-4　珠三角地区水权交易图例
Figure 6-4　Water Right Business Legend of Pearl River Delta Area

二、水务行业市场化

由于供水行业存在自然垄断性、公益性和不可替代性，长期以来基本由政府进行投资、建设和经营，面临着效率、服务和投资方面的瓶颈，在农村表现得更为明显，一些村镇级供水工程基本由政府包办，工程规模小、标准低，管理落后。因此，改革水务行业投、融资机制，推进水务行业市场化进程是当务之急。

（一）供水工程建设多元化融资

资金问题是农村饮水安全工程能否顺利推进的核心问题。珠三角仍然存在部分未通自来水的行政村，导致这些村供水工程建设进度缓慢的一个主要原因就是工程资金问题。由于建设资金短缺，尚未形成规范、合理、有效的资金筹措办法，不仅导致改水进度缓慢，而且给日常供水管理工作带来较大困扰。过去政府几乎是供水工程的唯一投资者，村镇供水中政府投资比例则更大。实践证明，供水工程建设耗资巨大，仅靠财政投入和群众自筹是远远不够的。随着供水行业政企分开和水价调整，供水工程投资多元化成为必然，要逐步建立多渠道、多层次、多元化的农村饮水安全建设筹资融资新格局。

珠三角地区目前面临的工程性缺水问题主要包括工程缺乏和现有工程管网老化、技术标准低等瓶颈。农村公共物品的多元化筹资和供给，不仅有助于充分利用民间资本，拓宽公共物品筹资渠道，从而减轻政府财政压力，逐步建立与市场经济环境相适应的农村公共财政体制，还有助于建立完善的农村公共物品筹资制度，提高农村居民的福利水平。

因此，要在供水工程上切实保障珠三角农村饮水安全，需要逐步建立以政府投资为导向、多元投资为补充的市场化投、融资体系。坚持“谁投资，谁受益”的政策，鼓励支持民间资本介入饮水安全项目建设，采用市场化运作，多方筹措，解决饮水安全工程建设资金不足问题；吸纳社会资金，加大企业投资比例，以经济效益为杠杆，调动社会投资热情，为建立专业化管理队伍创造条件。

（二）水务行业特许经营

鉴于政府经营公共物品存在的诸多问题，实行特许经营制已成为各地借助市场力量，寻求公共物品供给经营创新的重要手段。政府通过特许经营转让水资源经营权的驱动力包括：一是建立市场激励机制，改变政府垄断经营的管理落后、效率低下、技术水平差等弊病；二是通过引入竞争机制，选择优秀的水资源经营主体，推动水价改革，推进供水行业的产业化发展。

特许经营制度的实施可以在以下方面改善供水经营现状：第一，运营主体企业化，引入竞争机制，政府在各种性质的企业主体之间选择优势经营者；第二，经营模式多元化，在特许经营的管制之下，各地根据实际需要，采用适宜的经营模式，如合资经营模式、供排水一体化经营模式、水厂 BOT 经营模式等；第三，从产权上分析，特许经营制的推行是政府对水资源经营权的转让，使政府由原来供水服务的唯一提供者转变为行业的监管者和协调者。

珠三角地区政府主导投资的镇村级已建供水工程较多，对这些已建工程，落实特许经营制度、放活经营权、实现资产所有权与经营权的分离将有利于改善该地区农村饮水的工程性缺水问题。政府部门可采取拍卖经营权、承包经营权等形式，将水厂的经营权、管理权交由企业，明确其市场主体地位，实行企业“自我管理、自主经营、自负盈亏、自我发展”的经营模式。

（三）水务行业产权改革

随着全球经济一体化趋势的不断增强，国外很多大型供水公司都参与到了全球范围的竞争中，其先进的供水设施和完善的管理体制在为中国供水行业发展带来活力的同时也造成一定的冲击。而政府的行业保护并不能从根本上解决中国供水行业面临的困境，只有通过引导供水行业实行市场化体制改革，从国有体制束缚中解脱出来，按企业化和市场规律经营，建立健全经营责任制，按照“补偿成本，合理盈利”的原则制定水价，建立促进水资源可持续利用、供水工程长期发挥效益的运行机制和保障机制，增强自身实力，提高行业竞争力才是长久之策。

产权多元化改革为供水行业产业整合创造了机会，珠三角地区应充分利用当前供水行业市场化，特别是产权制度改革的机遇，通过并购、整体收购、交叉持股等多种形式，对镇区水厂进行产权改革，在城乡供水一体化趋势下，培育具有规模实力、技术先进、管理现代化的供水企业。对于新建或改建供水工程，应在投资主体多元化变革的基础上，进一步落实产权多元化改革，为供水行业注入活力。

通过对上述水务市场化三个方面的分析可以看到，水务市场化改革实质上也是政府、企业与其他利益相关者之间进行角色重新定位、责任重新分配的过程。因此，市场化改革的过程既是政府逐渐退出市场并加强市场调节机制的过程，也是政府为了提高效率，借助市场力量将供水工程投资责任和管理责任逐步转移给企业的过程，同时责任转移过程也伴随着水价管制的放松和水价市场化定价的推进。

三、水价调节机制

水权交易和水务市场化改革是利用市场机制提高水资源配置效率，促进节水的重要手段。但是，能否顺利实现水权交易和水务市场化改革都与水价具有密切联系。目前的水价主要以政府定价为主，各地方政府在制定水价时，没有完全遵循“补偿成本、合理收益、节约用水、公平负担”的原则，而是更多地考虑居民承受能力、地方经济发展速度等因素，致使水价普遍较低，大部分自来水公司亏损严重。

珠三角地区目前的水价远远低于居民的可承受水价，水价提升空间较大。针对珠三角资源性缺水和用水浪费现象并存的局面，缓解该地区的水资源紧缺状况应从供给和需求两个方面着手，政府应进一步加大水价改革的力度，放松水价管制，充分发挥价格机制在水资源配置、水需求调节和水污染防治等方面的作用。合理的水价有利于企业经营者和投资者得到稳定的投资回报，不仅可以吸引更多的社会资本注入农村供水工程建设，改善农村供水工程服务质量，并且可进一步促进节水，实现水资源的可持续利用。水价改革的重点是初步形成合理的水价形成机制和科学的水价计价方式，努力发挥市场机制对水资源配置的基础作用。关于水价调节机制的相关内容，本书在第七章会有详尽的阐述。

第四节　珠三角农村饮水安全保障运行的配套措施

虽然本书的研究范围仅限于珠三角地区，但是不能孤立来看珠三角农村饮水安全保障机制，该机制的运行需要建立在国家宏观政策环境和管理体系的约束之下。但目前政府制定的相关政策措施仍不足，已有政策也没有充分发挥作用，并且有些法规相冲突，有些市场运作办法缺少依据，因此需要进一步完善相关的配套措施。

一、统一水资源管理体制

中国流域管理体制难以奏效的根源是对流域管理机构的职能定位不明确。2002 年的新《水法》虽然明确了流域管理，但只有原则性的规定，缺乏可操作性，不利于流域管理的实际操作。在中国，流域管理机构作为水利部在各个流域的派出机构，代表水利部行使所在流域内的水行政主管职责，具有事业单位的性质。相比之下，各级水行政主管部门及其相关部门、各地方人民政府对水资源的管理权力大、范围广，而流域管理机构的管理权力小、范围窄，作为附属部门，只能与地方人民政府、有关部门协商对水资源的管理，只具有建议权，缺乏行政管理权和决策权，流域管理的作用得不到发挥。因此，珠三角水管机构应该在推动建立流域水资源统一管理体制上有所作为。

二、完善水权分层配置

鉴于中国目前水权制度的不完善，本书认为建立有利于水市场发育的水权制度是中国水权制度建设的重中之重。水权初始配置一般分为三个层次：第一层次是将流域水权配置到贯穿流域的各行政区，由流域管理机构行使该层次的配置权力；第二层次是将行政区内的水权配置到本行政区内的各用水行业，包括生活、工业、农业、环境、生态等行业，由地方水行政主管部门行使该层次的配置权力；第三层次是将行业用水权配置到各具体用水户，至此将完成水权的初始配置，该层次的配置仍主要由地方的水行政主管部门负责。①从流域到各行政区再到各用水行业及到最终用水户三个层次的水权配置都必须经过详细的计算与权衡，充分考虑流域与行政区域水资源条件、供用水历史和现状、未来的供水能力和用水需求、节水型社会建设的要求统筹安排生活、生产、生态与环境用水，建立公平、公正的分配机制。作为第二、第三层次水权配置机构，珠三角水管机构可以积极推动建立有利于水市场发展的水权制度，推动水权分层配置。

三、推进区域供水一体化

流域水资源集成管理是目前流域水资源管理的发展趋势，是从更高层次

---

①2010年中国“两会”期间，九三学社在《关于从战略高度推进节水农业发展的建议》中提出建立“三层次水权市场”，即首先在农村建立水权市场，促进农民增收，调动农民节水积极性。其次在地方建立水权市场，促进城乡统筹，优化水资源在农业、工业和服务业之间的合理配置。最后建立全国性水权与耕地占补交易联动的市场机制，促进东中西合作、南北互动，实现水资源和耕地在区域间的优化配置。

的流域综合管理角度提出的流域统一管理。这种体制的建立很适合与中国分散的水管理体制相衔接，对推动区域安全供水有深远的意义。在这种管理体制下，各地政府应该搁置地方利益，通过内部行政契约兼顾多方利益和要求，最终达到保障区域农村饮水安全的目标。按《珠江三角洲地区改革发展规划纲要（2008—2020年）》的要求，珠三角九个城市形成深莞惠（深圳、东莞、惠州）、广佛肇（广州、佛山、肇庆）和珠中江（珠海、中山、江门）三个核心城市群，这为珠三角农村饮水流域集成化管理体制的建立提供政策上的依据和操作上的可能。

流域集成化管理体制的建立为实现区域供水一体化提供了基础条件。推进区域供水一体化涉及行政区域内市与市、市与区及县（市、区）与镇等不同行政层级在资金筹措、利益分配等方面的关系。推行区域供水一体化，必须打破行政区域界限，按照“统一规划、统一建设、统一管理、统一经营”的要求，理顺全流域供水管理运行机制，妥善处理各个层级的利益关系，按照“区域共建、以城带乡、以镇带村”的模式逐步推行区域供水一体化。随着人们物质生活水平的提高，对水质的要求也日益提高，对城乡供水一体化的需求也越来越强烈。珠三角各市应在区域供水一体化的基础上，积极配合所属地经济结构转型，整合全市水厂，大力推进“一市一网、一体化管理”的城乡供水一体化进程。

四、发挥中介组织作用

（一）成立农村用水户协会

加强农村居民对农村供水工程建设和管理的参与是珠三角农村饮水安全保障机制多元参与机制的重点。农村居民可以多种方式参与农村供水工程，其中成立农村用水户协会是一种比较好的参与方式。加强珠三角地区农村用水户协会建设，对培育和提高农村居民饮水安全的自主管理意识和管理水平、加强农村人畜供水工程管理，具有十分重要的意义。农村用水户协会的成员按照“村民推选、群众自愿、自主管理”的原则从受益群众中产生，是经过民主协商、经大多数用水户同意组建的不以营利为目的的村民组织。用水户协会承担着沟通当地政府水管部门与村民的桥梁作用，村民以协会形式参与农村供水工程的监督、管理，能够充分维护村民的知情权和管理权，有效宣传政府关于农村饮水安全方面的政策，及时上报并积极处理农村供水工程建设、运行中的危机事件。

（二）培育水权交易中介组织

要发展珠三角水权交易市场，降低交易成本非常重要。而交易成本的降低不仅需要政府营造方便水权交易的政策环境，还需要社会机制的创新，包括培育水权交易中介。水权交易中介不仅能够提供水资源供求的相关信息，还可发挥在水权交易中的监督作用。珠三角在培育水权市场的初始阶段要注意发挥第三方组织的重要作用。

第五节　本章小结

本章分析了珠三角农村饮水安全保障机制的运行机理，指出珠三角农村饮水安全保障机制运行的主要途径是政府管制和市场调节以及二者的有效联动。针对珠三角农村饮水安全政府管制机制的缺失，应从行政管制、法律管制、经济管制及利用政府舆论手段等几个方面完善政府管制机制；针对珠三角农村饮水高度政府行政管制的弊端，应从建立珠三角水权交易市场、推行水务行业市场化改革、加快水价改革等方面建立市场调节机制。珠三角农村饮水安全保障机制的运行还需要从国家宏观层面及社会层面进一步完善相关的配套措施，包括建立流域水资源管理体制、完善水权初始配置、加快区域供水一体化及发挥中介组织的作用，等等。

第七章　珠三角农村饮水安全保障政府管制和市场调节的耦合：水价杠杆

珠三角农村饮水安全保障机制运行的主要途径是引入市场调节和政府管制，二者之间有效联动的结合点是什么？政府管制下的市场调节的主要手段是什么？什么手段是持续并且有效的？这就需要讨论水价机制的问题，这也是本书要重点讨论珠三角农村饮水安全保障政府管制和市场调节的耦合——水价杠杆的原因。本章在分析水价的饮水安全保障功能的基础上，通过水价均衡分析、博弈分析，探讨水价形成机制、饮水安全水价计量模型的设计和饮水安全水价体系的建立。

第一节　珠三角农村饮水安全水价保障功能

市场调节机制是珠三角农村饮水安全保障机制运行的核心，而水价机制则是市场调节机制的核心。水权交易与水务市场化等其他市场机制都要以水价改革为前提，只有逐步建立起市场经济体制下的水价定价机制，才能推进水权交易市场的发育和水务市场化改革进程。

供水安全与供水价格两者之间是相互影响、相互作用的关系。农村饮水安全保障的意义前文已有论述，可以说饮水安全高于一切。饮水安全表现为任何时候都要同时满足“质”和“量”两个主要方面的要求。从“质”的方面看，制水系统是个开放的系统，由于水源容易受多重因素的影响，这就决定了原水水质安全永远是相对而暂时的。处理原水水质对水处理工艺不断提出挑战，国际水务巨头都储备了大量的技术，要利用这些技术，就需要大量投资。从“量”的方面看，中国是个水资源贫乏的国家，需水量已经接近可利用水量的极限。解决问题的办法有两个：一是对水源进行有效保护；二是通过价格调节减少总用水量。这两点都对水价有影响，从长远来看都需要水价支撑。因此，供水安全对水价有很大影响。

反之，水价对饮水安全也有重要影响，水价是饮水安全成本支付的基础和支撑。从价格杠杆作用分析，在市场经济条件下，水价能够灵敏地反映水资源的相对稀缺性和市场供求关系，因而通过水价市场机制可以有效调节水资源供需并实现优化配置。水价作为调节水资源供求关系的经济杠杆，若是定得科学合理，既能起到经济方面的激励作用，也能够遏制用水浪费，促进节约用水①，水价对水务业务的各个环节都发挥着安全保障功能（见图 7-1）。

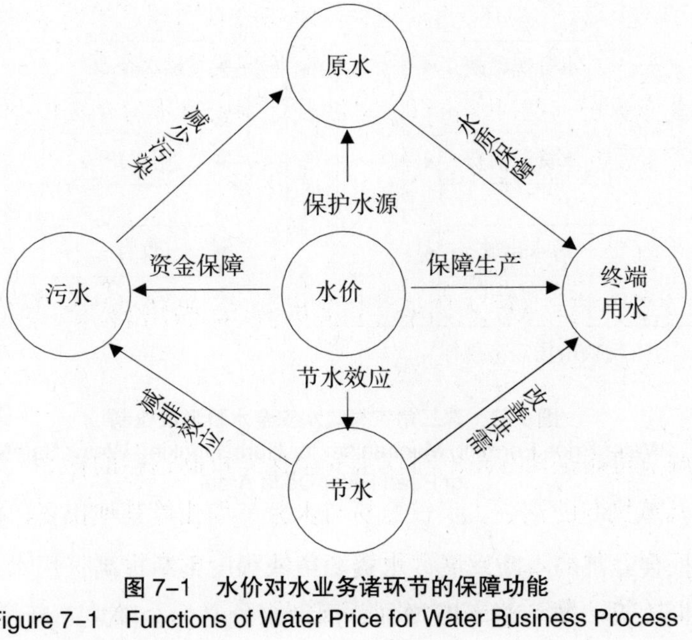

图 7-1　水价对水业务诸环节的保障功能

Figure 7-1　Functions of Water Price for Water Business Process

①根据国际经验，当水费支出占家庭收入的 1%时，对居民生活及正常用水基本没有影响；当水费支出占家庭收入的 2%时，有一定影响；当水费支出占家庭收入的 5%时，对居民生活和正常用水产生较大影响，促使他们最大限度地合理用水，节约用水。（北京华经天众经济咨询中心《2008 年我国水务项目投资调查及企业运营策略研究》）

据图 7–1 分析，科学合理的水价有利于改善水资源供需矛盾，减少浪费用水；有利于运营主体保障日常供水，降低水价的工程成本，保障运营主体的正常运作，企业的资金积累和投入可以为安全供水提供必要的技术保障和日常水质预警和应急保障；能够为污水处理提供资金支持，有利于降低排污企业负外部性，改善水环境和保护饮用水源水质。总的来说，水价的综合效应对保障珠三角农村饮水安全有着非常积极的意义。

既然农村饮水安全保障离不开经济手段，而水价又是饮水安全保障经济手段的核心内容，正如上文分析，珠三角地区要实现农村饮水安全的目标，自然就离不开建立珠三角农村饮水安全保障水价形成机制。本书对珠三角农村饮水安全水价机制运行机理作如下剖析，如图 7–2 所示：

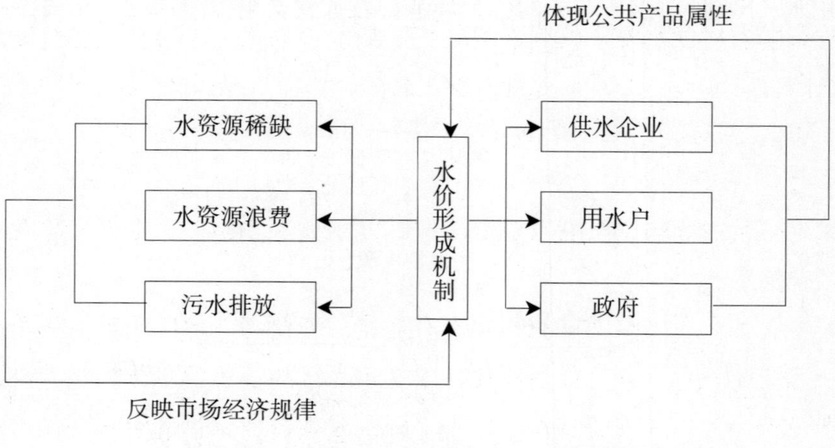

图 7–2　珠三角农村饮水安全水价形成机制

Figure 7–2　Water Price Ferming Mechanism for Rural Drinking Water Safety Water Price of Pearl River Delta Area

随着社会经济的不断发展，水资源稀缺程度不断提高，用水户对饮用水的需求不断上升，排污量不断增加，因而水价必然会随之不断提高；另外，水具有公共物品的属性，居民对水价的经济承受能力和心理承受能力是有限的，水价的制定还必须考虑用水户的承受能力。因此政府需要统筹整个社会经济发展的大局，水价需要在政府的宏观调控指导下，由供水企业和用水户通过民主协商制度（公众参与和价格听证）来决定，并得到政府提供的政策扶持和法律保障。

除了水价自身具有的饮水安全保障功能外，对于珠三角地区而言，水价动态调整和科学合理水平是促进区域经济社会协调发展、实现区域经济一体化和基本服务均等化的要求①，也是统筹城乡发展，保护水资源和促进资源节约的需要；对于保障优质供水和安全供水，也具有持续长久的意义。

第二节　珠三角农村饮水安全水价分析

一、水价影响因素分析

与影响农村饮水安全的因素类似，影响水价的因素也很多。水价以水资源自然条件为基础，并受所在地社会经济发展水平、供水工程状况和水价政策导向等诸多因素影响。

（一）水资源条件

影响水价的资源因素有水资源丰缺程度、饮用水质量、水源来源及水资源开发条件等。

第一，水资源丰缺程度在时空上有变化，即使同一地区，丰、枯季节的可利用水资源量也不同。如前所述，珠三角地区的水资源总量相对丰富，客水资源较多，且以江河、水库等地表水资源为主，但水量的年际变化大，时空分布不均匀，丰、枯季节的水量变化大。水资源越稀缺，价值也就越高。

第二，水作为一种商品，应按质论价，实行优质优价、劣质低价。珠三角地区多数水域都曾遭到不同程度的污染，水源水质条件差别较大，按质论价有利于保证水资源配置的公平、公正。

第三，一个地区可能会有地表水、地下水、外调水、回用水等多种水源，

①广东省物价局《关于贯彻〈珠三角地区改革发展规划纲要〉几个改革的实施意见》提出："实施促进区域经济一体化的价格政策，推进区域供水同网同价。"城乡同价不是增加农村地区水价压力，而是在充分考虑居民承受力前提下的同价。经过珠三角地区城乡水价调研，实际情况是有些乡镇的水价高于中心城区。

获得各种水源的成本不同，测算出的各类水源的成本水价也就不同。珠三角地区主要以使用地表水为主，相对地下水等其他水源成本要低。

第四，水资源开发条件的优劣决定了开发成本的高低，从而影响供水价格。珠三角地区的地下水资源总量较少，开发难度相对较大，部分城市的自有水源不足，需要外调水补给需求，不同水源的开发成本不同，应当分别定价。

（二）社会经济因素

影响水价的社会经济因素包含多个方面，如经济发展水平、地区产业结构等经济因素与人口数量、用水户承受能力等。

经济发展水平：社会经济发展水平的高低直接影响到当地居民的水价支付能力。社会经济发展水平高，支付能力强，相对而言，落后地区在同样的水资源自然条件下，很难定出较高的水价。

地区产业结构：不同的产业结构预示着对资源开发利用模式的不同。高耗水、高污染产业结构下的水资源利用模式为粗放型利用模式，在带来短期经济效益的背后必然是更高的用水代价。合理的产业结构将有利于珠三角地区水价政策的贯彻落实。不同产业结构下的居民水价承受能力也不尽相同，因此有必要对不同产业进行分类定价。

人口数量：人口数量是影响珠三角地区水价的一个重要社会因素。珠三角地区的人口激增带来水资源需求的迅速增长，水资源供需矛盾更加突出，水资源更为稀缺，水价就更高。

用水户承受能力：用水户水价承受能力是制定水价的首要约束条件。用水户承受能力包括心理承受能力和经济承受能力。用水户的经济承受能力容易衡量，通常用居民的可支配收入表示；而用水户的心理承受能力则相对复杂，它与沿袭已久的历史水价政策、居民的文化素质等因素相关。

（三）工程因素

供水工程的投资规模与投资方式、工程状况及供水保证率等工程因素都会直接或间接地影响水价的高低。

第一，工程投资规模的不同，直接影响供水成本的高低，它与总售水量共同决定水价的高低。

第二，工程建设可有多元化投资方式，不同的投资方式带来不同的成本回收压力。制定水价的动机不同，水价也就不一样。

第三，工程状况的好坏也会对水价产生影响。工程状况好，其修理费和日常维护费用支出较少，在利润率一定的情况下，供水成本越低，水价就越低。

第四，按照以质论价的原则，供水服务质量越好，水价就越高。

（四）水价政策导向

中国水价一般由政府主导定价，政府的水价政策取向对水价改革的推进具有决定性的影响。长期以来，受传统资源价值观念的影响和计划经济的束缚，饮水安全一直被人们视为社会福利性事业，水费计收也较长时间地沿用象征性收费政策，人们长期以饮用“福利水”为主。政府部门作为水价改革的主要推动者，必须具有明确的水价政策取向，如果不能及时转变定价导向，水务市场化改革将难以推进。

（五）水权市场交易

水权交易对优化水资源配置、促进节水具有重要作用。在供水行业，水权交易也会对水价产生一定影响。本书对此作出以下三种情况的分析：

第一，水权交易发生在供水公司之间。若是由供水公司的供水工程设施或管理不到位等原因造成的高漏损引发的水权交易，或是政府部门根据当地的水权总量进行动态调节，对供水公司水权交易发生的成本进行财政补贴，这两种情况下的水权交易都不应对水价产生影响。

第二，水权交易发生在同流域政府与政府之间。本书认为政府间的水权交易应尽量将交易范围限制在同流域内，因为跨流域的水权交易引水成本较高、投入过大、买水地政府负担过重。当水权交易行为发生在政府与政府之间时，买水地政府的购水行为是为了满足当地的用水需求，购水产生的成本也理应由当地用水户共同负担，所以可能会对水价中的资源水价产生影响。需要明确的是，当水权交易发生在同流域内时，水权交易前，买、卖水双方的水资源费相同，所以买水方资源水价的涨幅主要取决于交易双方的谈判价格。

第三，水权交易发生在不同流域之间。本书认为跨流域水权交易的主体应当以流域水资源管理机构为主。当以流域为单位划分水资源费征收标准时，跨流域水权交易必然会对购水流域的水资源费产生直接影响，这种影响的大小主要视购、售水流域的交易价格和引水工程的成本投入而定。

从上述水权交易对水价的影响分析不难看出，水权交易间接发挥着水价杠杆的调节作用。

二、水价均衡分析

（一）基于用水户水需求的水价均衡分析（见图 7–3）

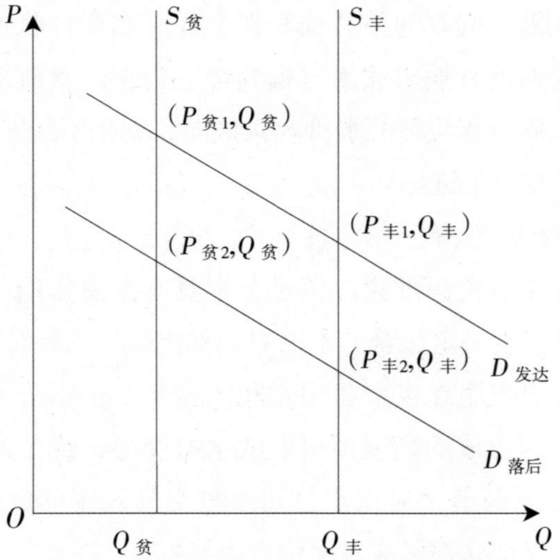

图 7–3 基于用水户水需求的水价均衡分析

Figure 7–3 Water Price Equilibrium Analysis Based on Water Users' Water Demand

假设：

①A、B 两地分别地处丰水区和贫水区，对应的总供水能力分别为 $Q_{丰}$、$Q_{贫}$。

②$D_{落后}$、$D_{发达}$分别为 A 地（或 B 地）经济落后时和经济发达时的水需求曲线。

③经济发展水平相当的两个地区对应同一水需求曲线。

则：

①水价与水资源丰缺程度的相关性：当 A、B 同为经济发达地区时，丰水

区 A 的长期均衡水价 $P_{丰1}$ 小于贫水区 B 的长期均衡水价 $P_{贫1}$；当 A、B 同为经济落后地区时，丰水区 A 的长期均衡水价 $P_{丰2}$ 小于贫水区 B 的长期均衡水价 $P_{贫2}$。

②水价与社会经济发展水平的相关性：当 A、B 同处丰水区或同处贫水区时，丰水区 A 经济落后时的长期均衡水价 $P_{丰2}$ 小于经济发达时的长期均衡水价 $P_{丰1}$；贫水区 B 经济落后时的长期均衡水价 $P_{贫2}$ 小于经济发达时的长期均衡水价 $P_{贫1}$。

③社会经济的发展对水量和长期均衡水价的双重影响：A 地社会经济的发展带来当地水需求的增加，水需求曲线由 $D_{落后}$ 转为 $D_{发达}$，同时造成总供水能力由 $Q_{丰}$ 下降至 $Q_{贫}$（由于过度开采或水污染等造成可供水量的下降），最终导致 A 的长期均衡水价由 $P_{丰2}$ 上升至 $P_{贫1}$，且 $P_{贫1}$ 同时大于 $P_{丰1}$ 和 $P_{贫2}$。

在水资源利用率一定时，社会经济的发展使得用水户的支付能力提高，从而带来用水户用水需求的增加和可供水资源总量的下降，最终形成长期均衡水价的上升。为避免远期高额水价支出，适时进行水价上调、促进节水是实现水资源可持续利用的有效举措。

（二）基于供水公司的水价均衡分析（见图 7-4）

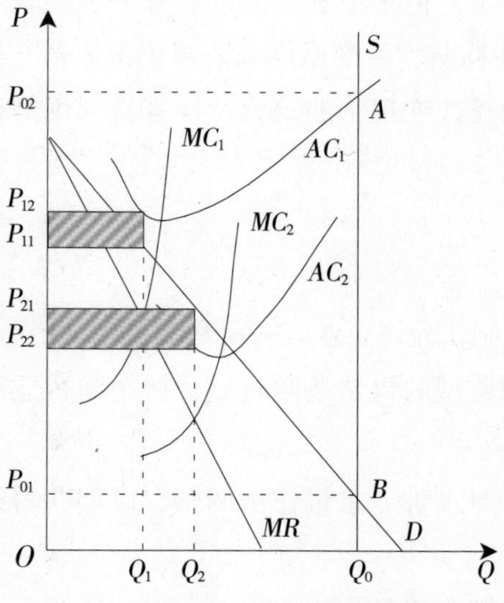

图 7-4　基于供水公司的水价均衡分析

Figure 7-4　Water Price Equilibrium Analysis Based on Water Supply Company

图 7–4 中各符号含义如下：

D：水需求曲线；

S：政府严格水价干预下的供给曲线；

MR：供水公司边际收益曲线；

AC_1、AC_2：供水公司生产水平调整前后的平均成本曲线；

MC_1、MC_2：供水公司生产水平调整前后的边际成本曲线。

情况一：

假设：

① 总供水能力为 Q_0。

② 政府采取严格水价干预政策，即充分保护用水户用水需求。

则：

供水公司按供水能力 Q_0 供水，未调整生产水平时，若政府严格干预下的执行水价 $P \leqslant P_{01}$（P_{01} 为政府严格干预下的均衡水价），此时，供水公司的平均供水成本为 P_{02}，则企业亏损 $L \geqslant (P_{02}-P_{01})Q_0$。

政府严格干预水价时，用水户的用水权益能够得到最大限度的满足，有利于短期内的社会稳定，但是不利于促进居民节水；政府需要对供水公司实施（$P_{02}-P_{01}$）Q_0 以上的补贴才可维系供水公司正常运营，但这样会增加政府财政负担；供水公司缺乏改变现状的动力，且容易利用信息不对称从政府赚取更多的财政补贴。

情况二：

假设：

政府放松水价管制，允许企业有一定利润盈余。

由于供水行业为典型的自然垄断行业，按垄断行业厂商定价行为进行分析，则：

供水公司会同时对水价、水量作出调整，以期获得最大利润或尽可能减少亏损。

当供水公司未调整生产水平时：

① 根据 $MR=MC$，定出水价 $P=P_{11}$。此时，对应平均供水成本 $AC_1=P_{12}>P_{11}$，亏损 $L=(P_{12}-P_{11})Q_1$。

② 在供水量为 Q_1，水价为 P_{11} 的高水价情况下，大部分供水将流向生活富裕的用水户，而部分用水户，尤其是贫困用水户的用水权益则可能难以保证。

当供水公司调整生产水平后：

①根据 $MR=MC$，定出水价 $P=P_{21}$。此时，对应平均供水成本 $AC_2=P_{22}<P_{21}$，利润 $I=(P_{21}-P_{22})Q_2$。

②此时，供水量 $Q_2>Q_1$，水价 $P_{21}<P_{11}$，是对用水户有利的调整。

政府放松水价管制，有利于激发供水公司提高运作水平和管理绩效，实现自负盈亏；有利于政府摆脱巨大的财政压力，减少对供水公司的财务补贴；在总供水能力既定的前提下，有利于促进居民节水。缺点则是：供水公司生产水平调整过程中贫困用水户的用水权益难以保障；因缺乏有效监控，供水公司可能会榨取用水户剩余，从中牟取暴利。

由上述水价经济学分析，本书认为，供水事关民生和供水行业的强垄断性决定了水价必须是政府管制下的水价；政府水价政策导向从根本上影响到水价定价的科学性和公平性；政府只有充分掌握居民承受力和供水公司真实成本数据等信息，才可能定出切实可行、有利于节水的水价。

本节前两部分是从理论层面分析水价定价机理，但是水价的制定还受到很多现实因素的影响，所以，水价的具体核算远比理论水价复杂得多。例如，由于历史水价过低，在水价上调进程中必然受到用水户的抵触，而这种抵触很大程度上是源于较低的心理承受力。此外，政府监管力度、政策导向也会对水价产生重要影响，如果企业供水成本没有得到有效监控，则很难避免企业利用信息不对称榨取用水户剩余。因此，水价是政府、企业和用水户不断博弈的过程。

三、水价博弈分析

（一）博弈模型

博弈参与方：供水公司、政府、用水户。参与博弈的政府部门主要指水管部门，如物价、水利等部门。由于用水户，特别是农村用水户缺乏可信的信息渠道，且信息搜寻成本过高，因此用水户往往停止搜寻信息，而完全依靠政府传递信息。故水价博弈更多的是政府与供水公司之间的博弈。

博弈类型：水价博弈为动态、重复博弈。首先，供水公司提出调价申请。接着，政府部门根据供水公司提出的调价幅度进行内部评议，并组织水价听证会，听取用水户的意见，进而确定一个相对合理的水价决策。最后，供水公司根据政府水价决策，在满足居民基本用水需求的前提下作出供水成本决策。此博弈过程为阶段性重复博弈过程。

（二）博弈模型分析

假设政府制定的初始指导水价为 P_0。

1. 供水公司博弈分析

在政府水务市场化改革政策压力下，供水公司已不能单纯寄希望于政府财政补贴来弥补经营中的亏损，其决策的依据是通过调整生产水平，实现利润最大化，或使亏损最小。

由供水公司决策曲线图可知，当初始水价 $P=P_0$ 的较低定价时，日水需求量 $Q=Q_0$，单位水生产成本 $AC=C_0$，且 $C_0>P_0$，供水公司亏本运营，需要政府至少给予 $(C_0-P_0)Q_0$ 的财政补贴，才能维持运营。

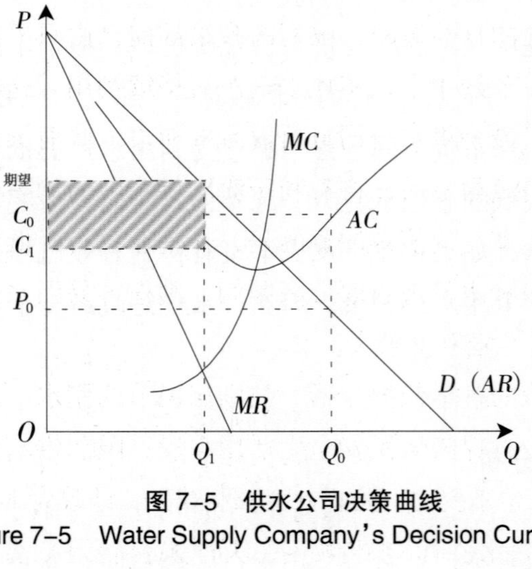

图 7-5 供水公司决策曲线

Figure 7-5 Water Supply Company's Decision Curve Graph

在政府减少财政补贴的压力下，按照垄断行业基本定价理论对供水公司的决策行为进行分析。为方便运算，假设：

①用水户水需求函数 $P=a-bQ$，其中 a、b 为常数。

②供水公司的供水成本 $TC=FC+VC=F+mQ$，其中 F 为固定资产投资，与供水量 Q 无关；m 为常数，表示在正常情况下单位水生产可变成本为定值，即忽略员工薪资、材料物价上涨等因素对可变成本的影响。

由此计算供水公司最优供水量与期望水价：

$TR=PQ=(a-bQ)Q=aQ-bQ^2$

$MR=(TR)'=(aQ-bQ^2)'=a-2bQ$

$MC=(TC)'=m$

则由 $MR=MC$ 得出：$a-2bQ=m$；$Q=(a-m)/2b$

代入 $P=a-bQ$，得出 $P=P_{期望}=(a+m)/2$

此时，单位水生产成本（即图 7-5 中的 C_1）$AC=TC/Q=F/Q+m$

利润 $\Pi=(P-AC)Q=[a-bQ-(F/Q+m)]Q=(a-m)^2/4b-F$

由图 7-5 可知，当水价 P_0 很低时，$P_0<P_{期望}$，$C_0>C_1$，真实反映出中国供水行业中政企不分的管理体制造成的企业亏损与员工高福利的病态现象。这正是供水公司人员冗余、效率低下、政府财政补贴压力大的根源所在。

2. 政府博弈分析

随着可用水资源的日益短缺，政府的政策导向已由只关注社会福利，保障全民用水转向推行节约用水，实现水资源可持续利用。这也是目前政府推行水务市场化改革，鼓励供水公司自负盈亏的初衷。政府推行水务市场化改革，要求供水公司自负盈亏后，将有利于激励供水公司调整生产水平，以最优的生产规模进行生产。但值得注意的是，在企业没有降低内部成本时，如果只通过调整供水量和水价来获取最高利润，则很容易因水价过高或水供给不足，造成用水户社会福利的缺失。

因此，政府决策的基本依据包括：鼓励居民节约用水，减轻政府对供水公司的财政补贴压力；保障居民安全生活用水量；限制供水公司榨取用水户剩余；兼顾用水户水价承受力，防止社会福利缺失。即政府部门通过制定调价硬性约束条件，限制供水公司的调价幅度，从而制定出公平、合理的指导水价。

①从减轻政府财政压力方面考虑，政府与供水公司属于利益共同体，供水公司盈利能力越好，需要政府补贴的可能性就越小，所以政府支持供水公司以 $\mathrm{Max}\,\Pi$ 调价。

②从保障居民安全用水量方面考虑，政府行使其保障社会福利最大化的管制职能，防止因调价造成供水不足。即必须确保 $Q \geqslant qP_{辐射人口}$，其中 q 是人均日生活用水量（可参照同时期国内各省人均日生活用水量的均值定出），$P_{辐射人口}$ 为供水辐射区域内的人口总数。根据《农村饮水安全评价指标体系》对广东省安全水量的规定，为保障珠三角水量安全，需满足 q≥60 升。

③从垄断行业监管方面考虑，为防止供水公司榨取用水户剩余，政府部门必须控制供水公司利润上限。即 $\Pi \leqslant rNS/n$，其中 r 为净资产利润率。根据国家《供水价格管理办法》，r 为 8%～10%比较合理；NS 为平均净资产，$NS=(NS_{期初}+NS_{期末})/2$；n 为期长。

④从用水户承受力方面考虑，为维护社会稳定，政府部门必须充分顾及用水户的经济、心理承受能力。其中经济承受力对调价决策影响更为直接，而由于心理承受力与当地的历史水价水平、居民意识等指标相关，因此难以量化。目前关于水价承受力的测算方法通常是 $PQ \leqslant rW$，其中 r 是水价承受率，W 是供水辐射区域内全部用水户的日可支配收入之和。目前国内外研究机构普遍认为 r 值为 2%～5%比较合理。本书认为参照历史数据确定 r 值较为合理，设 $r_0=\sum_{i=1}^{5} M_i / \sum_{i=1}^{5} W_i$，其中 M_i、W_i 分别为最近 5 年的日水费支出和居民日可支配收入。根据 r_0，确定一个合适的大于 r_0 的 r 值。

由以上分析，得出政府水价决策函数为：

$$\begin{cases} \Pi = \mathrm{Max}\ [(P-AC)\ Q] \\ Q \geqslant qP_{辐射人口} \\ \Pi \leqslant r(NS_{期初}+NS_{期末})\ /2n \\ PQ \leqslant rW \end{cases}$$

当供水公司提出的 $P=(a+m)/2$ 的调价申请不能满足如上所示的硬性约束条件时，水管部门则会驳回供水公司的调价申请，要求其作出调整后重新申请。

当供水公司提出的调价申请满足所有约束条件时，又有以下两种情况：

①当政府完全掌握供水公司真实成本信息时，如果供水公司单位供水成本 AC 过高，则会选择激励供水公司通过降低内部成本提高收益；当单位供水

成本达到合理水平时，再考虑提价策略。反之则倾向于支持供水公司调价。而现实情况往往是不完全信息博弈，由于供水公司刻意瞒报 AC 的真实信息，导致政府信息搜寻成本过高或使信息搜寻变得不可行。因此，解决信息不对称问题需要政府建立一套完善、可操作的企业监督机制，按照量化评估标准对供水公司的单位供水成本作出合理评估。供水成本评估标准可参照同指标下的行业平均值定出。

②当供水公司认为对政府部门寻租支付的寻租成本低于调价收益时，则将选择向政府寻租以争取调价成功。如果寻租成功，则政府与供水公司成为利益共同体，形成“裙带关系”，此时无论供水公司的单位供水成本 AC 高低与否，政府都倾向于支持调价，而这对于被动接受信息的用水户显然是不公平的。这也是导致目前水价听证会流于形式，备受听证者质疑的原因之一。

通常供水公司实现利润 Π 最大化的 $P_{期望}$ 较高，难以一次性调价至 $P_{期望}$。政府经过综合考量，倾向于定出 $P_0<P<P_{期望}$ 的指导水价。政府定出本论博弈水价 P 后，供水公司将在水价 P 和其他硬性约束条件下，调整供水量和单位水生产成本以提高收益 Π。

综上所述，信息是否对称、供水公司是否采取寻租行为都对博弈水价的合理性和公平性具有重要影响，因此水价改革是一个极其复杂、重复的利益博弈过程。但可以明确的是，推行水务市场化改革，能够有效激励企业合理调整生产水平，对促进节水、减轻政府财政压力具有积极作用。珠三角地区目前相对较低的水价政策产生的实际效应是对富裕用水户的福利补贴，因为富裕用水户的平均生活用水量远远大于一般经济条件用水户的用水量。由此可看出，政府严格行政干预下的低水价不仅造成了水资源配置的低效率，而且也不能公平地体现社会福利。本书认为，低水价政策并不能从根本上照顾到低收入人群的用水权益，反而助长了高收入人群浪费用水的行为，最终结果将是低收入人群与高收入人群共同为水资源的稀缺价值埋单。

第三节 珠三角农村饮水安全水价形成机制

为保障珠三角农村饮水安全，充分发挥水价杠杆作用，针对珠三角现行水价机制中存在的主要问题，本书认为合理的水价构成，科学的定价、计价方法和完善的水价听证制度是建立珠三角农村饮水安全水价保障机制的重点。

一、确定合理的水价构成

基于资源稀缺性、资源产权和劳动价值三个方面的水资源价值论，是目前对水资源价值较为全面、合理、科学的认识。在此基础上发展起来的包含资源水价、工程水价和环境水价在内的三重定价理论是当前比较科学、合理的定价方法，受到学术界的广泛推崇。本书认为基于饮水安全保障考虑，珠三

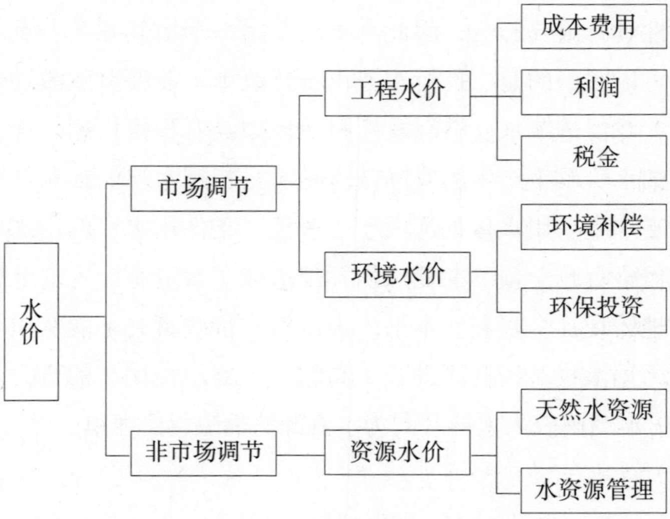

图 7-6 水价构成
Figure 7-6 Composition of Water Price

角地区合理的水价也应当由资源水价、工程水价和环境水价组成（见图 7-6）。

第一，资源水价。资源水价是指使用天然水资源所付出的代价，是国家和流域水资源稀缺程度的体现，也是国家用以调节水资源总量供需的经济手段。中国目前的资源水价主要是以水资源费的形式征收，征收的前提是以流域为单元的水资源呈现总量稀缺。所以，水资源费的收取和使用主体应该基于流域层次。同一流域根据流域水资源总体稀缺程度，确定资源水价的高低，对从该流域取水的用水主体收取统一标准的水资源费，以体现全流域的统一管理。

珠江流域根据水资源储量、年际变化趋势，用水量增减情况等指标合理确定一个能充分反映该流域水资源稀缺情况的资源水价。而对于珠三角各市域内的湖泊、水库水及地下水，则由当地水资源管理机构按照国家及省级相关规定征收水资源费。应当明确的是，为保护地下水资源，地下水资源水价应当高于地表水资源水价。当集中供水的饮用水水源地为村集体统一兴建的水库等集水工程时，则应由村委负责制定资源水价，用于集水设施的维修、维护和水源保护。

第二，工程水价。工程水价是指通过具体的或抽象的物化劳动把资源水变成产品水，进入市场成为商品水所花费的代价，包括工程费、服务费和资本费，体现了供水企业取水、输水和加工水的过程中产生的劳动价值。

依据我国《水利工程供水价格管理办法》，水利工程供水价格由成本、费用、利润和税金构成。合理的工程水价不仅能够确保供水公司有稳定的资金来源用于工程维护与管网改造，还能够激励供水公司加大技术投入，提高水质。鉴于珠三角大批农村供水工程存在标准低、管网老化严重的问题，提高工程水价应当作为珠三角农村水价改革的重点之一。

第三，环境水价。环境水价是指用水所付出的水环境的恢复补偿费用，是用水排污所付出的环境成本，是用水户对一定区域内水环境破坏的价格补偿，也是内化用水户用水外部性的方式。环境水价具体包括用水对水环境的破坏补偿，废水对社会、经济和环境等各方面造成的损失补偿，污水排放者排放的污水对水资源侵害的补偿，废水排放者必须分担的排污及污水处理系统等设施的成本费用，以及保护在输水和调蓄过程中水质不受二次污染的环保投资和费用等。

珠三角地区城镇化水平高，人口密集，水环境自净能力较差，治污防污任务艰巨。环境水价的征收对加大治污防污资金投入，改善珠三角地区的农村水环境，在城镇化进程中保障农村饮水安全极其重要。污水处理的工作由政府主导，所以环境水价收取的主体也是当地政府。环境水价过低，将影响地方政府在污水处理方面的财政能力，从而可能会降低治污防污的执行力。珠三角各市应强化环境水费征收，加大治污、防污力度。

综上分析，本书认为，即使在用水户水价承受能力较弱的时期，水价也应当是包含这三部分在内的全面水价。随着经济的不断发展和用水户承受能力的不断增强，可以分别从这三个方面进行水价改革，而且全面水价结构的改革空间也较大。

二、运用科学的定价方法

目前，关于水资源的定价方法有很多，包括基于供水成本的定价方法、基于用水户承受力的定价方法、基于水资源供求关系的定价方法及基于成本分解法与机会成本法的影子价格定价法，等等。具体包括供水服务成本定价法、边际成本定价法、投资机会成本定价法、完全成本定价法、影子价格定价法，等等。

在各类供水定价方法中，以基于供水成本的定价方法居多，而其中全成本定价模式考虑了供水的所有可能成本，通过把全部外部成本（包括资源消耗和环境污染成本）内部化，并转嫁给资源消耗和污染商品的生产者和消费者，来弥合私人成本和社会成本之间的差距，是相对较为完善的定价模式，适用于多种供水工程水价的制定，已被许多国家认识和接受。完全成本定价可用下式表示：

$$P=MPC+MUC+MEC$$

式中：P 为价格；MPC 为边际生产成本；MUC 为边际使用者成本；MEC 为边际环境成本。边际生产成本包括勘探成本、再生产成本、管理成本以及相应的利润。边际使用者成本是指用某种方式利用一单位水资源时，所放弃的以其他方式利用同一资源可能获取的最大纯收益。边际环境成本是指利用一单位水资源时，对水体造成污染产生的外部成本。完全成本定价法与边际成本定价法有相似的概念，是从成本整体性和全面性的角度来说明可持续发展的水价制定方法。因此，中国的供水定价也倾向于采用该定价方法。

本书认为，根据珠三角地区农村经济发展阶段、历史水价水平、用水习惯、水污染状况和供水工程老化严重现象等，采用完全成本定价法比较合理，也与水价结构相一致。应用完全成本定价法计算水价时，应将供水公司的合理利润计算在内，并参照基于用水户承受力的定价方法，将用水户水价承受能力作为约束条件。因此，保障珠三角农村饮水安全的科学水价定价方法应当是“全成本＋供水公司合理利润＋用水户承受能力”的定价方法。

三、实施不同的计价方法

水价的根本目的是促进节水，但其直接作用是缓解用水紧张问题和维护用水的公平性。中国目前采用单一计量水价的水费征收方法还较普遍。这种方法操作简单，易于计算、管理和推行，但是不能全面体现水资源的价值，也不利于用水户形成良好的节水意识。鉴于此，两部制水价、阶梯式水价、浮动水价等更为科学、合理的水价实施方法越来越受到各地政府的欢迎，并被逐步推行。

（一）两部制水价

两部制水价由容量水价和计量水价组成，单位计量水价要比容量水价高出不少。容量水价是指在某一用水量以下收取固定的水费，无论用水户用水与否都要交纳该部分水费。超过容量水价的部分，水费则根据用水量的多少来计收，目的是促进用水户节约用水。两部制水价通过用水大户对用水小户的价格交叉补贴，弥补了现行水价价格低于水资源稀缺价值的部分，这对补偿供水企业的资产投资起到积极作用。但是，实行两部制水价，需要合理安排容量水价与计量水价的比例，并充分考虑用水户的基本用水需求与水费支付能力。

（二）阶梯式水价

阶梯式水价是指将水价分为不同的阶梯，在不同的用水定额范围内，执行不同的价格，或者说将用水量分成若干阶梯式等级，每个等级对应不同的单价。阶梯式水价可以分为增阶梯式水价和降阶梯式水价两种类型。市场经济体制下的阶梯式水价制度，旨在促使用水户节约用水，同时使各方利益主体的产权得到应有的补偿，实现社会的可持续发展。因此，现阶段所讲的阶梯式水价通常是指增阶梯式水价。为了发挥阶梯式水价计量模式的安全用水保障功能，还要建立供水成本评价体系和约束体系，发挥多元参与水价形成机制的功能，一方面通过水费调节基金制度保障水费平稳和供水企业的正常运营，另一方面由政府在水价市场机制的前提下建立低收入家庭补贴制度。

（三）浮动水价

浮动水价主要适用于水源丰枯变化大，水量、水质等水源条件季节性变化明显的地区。根据实际需求情况、不同季节水的丰枯情况和不同年际的来水情况，以及产业政策的需要，通过降价或加价调节不同情况下的用水等。浮动水价可与两部制水价、阶梯式水价等计价方式结合应用。

（四）保护性高水价

地下水是储备水资源，应根据优先利用可再生资源的原则，优先使用地表水，对地下水实行保护性高价，以促进对地下水的保护，特别要制止对地下水超采。

（五）分类水价

现行水价分类结构虽然详细，但存在部分行业用水性质界定困难、水价结构不合理等问题。据此，国家倡导将现行水价分类结构简化为居民生活用水、非居民生活用水和特种用水三类。针对珠三角地区粗放型乡镇企业发展模式带来的高耗水弊端，简化分类后，工业水价的上调对引导企业节约用水具有积极作用。

（六）差别水价

水价除了具有节水作用外，还可利用差别水价优化产业结构。高污染、高耗水类产业已成为制约珠三角地区产业转型的阻力。可对国家产业部明确规定的限制类、淘汰类产业和政府认定的高耗水、高污染型产业实行惩罚性水价，而对政府重点扶持的节水型、环保型产业实行鼓励性水价，给予一定的水价优惠。

上述水价计量方法不是单一和孤立的，可以综合使用，其中又以阶梯式水价为主。科学核定第一阶段的分段水量和水费单价是实行阶梯式水价的基本前提。与两部制水价相比，增阶梯式水价虽然没有收取固定基本水费的概念，但在制定起始阶段用水量和单位水价时，仍然需要重点考虑居民最低生活用水量和低收入居民的承受能力，确保居民饮水安全。珠三角地区的降水时间分布不均，不同收入阶层的用水户用水差额较大。根据前面分析，单一计量水价虽然操作简单，易于计算、管理和推行，但不能有效缓解枯水期的用水紧张，低水价更不是保护低收入用水户用水权益的长久之策，一味的低价反而是对高收入阶层的用水大户的福利。

从全球情况看，一般情况下一个家庭的水费支出约占其可支配收入的2%～5%，发展中国家居民的水费支出比例要偏高一些。中国居民的水费支出在可支配收入中所占的比例很低，平均仅为1.2%左右。① （见图7-7）

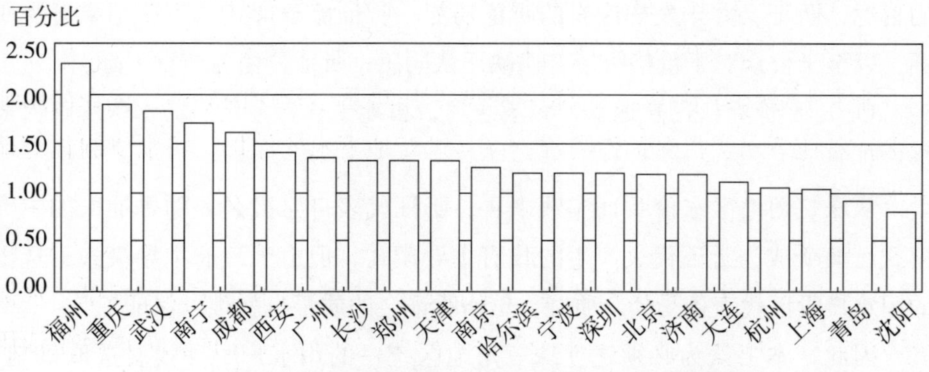

图7-7 中国部分城市的居民水费支出占居民可支配支出的比例

Figure 7-7 Propotion of Water Expenses Accout for Residents' Disposable Income in Some Cities of China

资料来源：北京华经天众经济咨询中心研究部 。

基于中国城市水价普遍偏低，而农村居民的水费支出占居民可支配收入比例可能更低的事实，随着水资源费征收力度的加大，本书认为，珠三角应当彻底打破单一计量水价实施办法，积极推行阶梯式水价、浮动水价等相结合的更为科学、合理的水价实施方法。另外，为充分利用水价杠杆作用调节水资源供需，优化地区产业结构，珠三角地区应率先实现城乡同网同价，进

①根据北京华经天众经济咨询中心的分析报告，珠三角的代表城市广州和深圳的居民水费支出占可支配收入比例在中国副省级代表性城市中只处于中等水平。该报告统计的数据仅为主要城市的情况，农村居民的水费支出占居民可支配收入比例可能更低。

一步简化水价分类结构，并且根据不同用水行业实行差别定价。

四、建立有效的听证制度

本书前面指出，水价定价过程实质是政府、供水公司及用水户三方之间的博弈过程，由于信息搜寻成本问题，水价博弈更多的是政府部门与供水公司之间的博弈。目前中国主要以水价听证的形式构建政府与用水户交流的平台，借此了解公众对调价的意见，最终反映到政府的价格决策中。从组织价格听证的目的看，它是价格决策民主化和科学化、消费者参与定价的有益途径，是保障调价公平、公正性，体现公众利益，防止因调价造成社会福利缺失的有效方式。但是从水价听证的实践效果来看，听证已偏离价格听证制度的目标，听证会并未发挥应有的听证功能，听证流于形式，听证结果备受质疑，以至于公众对于价格听证普遍缺乏认同感，听证公信力严重下降。

（一）水价听证代表选取方式不合理，应建立珠三角统一的水价听证代表选取机制

从珠三角地区水价听证实践来看，听证代表自愿报名，随机抽取的主导模式已演变成为听证代表产生的政府主导模式，但由于政府主导模式下选出的用水户听证代表备受公众质疑，价格听证会的质量也就难以保证了。

因此，本书认为必须建立珠三角地区统一的用水户听证代表选取机制，细化听证代表选拔方式，充分发挥农村用水户协会等社会团体在价格听证代表选拔过程中的作用，彻底打破政府主管部门对听证代表的主导权，弱化听证代表的政府属性，从而保证水价听证代表话语权的公正行使。除了用水户代表外，水价听证代表还应包括供水公司、行业专家等。供水公司代表可由供水公司自行选出，而行业专家建议由行业协会推选产生。

（二）水价听证代表不具有代表性，应公开听证代表身份，并接受社会公众监督

建立完善的水价听证代表选取机制是保障听证公平、公正性的前提，而根据选取机制选出有代表性的听证代表才是确保听证质量的根本。为避免听证代表的暗箱操作和有关利益方之间互相勾结，本书认为保证听证代表具有代表性的最好方式就是公开听证代表的身份、所代表的群体，并接受社会公

众的监督，由此保证听证代表的代表性和听证制度博弈均衡的有效性。

（三）水价听证流于形式，应提高听证代表知识水平，建立健全供水成本监督审计制度

为避免流于形式，确保听证质量，珠三角地区相关政府部门要注重提高听证代表的知识素养，使之具备水价听证中关于供水成本核算、利润幅度、工程质量等的重要专业知识。

在注重提高用水户代表专业素养的同时，也要建立健全供水公司成本监督机制，确保调价理由的真实性。本书建议聘请独立的审计部门对供水公司成本进行全面审计，并对审计结果进行公开披露。

（四）听证代表的意见未被重视，应对用水户的意见实施法律保障

本书认为鉴于目前水价听证中的不合理现象，应当对用水户意见实施法律保障，使之对政府调价决策具有事实上的约束力，这就要求听证会现场还应有相关的公证部门参加，确保听证的真实性。

总之，实行水价听证制度，是为了保障用水户的知情权、参与决策权，协调和平衡各方利益关系，推进依法行政和科学民主决策，有效地防止调价决策失误。为使水价听证会真正成为调价民主决策的制度基础，需要提高水价听证的透明度和民主性，并建立严格、规范的程序保障。

第四节　珠三角农村饮水安全保障水价体系

一、珠三角地区现行水价存在的问题及改革方向

同中国其他地区一样，珠三角的水价也经历从公益性无偿用水到政策性低价供水，并逐步向按供水成本核算计收水费，商品水价、水权、水市场方向过渡等多次意义重大的水价改革，目前已初步实现水商品定价机制，并进行了阶梯式水价、季节性浮动水价等计价方式的探索，水价结构较为合理。但是，与珠三角目前严峻的饮水安全形势相比，仍需进一步发挥水价杠杆作用。珠三角地区现行水价机制存在的主要问题有：

(一) 水价形成机制不合理，水价标准偏低且调整缓慢

珠三角现行水价普遍低于全国同等发展水平的其他地区。较低的水价标准进一步强化了人们的“不缺水”意识，因感受不到水资源的紧缺，用水量远远大于实际需要量。在国家提倡利用水价市场机制缓解水资源供需矛盾的政策指导下，全国上下水价上调的呼声很高。但是，同其他地区相似，珠三角并没有根据市场供求和物价变化及时调整水价。由于受各种主、客观因素影响，调价进程缓慢，且缺乏动态调整计划。比如，地处珠三角西岸的珠中江（珠海、中山和江门）三市尽管已拟定2010年调整水价，但在此之前的水价基本是2005年开始执行的水价，综合水价分别为1.75元、1.42元和1.41元。尽管已有调整计划，但进程缓慢。

(二) 农村水价的计收方式欠合理，存在供水中间层

珠三角很多农村供水工程始建于20世纪80年代，由各村委自行出资建设。随着当地经济的高速发展，用水量逐年增加，农村普遍需采取二次转供水模式，供水环节多，成本高。由于供水中间层的存在，虽然供水公司以较低的水价按总表用量向供水中间层（村委或物业）收取水费，但是由于中间层在收取水费时均加上二次转供水模式下的水损耗分摊费用，如转供水环节的水损、人员管理等成本费用支出，导致村民最终负担的水价高于自来水公司的水价标准。比如珠三角的佛山、中山等市都存在趸售给镇区的水价，虽然比综合水价略低，但终端水价一定会高于综合水价。

(三) 尚未建立起透明的供水公司成本监控机制

供水行业为垄断行业，在同一地区缺乏行业之间的对比性，很难真正使水价制定在真实、合理的供水成本基础上。由于信息不对称，物价部门进行调价决策的依据只能是企业提供的报告期成本数据，而对企业的历史资料，如成本、费用等变化情况缺少准确的掌握，虽有必要的审计和检查程序，但缺少长效的成本监控机制。

针对珠三角地区现行水价机制中存在的主要问题，本书认为该地区水价改革的重点应包括：

第一，充分考虑影响水价的各种因素，稳步提高水价，使水价充分反映水资源的稀缺性和供水的全部成本，并包含合理的利润。

第二，调整水价计价方式，按照“谁使用、谁受益、谁负担”的原则，针对水资源的丰枯变化、不同用水户的用水量及水用途的不同分别定价。

第三，改造老、旧管网，逐步取消供水中间层，实现同网同价。

第四，建立完善的成本监控机制，强化对供水公司成本的监督管理。

第五，树立“水价改革是必然”的观念，但调价过程要注意做好调价的前期准备工作。

二、构建珠三角农村饮水安全保障水价体系

科学的水价体系必须能够真实反映水资源的稀缺情况，并根据珠三角的水资源自然条件与用水实情，建立全面水价结构和多元化计价方法，兼顾农村用水户的水价承受能力，形成有利于水资源可持续利用和保障用水公平、公正性的水价机制。

（一）构建珠三角农村饮水安全保障水价体系的原则

第一，公平性和公正性原则。虽然珠三角九市的发展速度位居中国前列，但是根据历年广东省统计年鉴的统计数据，珠三角地区农村居民的贫富差距与全国其他地方相比更加突出一些。供水价格的公平性和公正性需要在不同收入阶层的用水户之间通过价格差别加以确定，这样既能满足低收入阶层的饮水安全，又能有效限制村民的过度用水行为。

第二，水资源高效配置原则。珠三角农村地区的水价机制应能充分发挥市场经济的优势，把水资源的高效配置放在重要位置，必须改变过去过分追求社会福利的错误理念，在制定水价时应充分发挥水市场的作用，使水价与水市场需求同步，用经济杠杆推动和促进水资源优化配置。

第三，成本回收原则。珠三角新建或改建的供水工程必须要改变传统的资金筹措方式，广泛吸收社会资本，实现专业化建设与企业化管理的良性运营。只有当供水公司能够完全回收成本且有盈利时，才可能选择投资供水工程项目，从根本上推进水务市场化进程。

第四，可持续发展原则。珠三角农村饮水安全问题是一个代内和代际间能够长期和谐用水的问题，不能以追求经济发展而牺牲后代的饮水安全为代价。水价的制定应以激起村民的节水意识为目的，同时将用水的外部成本内

部化，促进人们对水资源及水环境的保护。

（二）构建珠三角农村饮水安全保障水价计量模型

我国国务院于 2004 年颁布《关于推进水价改革促进节约用水保护水资源的通知》，进一步指出要“加快推进对居民生活用水实行阶梯式计量水价制度……已实施的地区，要依据本地情况，合理核定各级水量基数，在确保基本生活用水的同时，适当拉大各级水量间的差价，促进节约用水”。因此，本书主张构建的珠三角农村饮水安全保障水价计量模型为：水价构成采用包含资源水价、工程水价和环境水价在内的完全成本水价结构，定价方法采用“全成本 + 供水公司合理利润 + 用水户承受能力”定价模式，居民生活用水采用阶梯式递增水价计量模型。

阶梯式计量水价不包含固定收费的容量水价，它是将用水量分成若干阶梯式等级，每个等级对应不同的单价。用户根据实际所用水量的多少，计算得出应缴的总水费。三阶式水价体系可用如下函数式来表示：

$$S(Q)=\begin{cases}P_1Q & (0\leqslant Q\leqslant Q_1)\\ P_1Q_1+P_2(Q-Q_1) & (Q_1\leqslant Q\leqslant Q_2)\\ P_1Q_1+P_2(Q_2-Q_1)+P_3(Q-Q_2) & (Q_2\leqslant Q\leqslant Q_3)\end{cases}$$

式中，$S(Q)$ 为用水户需交纳的水费，Q 为用水户的实际用水量；P_1、P_2、P_3 为每一阶的水价；Q_1、Q_2、Q_3 为相对于各阶梯水价的分段水量。

作为珠三角的代表城市，深圳的阶梯式计量水价实施得比较早，为很多城市的水价改革提供了借鉴和参考。在阶梯式计量水价基础上，建立了水费调节基金制度，专项用于稳定水价。同时，还注意克服一些可能的问题：结合供水规模的扩大和制水成本的不断上升，实行水价定期核算和更新；若区域执行的水价存在较大差异，需要通过企业重组等形式力求达到统一管理。

鉴于上述经验和问题的启示，珠三角农村饮水安全保障水价计量模式的设计，首先要建立政府主导的水价动态调整机制，并结合季节浮动水价和分类差别水价，建立阶梯式计量水价模型（图 7–8）。

为了发挥阶梯式水价计量模式的安全用水保障功能，还要建立供水成本评价体系和约束体系，发挥多元参与水价形成机制的功能，一方面通过水费调节基金制度保障水费平稳和供水企业的正常运营，另一方面由政府在水价

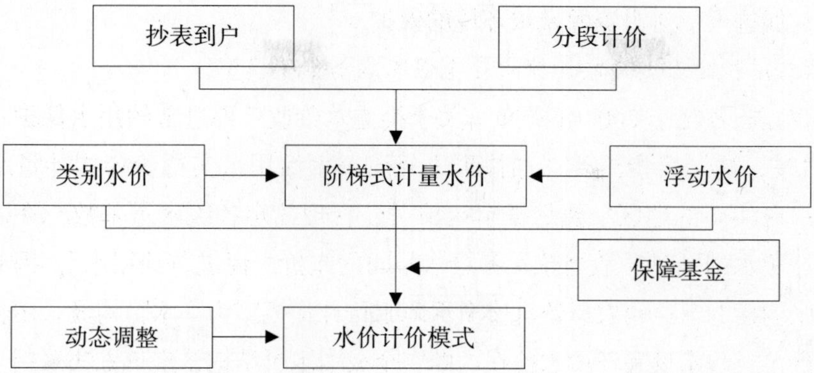

图 7-8　珠三角农村饮水安全水价计价模型
Figure 7-8　Water Pricing Model for Rural Drinking Water Safety of Pearl River Delta

市场机制的前提下建立低收入家庭补贴制度。可以抓住水资源统一管理的机遇，推动区域供水一体化、城乡供水一体化、给排水一体化和供水同网同价，切实保障城乡饮水安全。

（三）构建珠三角农村饮水安全保障水价体系的配套措施

建立珠三角农村饮水安全保障水价体系要紧密结合珠三角农村饮水安全实际问题，充分挖掘造成目前饮水不安全问题的深层原因，根据各种水价影响因素，参照当前的水价定价方法，以实现永续性饮水安全目标为原则，系统建立饮水安全保障水价体系（见图 7-9）。

珠三角农村饮水安全保障水价体系包含多个主体层面和不同技术层面。从宏观上要考虑社会经济发展水平与经济结构，结合历史定价水平，政府应有明确的政策导向，保证水价定价透明度。采用“成本 + 费用 + 利润 + 税金”的全成本定价法；建立涵盖资源水价、工程水价和环境水价的全面水价结构；以阶梯水价为主，结合季节浮动水价、分类水价和保护性高水价，确定多元计价方法；在水价的制定和调整之前和过程中，要进行水价承受力分析，考虑水价调节基金和水价补贴等配套措施。

基于饮水安全的水价体系需要政府部门、供水公司及用水户进行正确的角色定位，积极推进水价改革，使水价发挥市场调节杠杆作用和饮水安全保障功能，相关配套措施包括：

第一，加快推行“一户一表”和“抄表到户”。实行阶梯式水价从技术上

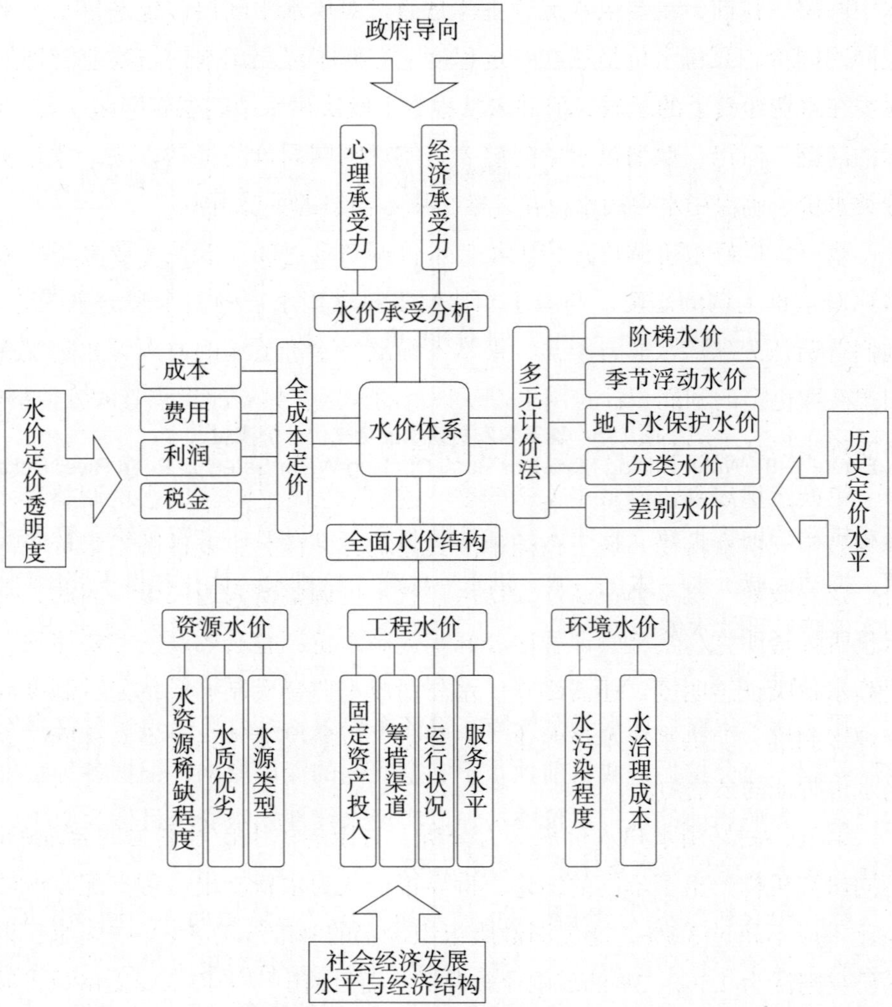

图 7-9 珠三角农村饮水安全水价体系
Figure 7-9 Water Price System Based on Rural Drinking Water Safety of Pearl River Delta

要求实现“一户一表”，只有“抄表到户”才能准确计算每户用水户的用水量，进而根据划定的用水阶梯测算水价。实现“抄表到户”涉及对现有管网的改造，改造成本投入也较大。所以要加快推行“一户一表”，重点是要解决好投、融资问题，珠三角各市要按照市场化运作模式，供水公司将这部分投入计入固定资产投资，作为阶梯式水价计价标准的一个参考。

第二，取消供水中间层，实现同网同价。珠三角农村仍然存在大量的供水中间层。目前，主要供水运营主体是通过对供水中间层实施泵售水价来实现同网同价。泵售水价虽然在一定程度上缓解了终端用水户与物业管理处或村委在水费缴费上的矛盾，但并未从根本上解决供水中间层管网跑、冒、滴、漏的问题。所以，取消供水中间层才是实现同网同价的根本方法，才是实施分类水价、确保用水户用水权益、解决用水纠纷的关键所在。

第三，做好水价调价宣传工作。水价调整推进的速度主要取决于广大用水户对水价上调的态度。与男士相比，农村女用水户的用水观念更为陈旧，她们普遍认为珠江水非常丰富，根本不稀缺，水价上调的原因无非是供水公司想获取更多的利润。针对用水户认识上的误区，只有通过积极的宣传引导，才能逐步提高人们对水价上调的心理承受力。

第四，提高水价调整工作透明度。透明、公开、公正的水价调整程序更容易被广大群众接受。珠三角同中国其他地方一样，主要借助于水价听证平台，建立政府、供水公司及广大用水户就水价调整的沟通渠道。因此，提高水价听证透明度，实施听证程序公开是提高水价调整透明度的主要体现。为提高水价听证透明度，还需建立供水公司成本监督机制、成本公示制度或专家评审制度，使供水成本透明化、公开化，以解决成本信息不对称问题，提高水价听证的公信力。

第五，做好用水户水价承受力分析。对于居民水价承受力的合理范围，不同研究机构给出了不同的结论：世界银行认为水费支出占可支配收入的最大比重应不超过 3.3%，泛美洲健康组织设定的基准线为 5%，中国原建设部的研究则认为 2.5% ~ 3%的范围比较合适，而目前中国平均水费支出只占城市人均可支配收入的 1%左右。随着农村居民可支配收入的不断增加，水价承受能力也会提高。所以，制约水价上调的最大难题不是居民的水价经济承受能力，而是居民的心理承受能力①。居民心理承受能力受多种因素综合影响，量化难度大。了解居民水价心理承受能力可通过走访、历史资料分析、问卷调

①中国水网于 2004 年就家庭供水和污水水费支出额占家庭可支配收入可以承受的最高比例问题展开了网上调查，共有 287 人参与，其中 62%的城市居民认为家庭供水和污水水费支出额应占家庭可支配收入的 1%以下。这表明即便是城市居民，群众对水费的支付意愿也普遍偏低，对水费提高的心理承受能力较脆弱。

查及组织听证等方式开展，而提高居民的水价心理承受能力则主要借助于各种宣传手段进行教育、引导。

第六，做好低收入村民补贴工作。水价上调不应对居民的生活水平产生影响。虽然珠三角农村居民关于水价的整体经济承受能力较高，但仍有少部分贫困村民负担不起，保障低收入村民的生活质量不受水价上调的影响是水价改革的一项重要工作。对低收入村民实施水价补贴必须真实了解贫困家庭的经济状况，设定针对性的补贴等级。水价补贴可有通过水价调节基金实施现金补贴、免收部分水费等多种形式。

第五节　本章小结

本章要回答的问题是水价杠杆为什么会成为珠三角农村饮水安全保障机制的重要因素。水价具有经济调节和饮水安全保障的功能，是农村饮水安全保障政府管制和市场调节的耦合。水价作为市场调节机制的核心，水权交易和水务市场化改革都要以水价改革为前提。通过对水价的影响分析、均衡分析和博弈分析，本书认为水价要随着用水户支付能力的提高而进行相应的提高；水价必须是政府管制下的水价；水价改革是一个极其复杂、重复的利益博弈过程。信息是否对称、供水公司是否采取寻租行为将对水价的合理性和公平性产生重要影响，因此必须提高水价形成的透明度。针对目前珠三角农村水价标准偏低且调整缓慢、还存在供水中间层、供水公司成本监控机制不健全等问题，本书提出了珠三角农村饮水安全水价保障体系框架。

第八章　珠三角农村饮水安全绩效的实证分析

制度运行的绩效历来是经济学者关注的重要问题之一。由于统计数据的缺失，我们无法获得珠三角农村饮水状况的历史资料，难以对珠三角农村饮水状况的变化进行准确的历史比较。为此，本书采取了实地调查的方法，把问卷调查、野外考察、干部访谈等结合起来，试图在现有制度安排下对珠三角农村饮水安全绩效问题作出一个大致的描述。本书的调查采取了“点面结合、以点带面”的方式，即首先在珠三角进行抽样调查，以掌握整个区域农村饮水安全绩效的全貌，然后对中山市进行重点详查，进一步了解珠三角农村饮水安全保障的绩效。

第一节　珠三角农村饮水安全调查：基于农村用水户角度

为进一步对珠三角农村饮水安全绩效作出客观评价①，本书通过向珠三角地区九市农村居民发放调查问卷的形式，了解农村用水户对于农村饮水安全状况的切身感受和感性判断。本次调查首先进行了预调研，选取中山市镇村居民作为调研对象，就农村饮水安全的相关问题进行调研分析；然后根据预

①水利专家表示，在珠三角流域已经很难找到一条没有被污染的河流（南方都市报，2009-03-07）；如果不及时遏制环境污染，广州人“守着珠江没水喝”的噩梦终究会变为现实（南方日报，2009-08-05），如此等等。珠三角地区严重的水污染已经是个不争的事实，“水质性缺水”成为普遍的共识，解决农村饮水安全问题已是燃眉之急。

调研结果分析，重新考虑发放对象及其代表性，修改形成正式的珠三角农村饮水安全调研问卷，以提高问卷调查的信度和效度。

本次调研分别从珠三角九市中选择部分乡镇的相关行政村发放调查问卷，共涉及120个乡镇的农村居民。问卷共分为两个部分：第一部分为量表式选择题（共27个题目）；第二部分是基本信息题（共4个题目）。本次调查共发放问卷2 700份，回收2 500份，其中有效问卷2 294份，有效问卷率为91.76%。本次正式调查从2010年6月5日开始，8月23日结束，包括问卷发放回收、录入统计、数据统计、结果分析四个阶段，形成了完整的《珠三角地区农村饮水安全调查分析——基于农户的视角》（详见附录），主要结论如下。

（一）农村居民对珠三角地区饮用水水量的评价

从调查结果看，近53%的居民认为珠三角地区水资源丰富，但47.35%的居民表示缺水日益明显。对同一个问题出现数量相近但评价截然相反的结果，这个现象的出现有其现实依据。大部分参与调研的农户认为，与全国其他地区比较，珠三角地区年降水量丰富，河流密布，相对而言并不缺水；但与以往的历史时间段比较，近几年由于干旱、污染等原因造成的可用水资源量下降、缺水的情况日益增多。这一结果既说明了珠三角地区越来越缺水的发展趋势，体现目前农村居民对缺水问题的关注和焦虑，同时也说明了农村居民存在认识的表面化问题。

农村饮用自来水的居民中，有17.38%的居民目前是由村办水厂供水，56.41%的居民选由镇级以上水厂供水，26.21%的居民并不清楚供水水厂的状况。在水压稳定方面，26.62%的居民表示水压很正常，61.77%的居民选择基本正常，偶尔水压低，有11.61%的居民选择水压偏低，影响生活。供水水量上，有30.43%的人选择水量很稳定，49.09%的居民认为平时供水量一般，而认为供水量不稳定，对日常生活造成一定影响的居民达到20.47%。

水压和水量的消费者反映数据与居民对珠三角水量的评价基本一致，即农村地区日常饮水水量并不充足，并不能完全满足居民的需求。在正常的年份下，评价度尚且普遍不高，若遇干旱年份出现人畜饮水水源紧张的情况，则生活用水更是无法保证，社会稳定也会受到一定影响。

（二）农村居民对珠三角地区饮用水水质的评价

在消费者对水质关注的问题上，47.05%的居民表示高度关注饮用水水质，用水谨慎；42.50%的居民表示关注，但没有太在意；只有10%左右的居民表示对水质基本不关注。

在调查生活中是否受到饮用水水质影响时，59.94%的居民表示生活中受到过饮用水被污染，咸潮，水质颜色、味道异常等水质问题的影响；有近41%的居民表示饮用水曾受到过咸潮的影响。

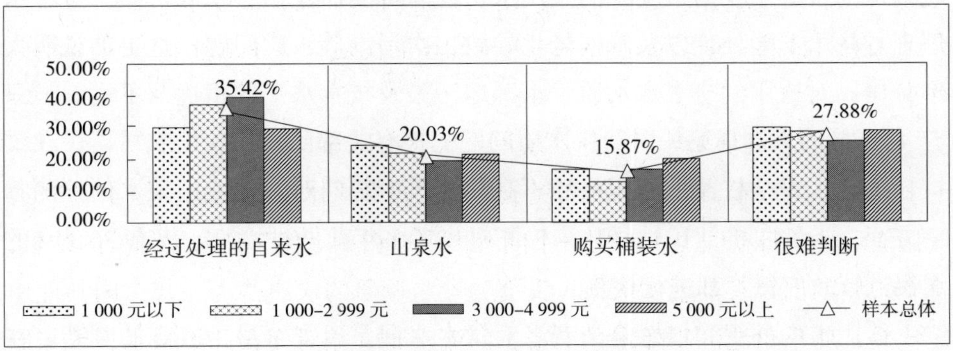

图 8–1 珠三角农村居民安全用水选择

Figure 8–1 Choice of Rural Residents for Safe Water in Pearl River Delta

在最安全饮用水水质选择上（见图 8–1），只有35.42%的居民选择了经过处理的自来水，山泉水、桶装水及难以判断的比例分别为20.03%、15.87%、27.88%。而不同收入阶层的居民对该问题的选择也体现出不同趋势：收入在1 000元以下的居民对不同选择的变化趋势较为平缓，收入在3 000～4 000元之间的居民对经过处理的自来水认可度最高，而收入在5 000元以上的居民选择山泉水和桶装水的比例高于其他收入群体。

在最担心的水质问题的选择上，近60%的居民选择了水源污染太严重，水厂现有技术不能完全净化；33%的居民担心管网老化问题；只有不到8%的居民担心咸潮及其他水质问题造成的影响。

对于村办自来水厂是否有水净化设备的问题，44%的居民表示并不清楚，选择有完善设备的居民占18.24%，选择能做简单净化处理的占29.77%，选择没有水处理设备的为8.64%。

调查发现，在发生水质问题时，42.33%的人选择停止使用并向有关部门报告；28.29%的人选择先用一段时间，看是否会变好再决定要不要上报；12.29%的人选择如果问题不大会照常使用；17.10%的人选择购买桶装水喝。

解决饮水安全问题的首要任务是保证水量足够和水质安全，只有达到了国家规定的要求，才能说明该地区的饮用水是安全的。从以上调查数据可以看出，珠三角农村地区绝大多数居民都对饮用水水质问题表示关注，日常用水均在不同程度上受到了污染、咸潮等问题的影响。只有36.7%的居民将经过处理的自来水视为最安全的饮用水，近90%的居民担心水源污染严重，水厂现有技术不能处理以及管网老化导致二次污染等水质问题，这更加说明大部分居民对饮用的自来水水质、水源地污染及技术水平的担忧及不满。但只有42.33%的人选择第一时间将水质问题上报有关部门，反映出农村居民在维护自身饮水安全权益上的积极性不高。在政府部门对井水或山泉水的检测频率方面，近64%的居民选择从未检测过或者多年前做过检测，仅有36.34%的居民选择政府每年都进行检测。

饮用水的外观和口感是消费者对饮水水质是否安全最为直观的判断。在外观上，29%的居民日常饮用水混浊有杂质，颜色偏黄；在口感上，31%的居民日常饮用水有腥臭味、苦咸味、消毒水味等异常味道。通过简单的感官就能辨别出水质是否安全的比例达到1/3以上，考虑到还有很多水质问题是居民无法直观判断的，这意味着实际存在的饮水安全问题将高出1/3。

（三）农村居民饮用水取用便利性评价

在取水便利性上，饮用山泉水或井水的居民中，取水基本不花时间的占27.05%，取水往返时间在10分钟之内的比例为11.36%，超过10分钟的达到60%左右。以上数据反映出饮用山泉水或井水的居民饮水方便程度不达标，造成农村居民在取水上的时间浪费。该部分居民比例较低，不具有普遍性。但在调查区域中，近三年来遭遇过井水干枯或山泉断流而造成饮水困难的居民比例却达到30%。

主要饮用水的选择体现了一个地区居民的消费水平和消费习惯，同样也能反映出该地区的水质情况。目前珠三角地区消费者的主要饮用水方面，53.64%的居民用的是自来水，11%用的是山泉水，7%用的是井水，29%买桶装水。虽然超过一半的居民使用自来水，但使用桶装水比例明显高于使用井水和山泉水的总和，这说明居民对未经处理的饮用水信任感不强，很大程度反映出水源地水质的情况。

（四）农村居民对水源地污染情况的评价

水源地作为农村饮用水的来源，其保护状况的好坏直接关系到饮用水水质的安全与否。调查中发现，大部分水源地没有采取相应的保护措施，近30%的居民表示家庭饮用水水源地附近有垃圾场、化工厂、造纸厂、养殖场等污染源，27%的居民表示不清楚，只有44%的居民表示自己家庭饮用水源地附近没有污染源。通常情况下，水源地的实际污染情况要严重于消费者观察到的状态。

（五）农村居民对饮水安全状况的总体评价

在居民对“与往年相比，总体饮水安全状况”的评价上，仅27.47%的人认为越来越好，38.33%的人认为没有变化，22.27%的人选择不清楚饮水安全状况的变化趋势，另外有11.92%的人认为总体饮水安全越来越差。在亟须解决的饮水安全问题上，水质差排在第一位，有55.62%的人选择了此项。以上数据从总体上体现出居民对农村地区饮水安全的不满及担忧。

以上五点是从农村用水户角度，对珠三角农村饮水安全总体状况作出的基本评价。通过横向比较，调查结果显示，江门、惠州、肇庆等地的农村安全饮水问题相对较轻，这与三地水资源丰富，人口密度、经济发达程度相对较低有关，但这三地在政府饮水安全工作评价满意度上弱于广州等地，说明了当地政府在饮水安全工程建设上还需长期的投入与积累，仅靠相对充足的水资源自然条件已远不能满足居民对饮水安全的需求。

就经济发展地位及城市化进程而言，广州、深圳领跑珠三角其他城市，尽管自然条件如水质、水量等指标评价上弱于上述三地区，但在政府安全饮水建设等工作上还是得到较高的满意度，这与两地政府在产业结构调整及供水工程建设方面的积极政策引导、巨额资金扶持投入有极大的关系。广州、深圳两地区相比，广州农村居民对安全水质选择、日常饮用水外观和口感及政府在保障农村饮水安全方面所做工作的满意度明显高于深圳地区，广州地区除水源多元化因素外，供水设施的长期积累及政府对河涌的大力治理也在一定程度上提高了民众对饮水安全的满意度。

上述调查结论从农村用水户的视角揭示了珠三角农村饮水安全问题的存在和具体表现。对于目前政府在保障农村饮水安全方面所做的工作，59%的居民不清楚政府做了哪些工作，15.67%的居民表示不满意，仅有26%左右的居民表示满意。对于农村饮水安全保障绩效情况，95%以上的农村居民表示水质环境比之前下降很多，但政府和供水企业的安全供水保障措施也加强了很多，不过，居民对饮水安全总体满意度较低，这进一步说明珠三角农村饮水安全问题有极大的主观改善空间。

第二节　中山市饮水安全环境

中山市作为珠三角的代表城市之一，其农村饮水安全问题具有珠三角地区的一般特征，即水资源相对丰富，以饮用江河水和水库水等地表水为主。尽管地处丰水区，中山市依然面临季节性缺水与水质性缺水的饮水安全问题。

一、中山市基本情况

（一）自然地理情况

中山市地处广东省中南部，全境位于北纬22°11′~22°47′，东经113°09′~113°46′之间，属珠江三角洲中部偏南的西、北江下游出海处，北接广州市番禺区和佛山市顺德区，西邻江门市区、新会区和珠海市斗门区，东南连珠海市，东隔珠江口伶仃洋、与深圳市和香港特别行政区相望。

中山市地处低纬度区，属亚热带季风气候，光照充足，年平均气温为22.0℃，年平均降雨量为1 791.3毫米。中山市域内降雨量分布不均，南部明显大于北部，山区明显大于平原。中山市年平均湿度为83%，年平均蒸发量为1 448毫米。中山市境内地形以平原为主，地势中部高、四周平坦。地貌由大陆架隆起的低山、丘陵、台地和珠江口的冲积平原、海滩组成，河流面积占全境面积的8%。

（二）社会经济发展概况

中山市是广东省辖地级市，是全国不辖县的四个地级市之一，全市陆域总面积为 188.14 平方千米。下设 24 个镇区（处），分别是火炬区，南区、东区、西区、石岐区、五桂山 5 个办事处，黄圃镇、阜沙镇、南头镇、东凤镇、小榄镇、东升镇、古镇镇、民众镇、港口镇、沙溪镇、大涌镇、横栏镇、板芙镇、三乡镇、神湾镇、坦洲镇、南朗镇、三角镇共 18 个镇。

近年，中山市大力推进“工业强市”战略，各镇区经济发展迅速，其中小榄五金、古镇灯饰、沙溪休闲服、大涌红木家具、南头空调、黄圃食品等区域特色经济产业蓬勃发展，不仅带动了中山市整体经济水平的提升，也解决了各镇区农民的就业问题，农村城镇已经成为中山市社会经济发展新的增长重心。近几年中山市的生产总值逐年上升，增幅从 2005 年开始逐渐下降，但仍保持两位数的增长（见图 8–2）。

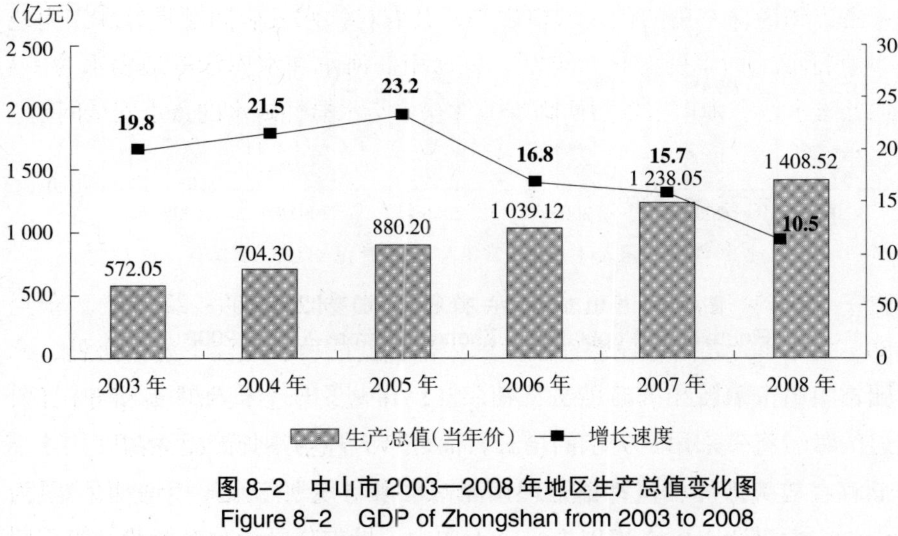

图 8–2　中山市 2003—2008 年地区生产总值变化图
Figure 8–2　GDP of Zhongshan from 2003 to 2008

《2009 年中山市统计年鉴》显示，2008 年，中山市 GDP 总值为 1 408.52 亿元，居全省第五位；三类产业结构比例为 3.1：60.4：36.5；全市常住人口人均生产总值 56 106 元，户籍人口人均生产总值 96 612 元；外贸进出口总额分别为 72.07 亿元和 187.02 亿元，固定资产投资 444.95 亿元，社会消费品零售总额 476.95 亿元，地方财政一般预算收入 100.12 亿元，实际利用外商直接投资 7.45 亿元，金融机构人民币存贷款余额分别为 1 769.84 亿元和 825.60 亿元。

中山市城镇发展呈现出镇间差异明显、“隐性城镇化”突出等特点。所谓“隐性城镇化”是指经济较发达的镇区，如中山市的小榄、三乡、古镇、沙溪等镇，有相当多的农村人口，在所从事职业、经济收入及生活方式等方面均已达到城镇基本水平，但户口仍为农村户口。《2009 年中山市统计年鉴》显示，中山市近年来的户籍人口和常住人口总体上呈逐年增长趋势，到 2008 年回落和企稳。2008 年中山市常住人口数量为 251.09 万，外来人口数量达 122.17 万，人口自然增长率为 5.13%（见图 8–3）。

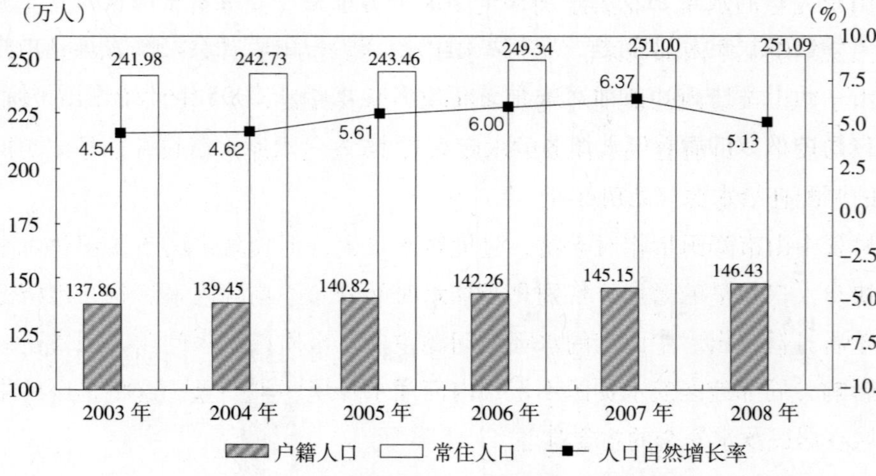

图 8–3 中山市 2003—2008 年人口变化情况图
Figure 8–3 Population of Zhongshan from 2003 to 2008

随着中山市镇区经济的迅速发展，将会有更多的外来人口进入中山。外来人口的激增将带来用水需求的增长，而外来人口与本地户籍人口在用水需求方面存在较大差异，这都给合理预测用水量与规划给水规模增加了难度，将对中山市农村饮水安全规划带来巨大考验。做好流动人口的数量统计、准确把握流动趋势与变动范围对做好中山市用水量指标预测至关重要。

二、中山市水资源与水环境状况

（一）水资源状况

中山市位于珠江三角洲河网区，河网密度大，水资源丰富。虽然中山市水资源丰富，但以过境客水为主，平均每年进入中山市的入境水量达 2 663 亿立方米，主要来自珠江水系的西江和北江。据统计，目前中山市共有大小河流水道、涌沟及排洪渠 289 条，境内主要水道有洪奇沥水道、鸡鸦水道、小榄水道、横门水道、拱北河水道、桂洲水道及西江水道等。中山市境内的主要生活饮用水源有西江水道、小榄水道、鸡鸦水道、桂洲水道等。值得注意的是，虽然丰富的入境水量可以弥补中山市本地水资源的不足，但是入境水量的可利用总量十分有限。

中山市现今共有 49 座水库、78 座山塘，由外江、内河涌及水库共同构成了中山市完整的水系。总集水面积约 108 平方千米，总库容约 9 000 万立方米，主要集中于中南部地区。与江河水相比，虽然山塘、水库水的水质较好，但是由于中山市境内的地理环境多为冲积平原及丘陵，所建的水库库容及汇雨面积均较小，目前有供水任务的水库只有 15 座。水库水质较好，是咸潮期重要的调配补给水源（见图 8–4）。

尽管中山市降雨量相对丰富，过境客水量大，但随着中山市城镇化水平的加快与人口数量的增加，特别是受降水时间分布不均等因素影响，水资源供需矛盾日益突出。中山市的水环境问题主要是水质性缺水问题，因常受咸潮的影响，局部地区淡水资源不足，内河涌水环境污染严重，这将是今后中山市城乡居民饮水安全的主要难题。

（二）水环境状况

中山市供水水源 95%以上取自过境客水，对过境水的依赖度过高，但上游来水量日渐萎缩，尤其是在冬春枯水季节，珠江河口咸潮上溯，用水安全便受到严重威胁。此外，由于珠江流域连年干旱，加上西北江上游不断新建蓄水工程，目前珠江防总实施的珠江流域集中补水调度机制势必取消，届时中山水资源紧缺的状况将更加严峻。①

与珠三角其他地市一样，中山市也是以饮用江河水和水库水等地表水资源为主的城市，地下水资源主要作为补充水源或备用水源，仅在极少数取水

①调查数据显示，中山市水资源的战略储备总量较少，中山市 53 宗储水工程总库容只有 9 000 余万立方米，可利用库容约 6 000 万立方米，是全省蓄水工程最少的地级市之一。按照正常情况估算，全市蓄水总量只能满足约 15 天的使用。（南方日报·中山观察，2010–09–21）

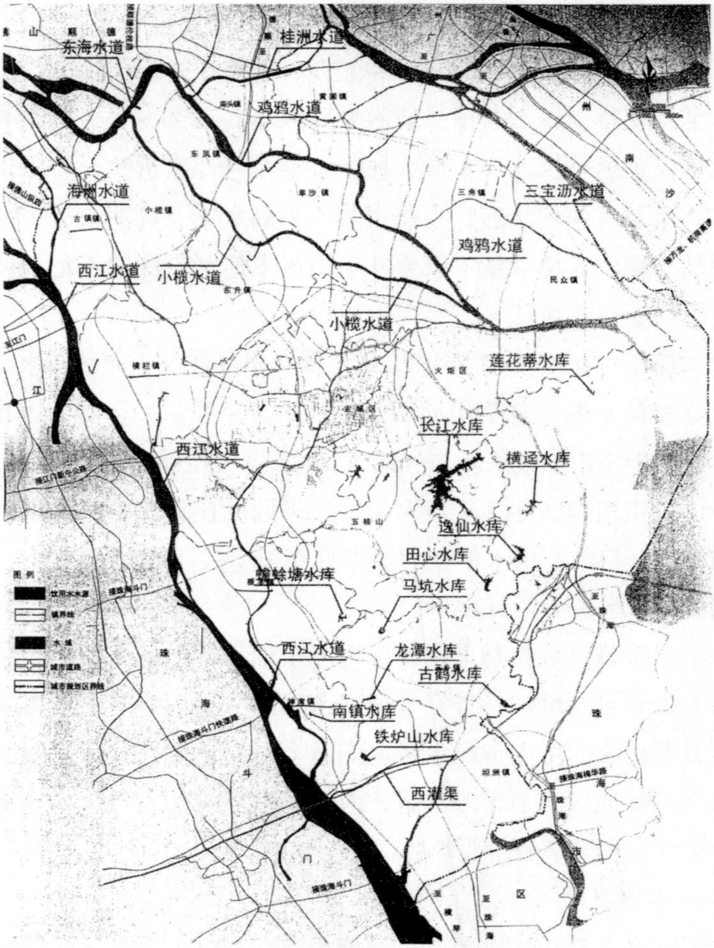

图 8-4 中山市饮用水源分布图

Figure 8-4 Distribution Map of Drinking Water Sources of Zhongshan

资料来源：《中山市供水设施改造和建设规划（2006—2020）》。

不方便的地区才被用作饮用水源。自 20 世纪 80 年代中后期开始，随着中山市及周边地区经济的迅猛发展，江河水污染日益严重，水生态环境日益恶化，不少河道已达到难以治理的地步。

随着中山市社会经济的发展，大量的乡镇工业企业沿江、沿河而建，部分企业“三废”未经处理就直接就近排放。还有部分饮用水源地因未在珠江三角洲河流保护规划水源地及中山市水源地规划的范围内，故未能对原水上游及水源地范围内的废污水排放、垃圾倾倒进行有效控制。

根据调查统计，近几年中山市共有 5 家水厂发生过重大水源水质污染现象，分别为南镇水厂、东凤水厂、东升水厂、大丰水厂、南头水厂。其中以东升水厂、南头水厂最为严重，东升水厂 2007 年 12 月—2009 年 5 月，取水口附近就遭受了 4 次油污染。

除上述污染外，还存在玻璃厂烟尘污染、垃圾处理站卫生污染、石灰厂污染及其他一些暂未发现的污染因素。经调查，东凤水厂还存在石灰厂污染、玻璃厂烟尘污染、垃圾中转站苍蝇污染的情况，稔益水厂、长江水厂存在垃圾中转站苍蝇污染的情况。

表 8-1　中山市水源水质重大工业污染事件历史统计

Table 8-1　Historical Statistics of Serious Industrial Pollution Events of Water Resources in Zhongshan

供水水厂	污染现象	污染原因
南头水厂	2004 年 12 月 26 日晨，取水口整条河道的鱼大批浮出水面。	原因未明
东凤水厂	2008 年 12 月 14 日晨，取水口附近有小面积油带流过，集水井发现泵入小面积不超过 3 平方米的油迹。	油污污染
东凤水厂	2008 年 12 月 14 日上午，平流池集水槽发现由于附近工厂烟窗排放的烟尘颗粒形成的大面积黑色污迹。	烟尘污染
东升水厂	2007 年 12 月 20 日中午，有油迹流向吸水口地段，因上游某管桩厂的船只停靠，排放油污水。	油污污染
东升水厂	2008 年 5 月 5 日中午，上游某管桩厂的船只停靠时排放大量油污，导致吸水口周围都有油迹。	油污污染
东升水厂	2008 年 8 月 28 日晨，制水员发现下游某整染厂有偷排污染水情况，导致吸水口一带水源呈现黑水。	污水污染
东升水厂	2008 年 9 月 20 日凌晨，制水员发现下游某整染厂又有偷排污染水情况，导致吸水口一带水源呈现黑水。	污水污染
东升水厂	2009 年 1 月 12 日傍晚，制水员发现上游东升码头船员有偷排油污情况，导致吸水口一带水源有油迹覆盖水面。	油污污染
东升水厂	2009 年 5 月 3 日下午，制水员发现上游有大量油迹流向吸水口地段，导致吸水口一带水源有一片片油迹覆盖水面。	油污污染
大丰水厂	2006 年 9 月 7 日上午，水厂取水口附近水域受到油渍污染。	油污污染
南头水厂	2005 年 9 月 8 日晨，上游顺德某公司排放污染物，取水口一带出现大量浮油。	油污污染
南头水厂	2005 年 10 月 13 日，顺德某公司排放油质污染物。	油污污染

综合上述对中山市水资源和水环境的分析，中山市虽然有丰富的水资源，但是人均水资源低于全国平均水平，由于水源在经济发展过程中受到污染以及咸潮的侵蚀，造成了日益凸显的水资源供需矛盾紧张，季节性水资源短缺问题和水质性缺水问题成为中山市农村饮水安全的最大威胁。

三、中山市农村供水现状与用水情况

(一) 供水情况

与社会经济发展同步，中山的供水工程建设也取得了很大进展。2007 年 9 月底，中山市成为广东省首个“村村通自来水”的地级市，农村自来水普及率达 100%。全市境内建有并运营具有一定规模的自来水净水厂共 33 座，主要取水水源为鸡鸦水道、小榄水道和西江水道及一些山塘水库。这些水厂分别隶属市公司、各镇水司或村所有。

根据调查资料，目前中山市各镇区的净水厂大都采用常规处理工艺，即原水经过絮凝、沉淀、过滤、消毒后通过输水管网送至用水户（见图 8-5）。

尽管中山市的供水工程建设取得了巨大成效，一定程度上确保了城乡居民的饮水安全。但通过现场调查与资料分析，本书认为目前中山市镇区供水工程仍然存在不少问题：

第一，供水工程系统性、安全性差。中山市各镇级水厂的现状管网基本

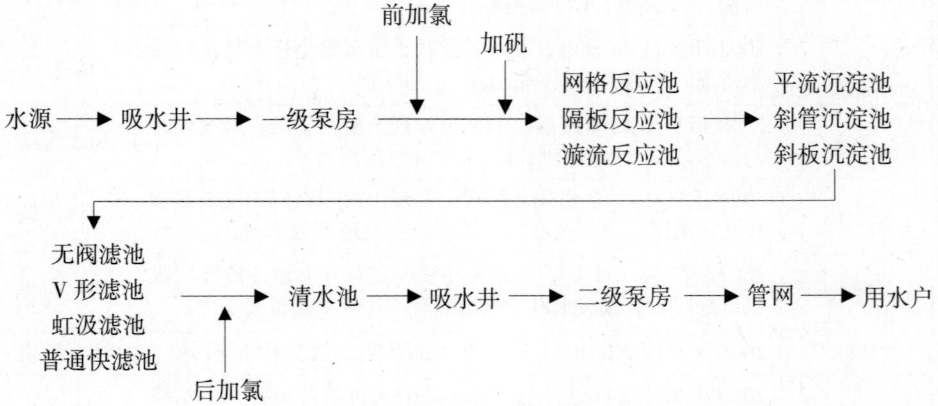

图 8-5 中山市镇区水厂的基本处理工艺

Figure 8-5 Water Treatment Technology of Water Plant in Zhongshan

资料来源：《中山市供水设施改造和建设规划（2006—2020 年）》。

为独立供水管网。虽然部分镇区、部分水厂之间存在简单的并网供水，例如小榄镇西区水厂、永宁水厂、小榄水厂之间的并网供水，在一定程度上实现了区域间的互补供水，但是中山市各村镇整体上并未形成区域统筹供水，系统性、安全性较差。随着经济的发展与人口的增长，部分供水管径偏小的镇区已凸显出供水紧张、水压不足，甚至出现经常断水的情况，给村民生活用水造成极大不便。

第二，管网漏损率高、供水产销差率大。中山市的供水管网多始建于20世纪七八十年代。由于农村管网遍布各村，多数管网铺设时间较长，大部分管道采用的是镀锌管、灰口铸铁管、水泥管等传统管材，而对PVC管、给水球墨铸铁管、给水PE管等新型管材的应用较少。传统管材经过长期使用，出现管道接口不严密、脱落，管子产生裂缝，甚至爆管等情况，从而造成较高的管网漏损率。据中山市供水有限公司统计，2009年中山市的供水管网平均漏损率约为15%（见图8-6），不符合建设部在《城市供水管网漏损率控制及评定标准》中规定的供水企业管网基本漏损率不应大于12%的要求，且呈居高不下的态势。同时，管网经过长期使用，容易造成管道内壁严重锈蚀，管网水质难以保证，易造成供水的二次污染。

产销差率是以实物形态反映的供水企业投入和产出的离差程度，从而反映出企业的管理水平、市场意识和竞争能力，同时也间接反映出水资源的利用效率。据中山市供水有限公司2010年上半年最新统计数据，中山市各镇的供水产销差率仍然偏高，其中港口、古镇等镇区在25%以上，这反映了水资源利用效率仍有待提高，供水企业的管理水平仍需进一步提高。

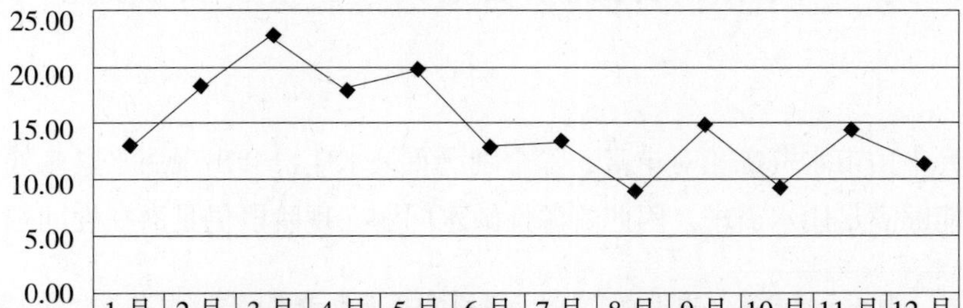

	1月	2月	3月	4月	5月	6月	7月	8月	9月	10月	11月	12月
产销差率(%)	13.03	18.04	22.78	17.92	19.69	12.89	13.46	8.92	14.91	9.31	14.51	11.49

图8-6　2009年中山市供水产销差率变化图

Figure 8-6　Differential Rates of Water Supplying Production and Marketing of Zhongshan in 2009

第三，现有工程咸潮应对能力较差。受地理、气候和水文条件等因素综合影响，中山市咸潮一般出现在10月至次年4月的枯水期。从1995年底开始，中山市南镇水厂受咸潮影响显著，氯化物含量最高达到500毫克/升左右，影响时间约2～3天，此后南镇水厂每年冬春枯水期都会受到不同程度的咸潮影响。近几年来，中山市的咸潮活动呈现出频率加大、持续时间加长、上溯影响范围扩大等特征，接近出海口的乡镇受咸潮影响更为严重。目前，咸潮已经成为影响中山城乡居民饮水安全的重大隐患之一，给供水安全带来巨大考验。

（二）用水情况

中山市人均综合用水定额明显高于广东省及国内外用水定额相关标准，用水浪费现象严重。使用节水器对促进节水具有重要作用，但在农村应用节水器具的居民少之又少，绝大多数村民的节水意识仍然比较淡薄。虽然中山市已发展成为现代工业强市，但是在农村，农业用水仍占据较大比例，是村民生活用水最大的争水行业。渠道灌溉是中山市农田灌溉的主要输水方式，且以土渠为主，渗漏损失大，输水损失率约为50%～60%。在灌溉方式方面，除了少数农业园建立了微灌工程和渠道防渗工程外，大多数依然沿袭传统的大水漫灌，水资源浪费严重。①

根据《中山市用水指标专题研究》（中山市规划设计院，2007），采用城市单位人口综合用水量指标作为预测用水量的主要方法，经预测，中山市的用水指标对供水的压力较大，水资源供需矛盾紧张是未来的基本态势。

第三节　中山市农村饮水安全调查：基于供水企业与用水户

中山市水资源相对丰富，除个别严重缺水年份会出现用水紧张外，目前基本能够满足用水需求，因此资源性缺水问题在现阶段仍是潜在性问题；水质方

①调查数据显示，中山市工业用水重复利用率为26%，与深圳的51.3%、肇庆的51%及全国先进水平的85%存在巨大差距；家庭生活中节水器具普及率约为25%，整体偏低；农业灌溉仍大量采用漫灌等措施，水利用率不足60%，水资源利用率偏低。（南方日报·中山观察，2010-09-21）

面，由于受各种因素综合影响，中山市存在水源水质日趋下降、管网水质二次污染等水质问题；取水方便程度方面，中山市已实现“村村通自来水”，因此基本不存在取水不方便的问题；供水保证率方面，中山市早期兴建的镇村级供水工程逐渐暴露出供水能力不足的问题，用水高峰期时常因水压过低而断水。为深入了解中山市农村饮水安全实情，本书采用了水源污染问题专题现场调查和基于农户视角的饮水安全问题问卷调查等方式，并与当地水务局与供水公司相关人员访谈，以期对中山农村饮水安全实际情况作出全面和客观的评价。

一、关于中山市农村饮水安全问题问卷调查

为全面了解中山市农村饮用水和环境卫生的真实情况，以及中山市农村居民对饮水安全问题的认识和评价，本章采用问卷调查（同时作为珠三角农村饮水安全问题调查的预调研）的形式，对中山市农村饮水问题进行现状分析与评价。本章设计的中山市农村饮水安全问题调查问卷共含15道问题，涉及对饮水安全的认知，对政府保障饮用水安全政策的认知、满意度及水价三大类问题，较为全面地反映了中山市农村居民对饮水安全现状及保障的基本认识。本次调查共发出118份问卷，收回118份，回收率达100%。通过对调研数据的统计与分析，可得出以下基本结论：

（一）关于饮水安全认识

调研结果显示：有11%的人认为中山市的饮用水不能满足个人与家人的饮水安全需求，78.8%的人觉得环境污染是饮水安全存在隐患的最重要因素，水资源过滤技术问题、自然及水资源条件差分列其后。由调查结果可知，中山市大多数农村居民已开始关注饮用水安全并对饮水安全隐患存在不同程度的担忧，同时从饮水安全的保障机制上，认为政府管控和经济调控能起到较为重要的作用。

（二）关于政府管制

调研结果显示：71%的受访居民认为政府采取的举措能够对保障所在区域的饮水安全起到重要作用，其中认为老化水管更换对保障所在区域饮水安全有帮助的居民最多，达91%；其次是水厂优化，达84%；再次是工厂行业调整，达72%；而水库控制、绿化增加和生活垃圾处理分别达66%、61%和54%。在管控效果方面，只有14%的居民对政府管控表示满意，78%的居民表

示一般，还有8%的居民表示不满意。在宣传力度方面，只有39%的受访居民认为饮水安全宣传足够，而有61%的受访居民认为不足够。由调查可知，政府管制对饮水安全保障方面起着至关重要的作用，而从居民的满意度情况来看也说明政府在管控方面（包括政策的执行、宣传度等）还有待提升。

（三）关于价格调节

调研结果显示：65.3%的居民认为通过修改水价标准对保护水资源有帮助，72.9%的居民认为政府采用价格差异化收费的做法，对提高人民的用水意识和保护水资源能起到作用。由调查可知，采用价格杠杆对居民用水进行调节、管控的做法，对改善居民用水、提高居民用水意识、保护水资源起到至关重要的作用，是饮水安全保障机制的重要调控手段。

二、关于中山市水源水质安全现状实地调查

为了全面掌握中山市水源水质情况，通过走访水厂、与水公司技术人员座谈以及查阅有关统计资料的方式对中山市水源水质现状形成如下调查分析结果：

（一）水源取水口附近工业情况

中山地区民营经济发达，企业群集、产业层次和集中度普遍不高，取水口附近企业分布密集，个别工业企业不达标排放的情况时有发生（见8–2）。

表8–2 中山市水源取水口附近工业情况统计

Table 8–2 Statistics of Industries Near Water Intakes of Zhongshan

供水水厂	生活排污口位置
海州水厂	取水口对面有石灰厂、皮革厂，上游约100米处有沙石场，约2千米范围内有工业污水处理厂排放口，约2千米处有洗水厂排放口，共3条DN600排放管。
古镇水厂	取水口上游1千米处有玻璃厂，下游1千米处有沙石场，约1.5千米处有混凝土厂。
南镇水厂	对岸有1间灯饰厂，下游1千米范围外有化工厂和造纸厂。
东凤水司	沉淀池、过滤池直对玻璃厂，下游1千米范围外有油库。
东升水厂	水厂上游约300米处有管桩厂，排污物有油污、泥水，下游约500米处有漂染厂。
大丰水厂	取水口上游3千米范围外有船厂和沙石场。
南头水厂	取水口上、下游1千米范围以外有排污工业，含重金属、印染污水。
新涌口水厂	附近有排污工业，自建有污水处理池。
阜水水厂	取水点上游有沙石场、混凝土公司、玻璃厂等，下游有包装制造公司，1千米范围外有电镀厂。

（二）水源取水口附近生活排污口情况

由于农村生活污水和垃圾的收集、输送和处理系统建设相对滞后，大量人体排泄物、污水和垃圾未经有效处理和利用，直接排入水源区域。据统计，中山市共有 8 家水厂存在生活污水排放口污染水源水质情况，其中以南头水厂、古镇水厂、南镇水厂最为严重，污染范围基本上都在水源地保护范围内（表 8–3）。

表 8–3 中山市水源取水口附近生活排污口统计
Table 8–3 Statistics of Life Pollution Outlets Near Water Intakes of Zhongshan

供水水厂	生活排污口位置
古镇水厂	取水口下游 1 500 米处有生活排污口。
稔益水厂	取水口上游 1 200 米处有生活排污口，下游 1 500 米处左右有一个生活排污口。
板芙水司	取水口下游 2 000 米处万步坑半山坡有生活排污口。
中法水厂	距离原水泵房集水井 150 米处有一条排藻口；取水口上游 400 米处有全禄水闸，只入水不排放；上游约 1 500 米处有横栏镇拱北水闸。
南镇水厂	上游约 2 000 米处有麻子冲，下游约 1 000 米处有南镇冲。
南头水厂	取水口下游 150 米处有海傍街生活排污口。
新涌口水厂	取水口下游 2 000 米以外有生活排污口。

此外，中山地区水源河道水路运输频繁，油污、生活垃圾以及各类污染物经码头或船只直接排放到河道，导致水源水质污染。如船只有运输有毒有害物质现象，更存在重大水污染事故隐患。经调查，中山市共有海州水厂、古镇水厂、稔益水厂、中法水厂、南镇水厂、东凤水厂、东升水厂等 9 家水厂水源地保护 1 000 米甚至 500 米范围内存在码头或渡头，船只停靠、行驶过程中发生过漏油现象，且有船只在停靠过程中清洗船体，并将清洗污水就地排放，对水厂水源造成了一定程度的油污染困扰。

由于中山市水源河道与内河相通，内河生活污水的排放随着潮汐流入水源河道，导致总大肠菌群超标，枯水季节原水氨氮严重超标。主要取水河道如西江、鸡鸦水道属于双向流河道，取水口下游污染物的排放也对水源造成较大的影响。

中山市各水源水质的污染源主要为生活排污水污染、工业（如漂染厂、洗水厂、电镀厂、皮革厂、印染厂等）排污水污染、水上运输工具污染、沙石场污染和石灰厂污染。水源水质污染有以下主要特点：

第一，水源普遍受到污染。中山市已遭遇水质污染事件的水厂共 5 家，采用江河水作为饮用水水源的共 12 家。其中存在生活排污水污染的共 8 家，存在工业排污水污染的共 9 家。由此可见，不受污染的水源几乎没有，即使是水源水质较好的稔益水厂、新涌口水厂也存在污染因素。

第二，对于受到污染的水，很难得到有效检测和彻底处理。现在采用的原水生物箱等水源监测手段对于“三致类”污染物不能及时有效地监测到，因此此类污水的排放对饮用水源存在一定的安全隐患，威胁着人民的身体健康。且很多企业经常偷排污水，这些污水的排放造成水质波动大，其污染物目前常规水处理工艺尚难以处理。即使增加如活性炭过滤等深度处理工艺使水质指标可以达到饮用水要求，但是此类污染物质并没有因此而从水体中消失，仍然威胁着人们的身体健康。

三、关于中山市农村饮水安全问题访谈

中山市已有统一的水管机构——水务局。水务局如何看待中山市农村饮水安全问题？就中山市饮水安全问题的现状、问题和对策措施，在基于农户问卷调查和供水公司实地调查统计的基础上，本书通过走访中山市水务局有关人员，形成如下访谈要点：

（一）中山市人均水资源低于全国平均水平

珠江三角洲地区水资源形势十分严峻，即便是在水量相对丰沛的流域，用水区人均水资源量也仅为 1 100 立方米 / 年，远远低于国际公认的 1 700 立方米 / 年的人均用水警戒线。中山市是著名的“水乡”，但由于水资源与人口的匹配极不协调，人口数量的快速增长、经济社会的快速发展都对水资源利用提出了更高的要求。近几年，随着全市经济社会的快速发展，总用水量已达到甚至超出了本地水资源总量。因此，中山的水资源“家底”实际上也并不丰厚，人均占有水资源的数量也低于全国平均水平，在珠中江区域中，中山人均拥有水资源量居倒数第一。

（二）中山市水质性缺水问题形势日益严峻

中山供水水源对上游过境水的依赖度过高，使用的都是上游已用过的过

境客水，处于水资源利用的末端。随着上游地区经济社会的不断发展，城市废水、污水排放量增加，过境客水水质难以得到有效保障。近年来由于全球气候变暖，西江上游降水明显减少，加上广州、佛山、深圳等地在西江上游地区不断新建引水工程开采水资源，也使中山、珠海、澳门面临用水危机，水资源紧缺问题日益突出。中山位于西江下游，地处冲积平原地带，不利于蓄水工程的建设，山塘水库蓄水能力有限，是全省蓄水工程最少的地级市之一。据近几年的水质情况统计，虽然西江干流（中山河段）、鸡鸦水道、小榄水道、洪奇沥水道水质均达到国家规定的Ⅱ类水质标准，但部分时间仍然出现总大肠菌群、氨氮及总磷接近Ⅲ类甚至Ⅳ类水质标准的情况，尤以冬末春初的旱季最为突出。

（三）以咸潮为主要诱因的季节性缺水是突出问题

季节性缺水同样是中山水资源的一个难题。中山市水资源的年内分配极不均衡，汛期（4月至10月）降雨量约占全年的86.3%，导致许多降水以洪水形式入海而无法利用；枯水期（11月至次年3月）降雨量只占全年的13.7%，常常出现因降水不足而导致淡水资源短缺的情况。同时，由于珠江流域连年干旱，加上西北江上游不断新建蓄水工程，上游来水量持续萎缩，每年枯水期都要遭受咸潮侵袭，出现局部季节性淡水资源短缺的现象。

近几年来，由于气候变化异常和西江径流量减少，咸潮线曾几度分别沿磨刀门水道和横门水道上溯到全禄、大丰两大主力水厂取水口，导致全市近三分之二的地区被迫实施局部时段的低压供水，对生活、生产均造成了相当大的影响。

（四）农村居民选择其他饮水方式的卫生隐患较大

近年来，因为自来水不够清澈且有不好的味道，不少村民（以南朗、三乡、板芙、大涌、沙溪等镇的村民为最多）放弃以自来水作为饮用水，而取井水或龙井水、山溪水饮用。由于水源污染、管网老化及咸潮干扰等不利因素日趋严重，用水户对自来水的水质更加担心和不满，将会有越来越多的人选择以井水、泉水、山溪水作为日常饮用水。

但是，卫生问题仍然是井水、泉水、山溪水存在的最大问题，甚至比自来水存在更大的水质安全隐患。井水易受到地面各种污染物和地下污水管网漏水的影响，污水长期渗入地下，工业废水和生活污水成为井水的重要来源，没有消毒措施的井水，卫生指标难以保障；山泉水虽然被人们视为富含矿物质、远离污染的优质水，但山泉水易受外界污染，水质极不稳定，且缺乏及时的卫生检测。由此可见，选择其他饮用水不是解决农村饮水安全问题的有效办法，而彻底切断饮用水水质污染源，根治饮用水水质问题才是保障中山农村饮水安全的当务之急。

第四节　中山市农村饮水安全保障机制的成效和不足

纵观中山市农村饮水安全的发展历程，中山市在保障农村饮水安全方面无疑取得了巨大成效。一方面，市镇两级政府综合运用行政、法律与经济手段，强化政府管制，行使政府公共管理职能，分阶段制定农村饮水安全规划，新建、改建农村供水工程，根据中山市社会经济发展情况适时出台有利于保障农村饮水安全的人口政策与产业结构政策，并建立健全农村水环境法律法规，加强农村公共卫生基础设施建设，改善农村人居环境，提高农村饮水安全应急能力管理水平。另一方面，在市场经济体制下，中山市积极探索通过市场机制调节水资源供需的有效途径，在水务市场化与水价改革等方面都取得了显著成果。

一、农村饮水安全政府管制取得的成效

（一）成立中山市水务局，强化水资源统一管理

本书提出构建珠三角农村饮水安全保障机制，珠三角各市需要在成立珠江流域水资源管理机构的基础上成立统一的地方水资源管理机构，以打破“多龙治水”的格局，实现水资源的统一管理。中山市已通过成立水务局有效解决了这一问题。中山市水务局对中山市水资源进行统一规划管理，统筹城乡供水。中山市水务局的职责包括落实水资源管理制度，兼顾中山市水资源与水环境承载能力，规划水资源开发利用、水功能区限制纳污、用水效率

控制，统筹城乡供水安全和内河涌综合整治等工作。从中山市水务局的职能可看出中山市在强化水资源统一管理、提高水资源管理效率方面已迈出了积极的一步。

（二）实施“供水一盘棋”，落实城乡供水一体化

为统筹城乡供水，切实保障农村居民饮水安全，中山市针对部分水厂运行状况不理想、重复建设现象严重的问题，出台了《中山市“供水一盘棋”的实施方案》，提出了全市供水“统一规划、统一建设、投资多元化和经营市场化”的目标和任务。“供水一盘棋”对全市供水企业的供水设施资产进行重组，推进城乡供水一体化进程，以达到统一规划、统一建设、投资多元化的目的，最终实现区域联网供水、安全供水的目标。目前，中山市已完成“村村通自来水”，全市“供水一盘棋”战略也已进入推进区域统一供水、同网同价的实质性阶段。中山城乡“供水一盘棋”战略规划对推动城乡一体化，保障农村饮水安全发挥了重要的指导作用，也为抗咸设施的合理规划搭建了有力的保障平台。

（三）建立健全法律法规，加强水源保护，加大治污防污扶持力度

在严格执行饮用水源地保护规划的基础上，中山市从政策上积极引导、扶持节水型、环保型产业发展，从法律上严惩危及居民饮水安全的非法排污行为。中山市对镇区污水处理设施的建设进行资金扶持，从建设用地、初期运营费用等方面加大支持力度，同时加大力度防污治污，关闭了多间纺织印染厂、造纸厂、小化工厂等高耗水、高污染企业。除了运用行政政策手段外，中山市政府部门还运用法律手段保障居民饮水安全，制定了一系列水源水质保护法律法规，如水污染防治法、水源保护区制度、排污收费制度及限期治理制度、排污口管理制度等。

在严格水资源保护的基础上，中山市对供水设施和给水供水工程专项规划，出台了《中山市供水设施改造和建设规划（2006—2020年）》和《中山市给水工程专项规划（2006Z—2020年）》。为保护饮用水源地环境质量，中山市政府积极推进集中生活饮用水水源地环境保护专项立法、执法的力度，出台了《中山市饮用水源地环境保护规划》、《中山市水资源保护和利用规划》，并依据实际情况制定了各种集中饮用水水源保护区分级管理办法并正式施行。（表8–4）

为实现治污防污的信息公开，发挥公众和社会监督作用，激励污染型企业规范排污行为，中山市通过出台《污染源环境保护信用管理试行办法》对企业进行污染源环境保护信用管理评价，对重点工业污染源和镇区 A 类污染源强制实行环保信用管理。另外，中山市通过制定《举报环境违法行为奖励办法》，鼓励群众积极参与环境保护监管管理，勇于举报污染环境的不法行为，提高治污防污的公众参与度。

表 8-4 中山市水源规划保护区

Table 8-4 Water Source Areas of Zhongshan

保护区名称和级别	水域保护范围与保护目标	陆域保护范围
长江水库饮用水源（一级保护区）	长江水库全部水域水质保护目标为Ⅱ类。	—
长江水库饮用水源（二级保护区）	—	长江水库 26 米正常水位线向陆纵深 200 米的陆域范围。
西江中山河段饮用水源（一级保护区）	全禄水厂吸水点上游 1 000 米至下游 500 米河段水域。水质保护目标为Ⅱ类。	相应保护区水域沿岸河堤外坡脚向陆纵深 200 米的陆域范围。
西江中山河段饮用水源（二级保护区）	全禄水厂吸水点上游 1 000 米至古镇外海大桥，下游 500 米至神湾斗门大桥。水质保护目标为Ⅱ类。	相应保护区水域沿岸河堤外坡脚向陆纵深 200 ~ 1 000 米的陆域范围。
小榄水道饮用水源（一级保护区）	小榄水道大丰水厂吸水点上游 1 000 米至下游 500 米水域。水质保护目标为Ⅱ类。	相应保护区水域两岸河堤外坡脚向陆纵深 200 米的陆域范围。
小榄水道饮用水源（二级保护区）	小榄水道大丰水厂吸水点上游 1 000 米至莺歌咀河段，下游 500 米至中山港大桥水域。水质保护目标为Ⅱ类。	相应保护区水域两岸河堤外坡脚向陆纵深 200 ~ 1 000 米陆域范围。
鸡鸦水道饮用水源（二级保护区）	鸡鸦水道全河段水域。水质保护目标为Ⅱ类。	相应保护区水域两岸河堤外坡脚向陆纵深 200 ~ 1 000 米陆域范围。

资料来源：《中山市供水设施改造和建设规划（2006—2020 年）》。

（四）多方联动，建立咸潮应急预警机制，提高咸潮应对能力

中山市属珠三角地区受咸潮影响最为严重的地市，咸潮期水质问题给当

地人民群众的生产、生活造成了极大影响。面对日益严重的咸潮影响，中山市在“供水一盘棋”总体思想的指导下，结合各镇区的具体条件，制定了多项经济、合理的抗咸方案，总体上形成“分区抗咸、区域联动”的抗咸机制，其中既有工程性措施又有非工程性措施，大大提高了咸潮应对能力。工程性措施主要包括兴建抗咸备用水厂、水库压咸、联网调配等多种方式。2005年初建成并投产的长江水厂是中山市目前最重要的抗咸工程性措施，咸潮发生时将以最大生产能力确保中山城区居民的饮水安全。针对沿海地区的咸潮问题，中山市先后在坦洲、神湾、南朗等镇新建了压咸水库，通过及时地调水压咸，确保了坦洲、神湾、三乡等镇咸潮期的饮水安全。2010年，中山市启动江库联动工程，这项投入数亿巨资的抗咸工程将会更加有效地解决咸潮问题，对保障城乡居民饮水安全意义重大。

中山市应对咸潮的非工程性措施主要包括成立咸潮应急指挥小组，建立应急预案，在沿海各主要水闸、水道共设立14个自动测咸站，完善咸潮预警机制与群闸调控机制，建立24小时值班制度，实行咸情一日一报，并实时发布咸情信息，及时指导取水调度。气象部门和供水企业及时预告并启动各项应急措施，把咸潮的影响降到最低限度。

二、农村饮水安全市场机制取得的成效

(一) 积极推进水务市场化改革并初见成效

据前文分析，水务市场化改革是解决供水工程建设融资问题的必然途径，也是水价改革的助推器。中山市在推进水务市场化改革领域早有尝试并取得了实质性进展。早在1992年，法国苏伊士集团就曾投资中山市坦洲自来水公司，自此非国有经济正式进驻中山水务领域，成为中山水务市场化的开端。为进一步解决水务行业投资渠道不畅的问题，中山水务行业又通过产权制度改革，对供水公司进行市场化改革，以实现供水行业的可持续发展。1998年中山市全禄自来水公司与中法水务投资有限公司合资成立了中山公司，建立了两间中山水厂。之后，中山城区和镇区供水企业陆续完成公司制改造，按照现代公司制度建立了企业制度。

中山水务市场化改革的另一创举是水务资产并购和整体上市。并购行动

是指根据中山市“供水一盘棋”，以中山市供水公司为主体收购分散在各镇区的供水公司，进行产权改革。一方面，通过供水设施和资产整合发挥供水行业的规模效应，有利于实现区域供水与城乡供水一体化；另一方面，资产整合有利于合理配置水资源，实现资源优势互补和设施共享，建立适应市场经济体制的公共物品配置体系。

通过将水务资产并入上市公司，利用社会化融资平台拓展供水行业融资渠道，从而极大推进供水工程设施改造。2007 年，通过吸收合并、定向增发的方式，中山市属供水公司全部资产和部分镇区水务企业并入上市公司，完成水务资产证券化，较彻底地解决了投、融资渠道问题，从效率和资金保障上为中山城乡供水一体化和安全优质供水提供了条件。

（二）稳步上调水价，推进多元化计价方式

水务行业市场化改革能够有效解决供水工程新建与改造的资金问题，但是吸引社会资本与民间资本进入水务行业需要有必要的激励机制，而水价激励是最现实也最直接的激励方式。自 20 世纪 90 年代以来，中山市在加快推进水务市场化改革的同时，也通过各种政策措施将水价调整至合理水平。这表明中山市已充分意识到水资源的重要性，并竭力通过水价杠杆来调节水资源的供需平衡。

目前中山市农村水价中已包含了水资源费、自来水费（即工程水价）与污水处理费三个部分。中山市已从 2009 年 7 月 1 日起统一调整镇区居民生活污水处理费，征收标准为 0.7 元 / 立方米。为应对日益严重的季节性缺水与水质性缺水问题，中山市从 2008 年 6 月 1 日开始试点推行居民生活用水定额和阶梯式水价。为加快推进阶梯式水价计价方式，中山市在落实抄表到户工作上作出积极努力。针对部分存在供水中间层的村镇，出台了《中山市生活饮用水二次供水管理办法》，提出由供水企业统一接管、小区物管企业代管两种二次供水管理机制逐步过渡到由供水公司对二次供水设施进行统一接管的阶段。供水公司直接接管二次供水设施对加快推进抄表到户，实现居民用水同网同价具有重要意义。

自 2010 年 1 月 1 日起，中山市将水资源费调整至广东省统一收费标准，即城乡居民生活饮用水的水资源费由 0.02 元 / 立方米上调为 0.12 元 / 立方米。

中山市2010年9月启动了新一轮水价调整，根据《中山市供水价格调整和改革方案（2010年）》，将24个镇区的23个水价价区整合为3大价区，同时，对供水架构分类进行了简化，将全市现行6大类、12小项的水价合并为4大类，分别是居民用水、非居民用水、特种行业用水和趸售用水。该方案将分三步实施水价调整，分别在2010年10月、2011年7月、2012年7月调整，三次调整后，第一价区综合水价将从1.42元/立方米升至1.641元/立方米，其中非居民用水价格统一调至1.80元/立方米、特种行业用水价格统一为3.00元/立方米，趸售用水价格统一为1.52元/立方米。第二价区将调升0.21元/立方米，并于2010年10月和2011年7月分两步实施。第三价区将在现行的综合平均水价基础上顺加0.10元/立方米。

水价改革不是一劳永逸之事。根据中山市供水有限公司提供的数据，三步走水价调整到位后，中山市水费支出占家庭总支出比重不到1%[①]，按照国际通行3%左右的标准，水价仍有一定的上涨空间。面对水资源供需矛盾和饮水安全问题日益突出的形势，以及各地已经普遍调升水资源费的事实，中山市水价改革将面临持续推进的过程，必须进一步推进水价改革，使其更加科学合理。

三、中山市农村饮水安全保障机制的不足

通过对中山市农村饮水安全现状的考察，中山市农村目前存在较为严重的饮水安全问题，如季节性缺水问题、水质问题及咸潮危害。有些问题长期持续下去，必然会成为城乡饮水安全的最大威胁，而农村饮水安全保障机制的不足是当前这些饮水安全问题的根源所在。

（一）政府管制与市场机制的乏力是水质性缺水问题的症结所在

水质性缺水问题可以通过水源保护与水污染防治等措施解决。中山市的水质性缺水问题主要是由工业污染和生活污染造成的。虽然中山市在水污染防治方面也采取了一些措施，但是并未从根本上遏制水源污染问题。一个主要原因是政府水环境管制弱化，监管执行力不强。

---

①根据中山市2010年水价调整方案，水价调整后，除沙溪镇用水户外，其余镇区用水户年水费支出占可支配收入都不到1%，中心城区也仅占0.54%。

第一，中山市虽然已颁布实施了不少关于水源保护与水污染防治的法律法规，但是政府并未依法关闭那些为推动镇区经济发展有突出贡献的高污染型企业，或者未依法制裁这些企业的非法排污行为。

第二，中山市以“工业立市”著称，特别是镇区工业发达，已形成相对稳定的产业集群。产业调整可能会对当地经济造成较大冲击，调整的难度较大，各种产业优化政策并未落到实处。

第三，区域资源统筹能力不足。尽管颁布了《中山市给水工程专项规划(2006—2020年)》，但由于镇区利益分割，规划实施乏力。中山市现有水厂主干管没有形成有效环状，镇与镇之间缺少有效的连通管，水厂间难以形成整体管理与调度，造成了一定程度上的资源浪费和管网重复建设，特别是当供水出现故障时，难以发挥整体调度优势，影响故障区的应急能力，更无法体现出供水行业的规模经济。

第四，行业准入与行业管理欠规范。由于缺乏严格的行业准入管制，大部分镇区未对整个供水系统存在的安全隐患和薄弱环节进行详细评估，未制定针对整个供水系统的水质安全管理规定。取水口附近常常建有高污染型企业，水源水质污染严重；多数乡镇供水企业的生产技术水平和管理水平偏低；部分镇区不按给水规划执行，自主建厂、扩厂。

另一个重要原因是市场机制乏力。目前污水处理行业面临的最大困难是工程资金问题。治污防污虽然应由政府主导实施，但政府可以通过提供宽松的市场环境，在污水处理行业引入社会资本，变政府供给为市场供给。通过考察，中山市区污水处理行业的市场化进程非常缓慢，绝大多数污水处理厂由政府投资兴建，不仅进展缓慢，而且后续运行难以维系。

(二) 基于饮水安全的水价保障体系尚未建立

虽然近年来中山市已多次调整农村水价，但是上调水资源费与污水处理费并不能作为对供水公司的价格激励，反而是变相增加了供水成本，所以大多数供水公司仍处于亏损运营的境地。企业不能盈利也就没有动力将资本投入供水行业，换言之，工程水价不能提升至企业合理利润水平，水务市场化进程就无法推进。所以目前的情况是政府一方面期望在水务行业引入市场机制，但另一方面在推动水价上调工作上又显得乏力，严重影响了旧管网改造、抄表到户等工作的开展。

科学的水价体系应该是能够充分体现水资源稀缺程度、有效促进节水，维系供水工程良性运营，兼顾用水户承受力的综合水价体系，应该具有全面的饮水安全保障功能。虽然中山市也在努力推行农村用水阶梯式水价，但由于缺乏对用水户承受力分析的科学方法，致使阶梯式水价推进工作进程缓慢。在水价计价方式上，亦未建立起针对季节性缺水问题的浮动水价和针对高污染行业的差别水价，并且居民生活用水、非居民生活用水和特种行业用水的水价差额过小，未充分体现出优先满足生活用水和限制特种行业用水的配水原则。中山市政府已根据与水务企业的特许经营水价合同约定，建立动态水价调整机制，但目前尚未有效实施。

（三）节水宣传还不到位，多元参与机制不健全

节水宣传教育是强化节水观念，改变人们不良用水行为与方式的重要手段。总体上看，中山市对节水宣传还不够重视，宣传对象存在局限性，未从根本上引导用水户改变传统用水观念、养成主动节水的生活习惯。民众缺乏水忧患意识，对节约用水的认识不足，青年群体的节水意识淡薄。作为改水工程的最大受益者，农村居民应当积极参与到农村改水建设中来。但是中山市在新建供水工程或旧管网改造过程中并未充分听取村民意见，因此并不了解他们的实际需求，致使村民参与工程建设的积极性不高。由于农村用水户对水价改革的参与度不够，致使水价调整频频受阻。同其他地方的水价调价方式类似，中山目前也只是在水价上调前的听证环节将用水户考虑在内。而正是因为用水户没有全程参与水价改革机制，才造成了水价听证的流于形式，绝大多数用水户对供水公司出具的供水成本一无所知。

（四）应急预警机制比较薄弱

虽然中山市在农村饮水安全应急预警方面采取了一系列措施，但它仍然是保障农村饮水安全的薄弱环节。水源突发性污染与咸潮侵袭是影响中山市城乡居民饮水安全的巨大潜在威胁，而当前相对较弱的饮水安全应急能力不能有效应对各种可能的突发性水危机。建立长效应急预警机制，与供水的智能化管理具有直接关系。目前，中山市现有水厂实现智能化运行管理的仅占全部水厂的15%。多数镇区无实时监测点，缺少有效的监控，对管网的漏损点和爆管点难以及时发现。大部分镇区的供水应急预案强调的是发生水事件

后的补救措施，而对水源水检测与管网监控的预警能力重视不够。当然，建立基于信息化、网络化，融合高端信息采集技术的应急预警机制的投资巨大，难以一步到位。

第五节 中山市农村饮水安全保障机制优化及有效运行

根据中山市农村饮水安全保障机制的不足，本书认为应当强化政府管制手段的执行力，全面推进水务行业市场化进程，实现政府水价管制与水务市场化改革相结合，发挥农村居民在饮水安全保障机制中的主体作用，提高农村饮水安全应急预警机制的技术水平。

（一）强化政府管制手段执行力

针对政府监管不严、执法力度不够等问题，本书认为应当从防止权力寻租、改进政府政绩考核机制及加强公众参与监督等方面强化政府管制的执行力。为有效防止高污染企业与供水、污水处理运营企业等农村饮水系统参与者对政府实施权力寻租，需要建立完善的政府权力监督机制，把政府权力范围与权力履行纳入法制化、程序化轨道，整合监督资源，形成监督合力。

政府缺乏管制执行力的一个重要原因是现行的政绩考核机制中过分看重GDP硬性指标的考核方式不尽合理，为了拉动经济增长，政府部门有意地放松了对企业非法排污行为的管制。因此，制订合理的绩效评估标准，是规范地方政府行为的当务之急，应当直接将地方政府官员的政绩与环保指标挂钩，督促政府部门注重节能减排，加强环境保护，保障农村饮水安全。

政府政绩考核机制将农村饮水安全保障作为重要的指标，应该打破传统的“自上而下”的考核程序，将“自下而上”的公众评价纳入政府绩效考核体系，增强过程的透明性和公开性，保证评估的客观性和公正性，并且通过公众参与，加强公众监督政府执政的积极性。

（二）全面推进水务行业市场化进程

水务行业包括供水和污水处理等上下游产业链。现阶段中山市已基本实现供水行业的市场化改革，建立了与市场机制相适应的现代企业管理制度。相比之下，水务行业的另一大板块——污水处理领域还处于传统的政府供给阶段。针对污水处理设施紧缺、污水处理能力不足、现有污水处理厂亏损运营的现实问题，参照供水公司市场化改革经验，早日推进污水处理行业的市场化进程是解决水污染防治问题的当务之急。污水处理市场化改革可以为兴建污水处理厂提供强大的资金链，还可以通过市场化运作提高污水处理厂的运行效率和管理水平。

除在水务企业推进产权改革、供水工程投、融资借助资本平台等手段外，机动的市场手段能够使现行的法规体系运行得更加灵活、有效。在污水处理能力尚不足的情况下，政府部门还可以利用市场激励因素规范企业的排污行为。如政府部门可以在控制排污总量的前提下，通过发放排污许可证的方式，使减少排污成为企业获利的一种方式。

（三）建立并落实科学的饮水安全水价体系

通过市场化运作的价格杠杆，减少用水量，改善供需关系。中山市水资源浪费现象严重，枯水期的供水缺口较大，是水资源供需矛盾紧张与用水浪费严重并存的城市。通过实行“一户一表”、“抄表到户”，全面推进阶梯式水价与季节浮动水价相结合的水价上调与水价改革，可以起到很好的节水效应。中山市现行水价标准中居民生活用水水价与其他用水，特别是特种行业用水的差额过小，应在进行水价综合上调的基础上，进一步拉大生活用水与其他用水类型的水价差额，并尽快简化用水分类为居民生活用水、非居民生活用水和特种行业用水三种类型。水价体系建立的出发点和立足点是要充分考虑饮水安全保障，也即构建基于饮水安全保障的水价体系。

在中山市现有水价改革的基础上，借鉴珠三角农村饮水安全保障水价体系构建的做法，从宏观上要考虑社会经济发展水平与经济结构，结合历史定价水平，采用“成本+费用+利润+税金”的全成本定价法；全成本水价结构涵盖资源水价、工程水价和环境水价；以阶梯水价为主，结合季节浮动水价、分类水价和保护性高水价，确定多元计价方法；在水价的制定、调整之前和过程中，要进行水价承受力分析，考虑水价调节基金和水价补贴等配套措施。基于饮水安全的水价体系需要政府部门、供水公司及用水户共同参与构建，通过协力积极推进水价改革，使水价能够有效发挥市场调节杠杆作用和饮水安全保障功能。

（四）积极引导公众全程参与农村饮水安全保障机制

实践表明，公共物品领域的公众参与比其他方式更容易形成强大的舆论效应，唤醒社会意识。本书认为可以从水源与水环境保护、供水工程建设或改造、水价制定与改革、节约用水几个方面调动公众参与农村饮水安全保障机制的积极性，通过公众全程参与，形成农村饮水安全的多元参与保障机制。

在水源与水环境保护环节，改变以往单纯依靠政府“自上而下”监管的形式，要充分依靠当地村委、居民社区和环保协会等民间组织的力量去发现、举报水环境污染问题，实现公众监督与政府监管的有效联动。公众还可以借助新闻媒体、互联网等信息传播平台将企业的污染信息传播给社会，进而对污染企业形成公共舆论压力，提高政府监管部门的关注度并促使企业进行整改，从而形成各个利益方的良性互动。

在旧管网改造环节，应该充分调动用水户参与管网改造的热情，通过走访、座谈、问卷调查等多种形式了解他们对管网改造的真实需求，倾听他们的意见，对管网改造可能带来的价格上调等后续问题事先进行充分沟通，争取获得群众的理解和支持。

在水价改革环节，用水户参与水价改革不应只体现在水价上调前的听证环节，要从调动用水户参与调价的积极性、提高用水户的水价知识水平等基础工作做起，将各个消费阶层的用水户，尤其是中低收入群众代表的积极性调动起来，引导他们以实际行动参与水价改革，为水价调价献计献策，从而提高水价调价程序的公开、公正性。

在倡导节水方面更离不开社会公众的参与。在利用水价杠杆促进节水的同时，还应通过多种宣传教育方式，引导用水户从意识上改变传统的用水观念，慢慢养成节约用水的良好生活习惯。只有当村民从意识上认识到水资源的宝贵和用水浪费的错误性，他们才可能在外界舆论影响和自身观念转变的过程中，主动加入到节水行列中来。

（五）完善农村饮水安全保障机制的配套措施

第一，要加快农村公共卫生基础设施建设。中山城区与镇村的差距主要体现在农村的公共卫生基础设施仍然相对薄弱，卫生条件较差，生活垃圾的集中处理率还处于较低水平。大量的垃圾得不到集中处理，只能选择沿河倾倒，于是造成了当地的水源污染。所以，要加快实现农村生活垃圾的定点存放、统一收集、定时清理、集中处置的配套设施建设，尽早实现城乡生活垃圾的一体化处置模式。

第二，要落实水价改革中的各项配套措施。在科学核定供水企业供水成本的基础上，在确保依据国家相关标准保证供水企业合理利润的前提下，水价的改革要考虑到农户，特别是在阶梯式水价实施过程中要落实对贫困用水户的补贴政策。因此，建议中山参照深圳的做法，将水价上调增加的部分水费收入用于建立水价调节基金，用来补贴受水价影响明显的低收入人群，或者作为对供水企业新建供水设施的成本补偿。通过建立成本监审机制，使供水成本透明化、合理化，当供水企业申请水价调整时，有利于政府部门与社会大众在综合评定供水企业成本的基础上提出合理性意见。

第三，在节水方面要积极采用中水回用、节水器具、工程节水等节水技术。要从生活节水、工业节水与农业节水三个方面加强节水管理。可以将节水贯穿于供水设施规划、建设和管理的全过程；改变传统粗放型的生产管理方式，提高供水设施利用率和原水利用率；切实加强供水管网改造和运行管理，降低供水管网漏损率，减少不必要的水资源浪费。进一步发展和应用先进的科学技术，推广应用先进高效的节水设备，改造落后的供水工艺设备，提高资源节约的整体技术水平。

第四，注重培育农村用水户协会等民间组织。提高公众参与的积极性需要有一定的组织机构作为平台。中山要注重培育镇区级的用水户协会等民间组织，使这些民间组织团体充分发挥沟通政府与农村用水户的桥梁作用。

此外，要尝试开展中山市农村饮水安全保障的绩效评估工作，将该项工作纳入政府、政府有关职能部门以及供水主体等责任主体的工作业绩考核，保证农村饮水安全保障机制的运行绩效。

第六节 本章小结

本章采用问卷调查的方式，了解终端消费者对农村饮水安全的感受和评价，获取所需的基础数据。通过对调查问卷的统计分析，对珠三角农村饮水安全绩效作出基本判断，得出珠三角农村饮水安全现状不理想和发展态势堪忧的结论。此外，本章还进一步采用问卷调查、现场访谈及实地勘察等方式对中山市农村饮水安全绩效进行重点调查，验证上述判断。为解决城乡饮水安全问题，中山市采取了一系列农村饮水安全保障措施，并取得了显著成效，但现有保障机制在取得成效的同时也存在诸多不足。经过实证分析，本章提出制订合理的政府政绩评估标准，将公众评价纳入政府绩效考核体系以强化政府管制手段执行力等一系列农村饮水安全保障优化措施。

第九章　结论与讨论

在全球面临水安全问题和中国饮水安全形势非常严峻的背景下，基于珠三角地区人均水资源接近警戒线，水质性缺水和季节性缺水问题凸显的现实，本书的研究目的是剖析珠三角农村饮水安全问题的主要影响因素，构建珠三角农村饮水安全保障机制和运行机制。以此为目标，本书围绕珠三角农村饮水安全问题及其影响因素是什么、如何系统构建珠三角农村饮水安全保障机制、如何实现珠三角农村饮水安全保障机制的有效运行三个问题，在借鉴前人相关研究成果和国内外实践经验的基础上，综合运用相关基础理论和科学的研究方法，形成本书的主要研究结论和需要进一步探讨的问题。

第一节　本书的主要结论

一、解决珠三角农村饮水安全问题的现实和可能

农村饮水安全保障是一个动态的、持续发展的过程。本书以珠三角地区农村饮水安全为研究对象，在研究过程中得出以下主要结论：

结论一：珠三角农村饮水安全现状堪忧，水质性缺水和季节性缺水问题突出，问题的关键影响因素是水资源稀缺性和持续性问题。珠三角地区存在的农村饮水安全问题较为突出，主要表现在以下三个方面：

第一，流动人口数和人均用水量都呈现逐年上升趋势，需水规模的扩大造成供水的压力也不断增大，珠三角人均水资源已接近警戒线。同时，受气候和环境变化等因素的影响，珠三角季节性干旱趋势明显，加上降水时间分布不均，枯水期缺水严重。

第二，随着工业化和城市化的发展，珠三角地区的水污染问题有逐渐恶化的趋势，地表水和地下水都受到不同程度的污染。同时，由于近年来珠江沿岸大量的非法采沙致使河床下降，南临南海的珠三角地区受咸潮影响严重。

第三，珠三角地区的集中式供水工程发展较早，存在管网老化、适应性差等问题，容易导致水质二次污染和水压不足甚至断水等现象。由于观念问题和资金瓶颈，珠三角部分地区还存在着工程性缺水问题。

从总体看，珠三角地区的农村饮水安全问题呈现出潜在性、全面性、人为性和城乡趋同性等典型特征。造成珠三角农村饮水不安全的因素有很多，各因素间相互联系、相互影响。本书通过因子分析法找到影响珠三角农村饮水安全的关键因素，重点从体现水资源稀缺性和水资源可持续性开发利用两个方面考虑解决方法，而与这两个方面对应的就是市场调节机制与政府管控机制。

结论二：破解珠三角农村饮水安全难题的根本措施是构建农村饮水安全保障机制和运行机制。

农村饮水安全保障措施和手段都是治标而不治本。珠三角地区经济发达，社会高度发展，具备了根本解决农村饮水问题的综合实力，系统建立农村饮水安全保障体系的体制和机制的时机已经成熟。构建珠三角农村饮水安全保障机制和运行机制应该把握以下四点：构建农村饮水安全保障机制不同于解决农村饮水安全的具体问题，它是一项系统工程；构建农村饮水安全保障机制必须准确把握农村饮水安全的公共物品属性；构建农村饮水安全保障机制需要运用博弈思维，协调多方利益；构建农村饮水安全保障机制必须基于珠三角九市的一般特征，同时兼顾城市之间问题的差异。

针对珠三角农村饮水安全保障机制的缺失，本书提出的珠三角农村饮水安全保障机制包括政策保障机制、法律保障机制、公共卫生保障机制、工程技术保障机制、应急预警保障机制和多元参与机制等内容，政府管控机制和市场调节机制是贯穿全部内容的主要方面。

结论三：珠三角农村饮水安全保障机制运行的主要途径是政府管制、市场调节以及二者的有机联动。

针对珠三角农村饮水安全政府管制机制的缺失，应从行政管制、法律管制、经济管制及利用政府舆论手段等几个方面来完善政府管制机制；针对珠三角农村饮水高度政府行政管制的弊端，应从建立珠三角水权交易市场、推行水务行业市场化改革、加快水价改革等方面来构建市场调节机制。所以，政府管制是珠三角农村饮水安全保障机制运行的关键，市场调节是珠三角农村饮水安全保障机制运行的核心，珠三角农村饮水安全保障机制运行的保证是政府管制与市场调节的双管齐下，有效联动。

结论四：水价具有饮水安全保障功能，水价杠杆是珠三角农村饮水安全保障政府管制与市场调节的耦合。

水价具有经济调节和饮水安全保障的功能，是农村饮水安全保障政府管制和市场调节的耦合。作为市场调节机制的核心，水权交易和水务市场化改革都要以水价改革为前提。水资源作为商品，随着用水量的不断增加和水环境的不断恶化，水价必然呈上升趋势；作为准公共物品，水价的制定还必须考虑用水户的承受能力。水价必须是政府管制下的水价，但政府要注意水价干预的度，不能完全放松管制也不能过分干预。水价改革是一个极其复杂、重复的多方利益博弈过程。

针对目前珠三角农村水价形成机制的诸多问题，本书提出建立珠三角农村饮水安全保障水价体系。该体系以全面水价结构、全成本定价、多元计价法为基本内容，以用水户水价承受力为调价制约条件。落实珠三角农村饮水安全保障水价体系，需要加快推行“抄表到户”，取消供水中间层，实现同网同价，做好水价调价宣传工作，提高水价调整透明度，作好用水户水价承受力分析及低收入村民补贴等相关配套工作。

二、解决珠三角农村饮水安全的政策建议

在全书研究分析的基础上，就如何保证珠三角农村饮水安全保障机制的运行绩效，切实解决珠三角农村饮水安全问题，本书从不同的层次和角度，提出如下政策建议矩阵：

（一）从宏观、中观和微观不同层面

宏观层面：国家层面要实行用水总量控制，增强水资源配置能力，促进

水生态系统修复，提高用水效率和效益，提高水资源保障水平，加强水资源统一管理，推进水管理体制改革，提高水资源管理水平，统一饮水安全保障相关立法，推进水权交易法规制定，适时修订饮水安全标准，制定农村饮水安全保障公共政策，等等。

中观层面：流域管理机构和各级地方政府制定相关政策和规章，推进水资源统一管理，完善初始水权配置制度，推进区域统一供水，加大防污治污的协调和惩治力度，等等。具体还包括推进水资源开发利用一体化、水资源节约保护一体化、水资源调度管理一体化，等等。

微观层面：政府水务监管部门和水务运营主体推进水务企业市场化改革和水价改革，提高市场竞争力。激活企业运营活力，保障制水日常运营安全；加强成本控制，提高运营效益；加强水质检测检验，保障终端水质安全；建立应急保障机制，确保饮水应急安全，等等。

（二）从政府、企业、用水户等不同主体

政府部门：综合运用法律、行政、经济、舆论等公共管理手段，制定饮水安全保障的政策和相关标准，依法进行行政管制，统一规划、统筹资源，推动水资源统一管理和水务行业市场化改革，等等。特别要提出的是，中国亟须借鉴美国制定《安全饮水水法》的经验，对安全饮用水进行立法。

水务企业：确保日常供水安全，落实饮水安全预警制度；建立现代企业制度，提高企业运营水平和管理水平；强化成本控制，提高运营成本的透明度，等等。

用水户：切实转变观念和意识，树立节水意识、卫生饮水意识和生活防污意识，积极参与水价改革，等等。

社会中介组织：积极参与水资源保护，参与水务运营主体的成本监督，参与水价听证和水价改革，等等。

（三）从理论到应用、从技术到管理等方面

理论和应用方面：对于饮水安全保障理论方面的研究，目前中国显得很缺乏，国外也不充分，应该鼓励此方面的理论和应用研究，比如饮水安全的科学评价、区域饮水安全问题的比较研究、不同缺水类型的比较研究、饮水安全保障机制的具体应用研究，等等。

技术与管理方面：饮用水净化技术、深度处理技术、水质预警技术、产销差率控制技术等属于饮水安全的技术层面，应有系统的支持体系。在管理方面，水资源规划、流域统一管理，政府水管部门的管理模式，水务企业的管理体系建设管理等都应该有相应的措施。

（四）从农村饮水安全保障机制的构建、运行到绩效评估

本书已有的结论是：珠三角解决农村饮水安全问题的根本措施是构建农村饮水安全保障机制和运行机制，首先是全面系统地构建保障机制，其次是保证机制的有效运行，再次是对机制运行情况进行绩效评估，最终目标是问题的解决，实现并保证持续的饮水安全。建议政府水管职能部门和水务运营主体形成一套评估机制来衡量饮水安全保障的成效。只有有效的绩效评估机制，才能保证农村饮水安全保障机制闭环状运行，也才能检验保障机制是否能真正起到实际的效果。

（五）从珠三角地区农村饮水安全保障机制向其他地区的推广

受降水时空分布不均和地区经济发展差异等因素影响，本书提出的珠三角地区农村饮水安全保障机制不一定适用于其他地区。但是，通过对农村饮水安全公共物品属性的界定，基本可以认为保障农村饮水安全是政府管制与市场调节共同作用的结果，措施可以各有侧重，但原理基本相同。本书就构建珠三角农村饮水安全保障机制的扩大适用提出以下建议：

第一，政府要有正确的角色定位。针对政府管制过程中不合理的角色定位，建议改进政府考评与监管机制，使其真正担负起农村饮水安全保障机制中监管者的责任。

第二，政府管制与市场调节不能顾此失彼。市场机制与政府管制之间并非此长彼消、相互独立的关系。所以，保障农村饮水安全体系中引入市场机制势在必行，但同时也要加强政府管制，二者应相辅相成、相互联动。

第三，农村饮水安全保障要以农户为本。农村用水户是农村饮水安全保障机制的最终受益者。在农村饮水安全保障机制的构建和运行中，要以农户为本，使农户由被动接受转变为主动参与，全社会共同行动，保障农村饮水安全。

第二节　不足及今后的研究方向

本书研究过程中由于受到研究时间和笔者学术能力的限制，对支撑论文理论的基础资料的收集还不够全面，理论逻辑也许还不够严谨，似乎还缺少一个比较清晰的理论分析框架。同时论文在农村饮水安全评价指标建立的完备性与实证分析的说服力方面也还有欠缺。比如，由于珠三角各市水管部门关于农村饮水安全技术指标和卫生指标不完整，导致本书原拟采用熵权法评估农村饮水安全现状变得不可行，只能借助权威部门发布的资料和开展问卷调查、野外调查和访谈等方法进行定性评价。

本书提出水价具有饮水安全保障功能，在国内外文献中还没有这样的观点和提法，但本书由于篇幅和主题的原因，没有展开论述。与此类似，本书界定研究范围为珠三角地区，研究对象为农村饮水安全问题，虽然对研究对象为什么是“农村饮水安全问题”而不是“饮水安全问题”作了一些解释，但同样由于篇幅问题，文中没有详细分析和阐述。

本书对构建的珠三角农村饮水安全绩效做了初步的研究，具体的保障制度和运行绩效尚待进一步研究和验证。所以笔者将珠三角农村饮水安全保障机制的运行绩效评估作为本书的后续研究方向，并将根据评估结果进行机制的修订与改进。随着研究的逐步深入，本书拟将研究范围扩展至珠三角以外的其他地区，通过对农村饮水安全的区域差异性研究，进行长三角地区，乃至西部欠发达地区和华北平原农村饮水安全保障机制比较研究。此外，今后还可以考虑就水价和饮水安全保障的关系、饮水安全评价标准和饮水安全保障的关系进行研究，以及就农村饮水安全的特定范围以小城镇为主题进行深入研究，等等。

附录：调查问卷、访谈提纲样本与基础分析数据

附录A 珠三角各市农村饮水安全影响指标调研表格样本

市农村饮水安全影响指标原始值				
序号	编号	指标	单位	取值
1	X_1	人均水资源占有量		
2	X_2	水资源开发利用率		
3	X_3	水源水质Ⅲ类以下水体所占比例		
4	X_4	人口密度		
5	X_5	人口自然增长率%		
6	X_6	人均 GDP		
7	X_7	农民人均收入		
8	X_8	第二产业比例		
9	X_9	集中供水普及率		
10	X_{10}	自来水普及率		
11	X_{11}	人均日生活用水量		
12	X_{12}	单位面积农田灌溉用水量		
13	X_{13}	工业万元 GDP 用水量		

附录B 珠三角农村饮水安全调查问卷样本

您好！感谢您阅读这份调查问卷，请将合适选项填在括号中，或在横线处留下您掌握或者了解的信息。在此，我们对您给予这一调研工作的帮助表示诚挚的感谢！

1. 您认为珠三角（　　）

A. 水资源丰富，不缺水　　B. 缺水问题越来越明显

2. 您平时关注过饮用水水质问题吗（　　）

A. 比较关注，用水较谨慎　　B. 有关注过，但不会太在意

C. 基本不关注

3. 您的生活是否受到过饮用水水质问题（如水被污染、咸潮、水浑浊、味道难闻、水发黄等）的影响（　　）

A. 是　　B. 否

4. 您认为以下哪种饮用水的水质最安全（　　）

A. 自来水经过处理，最安全

B. 山泉水是无污染的，最安全

C. 购买的桶装水 / 瓶装水最安全

D. 很难判断

5. 您家平时用的饮用水看上去（　　）（可多选）

A. 无色，较清澈　　B. 比较浑浊，能看到杂质

C. 水颜色偏黄

6. 您家饮用水的口感（　　）（可多选）

A. 没味道　　B. 有腥臭味

C. 有苦咸味　　D. 消毒水味道很重

E. 其他味道

7. 您家饮用水水源附近有没有污染源（例如垃圾场、化工厂、造纸厂、养殖场等）（　　）

A. 有　　B. 没有

C. 不清楚

8. 您家饮用水是否受过咸潮影响（ ）

A. 是　　B. 否

9. 您最担心的水质问题是（ ）

A. 水源污染太严重，水厂现有技术不能完全净化

B. 管网老化可能会使水龙头流出的水质量无保证

C. 咸潮危害越来越大

D. 其他________________

10. 如果发现饮用水的颜色、味道出现异常，您会（ ）

A. 停止使用并立即打电话上报有关部门

B. 先用一段时间，看是否会变好再决定要不要上报有关部门

C. 没什么大问题就会照常使用

D. 买桶装水喝

11. 您家以饮用（ ）为主

A. 自来水　　B. 山泉水

C. 井水　　D. 桶装水

E. 其他

如果您家是饮用自来水的请回答 12 ~ 15 题。

12. 给您家供水的水厂是（ ）

A. 村办水厂　　B. 镇级以上水厂

C. 不清楚

13. 您觉得平时的供水水压（ ）

A. 很正常

B. 基本正常，但有时也会出现水压低的情况

C. 偏低，经常断水，影响正常生活

14. 您觉得平时的供水水量（ ）

A. 很稳定　　B. 一般

C. 不稳定

15. 如果您家使用的是村办水厂的自来水，请问该水厂是否有水净化处理

设备（　　）

A. 有比较完善的处理设备　　B. 能做很简单的净化处理

C. 没有水处理设备　　D. 不清楚

如果您家是饮用井水或山泉水的请回答16～18题。

16. 您每次取水的往返时间大约是（　　）

A. 基本不花时间　　B. 10分钟以内

C. 10～20分钟　　D. 20分钟以上

17. 请问是否有相关部门前去为你们村的饮用水做过水质检测（　　）

A. 每年都来检测　　B. 多年前来做过检测

C. 从来没有检测过

18. 请问最近三年是否遭遇过因井水干枯或山泉水断流而造成饮水困难的情况（　　）

A. 是　　B. 否

19. 与前几年相比，您认为总体饮水安全状况（　　）

A. 越来越好　　B. 没什么变化

C. 不清楚有没有变化　　D. 越来越差

20. 您认为最需要解决的饮水安全问题是（　　）

A. 用水紧张　　B. 水质差

C. 取水不方便　　D. 断水现象严重

21. 您对政府目前在保障农村饮水安全方面所做的工作（　　）

A. 满意

B. 不知道做了哪些工作，不好评论

C. 不满意

22. 您家共 _____ 口人，平均每月的水费支出是 _____ 元。

23. 您觉得水价上调对促进节水（　　）

A. 有明显效果　　B. 可能有一定效果

C. 不会有什么效果

24. 如果水价上调，您的态度是（　　）

A. 理解并接受一定幅度的上调

B. 可以接受，但要有可信服的提价依据

C. 坚决反对调价

25. 如果您所在的地方开始实行阶梯式水价，您（　）

A. 不会因为水价的问题刻意减少用水

B. 会有意识地减少不必要的用水

C. 会节约用水，尽量将用水量控制在低水价部分

D. 如果各用水阶梯的水价差别较大，可能会减少用水

26. 您认为现在的原水水质环境与历史相比（　）

A. 有改善　　B. 没什么变化

C. 越来越差

27. 您认为政府及水务企业对饮水安全的保障工作（　）

A. 有改善　　B. 没什么变化

C. 有措施、无效果　　D. 有措施、有效果

个人信息

性　　别：A. 男　　B. 女

所在镇区：________

年　　龄：A. 18 岁以下　　B. 19~25 岁　　C. 26~30 岁

D. 31~35 岁　　E. 36~40 岁　　F. 41 岁以上

学　　历：A. 小学　　B. 初中　　C. 高中

D. 大专或以上

家庭月收入：A. 1 000 元以下　　B. 1 000~2 999 元　　C. 3 000~4 999 元

D. 5 000 元或以上

附录C 珠三角地区农村饮水安全调查分析——基于农户的视角

一、前言

本次调查立足珠三角地区农村，从农村居民——消费者角度来观察珠三角地区农村饮水安全问题。珠三角作为中国经济改革发展的前沿阵地之一，在面积不大的区域内创造了中国30%的对外贸易额和广东省80%的GDP，但代价是深受污染之痛且持续已久。广东已经到了没有一条河流不受污染的地步，即将面临“对着珠江没水喝”的尴尬境地。2009年5月发布的《广东省海洋环境质量公报》指出，广东省珠江流域以及珠江口海域污染面积比2008年增加12.33%。其中，珠三角地区的重金属污染现象尤其严重，是国内最严重的几个地区之一。本次调查以用户的视角，从珠三角地区农村的水量、水质、取水方便程度等方面，对珠三角地区农村居民饮用水安全现状作出分析评价。

二、调查说明

调查阶段：本次调查首先进行了预调查，以中山市农村居民为调查对象，发出问卷118份，回收118份，回收率100%，形成了《中山市农村饮水安全问题调查结果分析》一文，同时根据预调查情况，重新调整了调查问卷的结构和内容。珠三角农村饮水安全正式调查分为四个阶段：2010年6月5日—2010年7月30日为问卷发放回收阶段（发放回收工作协调、发放回收情况统计）；2010年8月2日—2010年8月8日为问卷录入阶段（录入设计、电子化录入、基本统计）；2010年8月9日—2010年8月15日为数据统计阶段（数据分类汇总、数据统计分析）；2010年8月15日—2010年8月23日为报告撰写阶段（数据统计分析、各部分问题分析、报告撰写）。

调查对象：珠三角9市120个乡镇区农村居民。

调查方式：问卷方式，匿名填写。

问卷共分为两个部分：第一部分是量表式选择题（共27个题目）；第二部分是基本信息题（共4个题目）。

三、调查结果总体样本分析

（一）基础信息分析

本次调查共发放问卷 2 700 份，回收 2 500 份，其中有效问卷 2 294 份，有效问卷率为 91.76%。问卷分布的地区结构如表 1 所示：

表 1　问卷分布地区

地区	比例
广州	14.07%
中山	13.33%
惠州	13.11%
珠海	12.94%
江门	11.93%
东莞	11.36%
肇庆	9.70%
佛山	9.18%
深圳	4.37%

（二）总体样本分析

1. 消费者对珠三角地区水量的评价

表 2　消费者对珠三角地区水量的评价

结果	比例
水资源丰富，不缺水	52.66%
缺水日益明显	47.34%

从调查结果看，近 53%的居民认为珠三角地区水资源丰富，但 47.34%的居民也表示缺水日益明显。对同一个问题出现数量相近但评价截然相反的结果，这个现象的出现有其现实依据。大部分参与调研的消费者认为，与全国其他地区比较，珠三角地区年降水量丰富，河流密布，相对而言并不缺水；但与以往的历史时间段比较，近几年由于干旱、污染等原因造成的可用水资源量下降、缺水的情况日益增多。这一结果既说明了珠三角地区越来越缺水的发展趋势，又体现出目前农村居民对缺水问题的关注和焦虑，同时也说明

了有相当比例的农村居民对珠三角缺水形势缺乏足够的认识。

农村饮用自来水的居民中，有 17.38%的居民目前是由村办水厂供水，56.41%的居民由镇级以上水厂供水，26.21%的居民并不清楚供水水厂的状况。在水压稳定方面，26.62%的居民表示水压很正常；61.77%的居民选择基本正常，偶尔水压低；有 11.61%的居民选择水压偏低，影响生活。供水水量上，有 30.43%的人选择水量很稳定；49.09%的居民认为平时供水量一般；而认为供水量不稳定，对日常生活造成一定影响的居民达到 20.47%。

水压和水量的消费者反映数据与居民对珠三角水量的评价基本一致，即农村地区日常饮水水量并不充足，并不能完全满足居民的需求。在未遇干旱的年份下，评价度尚且普遍不高，若遇干旱年份出现人畜饮水水源紧张的情况，则生活用水更是无法保证，社会稳定也会受到一定影响。在出现咸潮的情况下，问题会更加突出。

2. 消费者对珠三角地区水质的关注

在消费者对水质关注的问题上，47.05%的居民表示高度关注饮用水水质，用水谨慎；42.50%的居民表示关注，但没有太在意；只有 10%左右的居民表示对水质基本不关注。

在调查居民生活中是否受到饮用水水质影响时，59.94%的居民表示生活受到过饮用水被污染，咸潮，水质颜色、味道异常等水质问题的影响。近41%的居民表示饮用水曾受到过咸潮的影响。在珠三角九市中，受咸潮影响的主要是珠海和中山等靠入海口的城市，绝大多数城市目前暂未受明显影响。同时由于政府措施得力和时间较短等因素，群众反应不会很强烈。

在最安全饮用水水质选择上，只有 36.6%的居民选择了经过处理的自来水，山泉水、桶装水及难以判断的比例分别为 19.29%、14.36%、23.05%。而不同收入阶层的居民对该问题的选择也体现出不同趋势。收入在 1 000 元以下的居民对不同选择的变化趋势较为平缓，收入在 3 000 ~ 4 000 元之间的居民对经过处理的自来水认可度最高，而收入在 5 000 元以上的居民对山泉水和桶装水的选择多于其他收入群体。

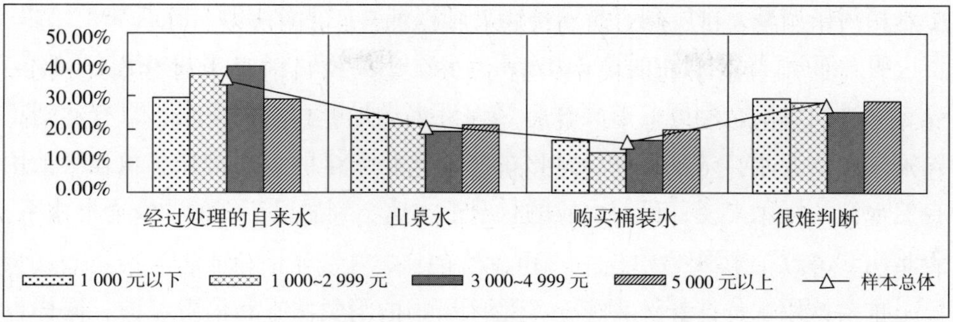

图 1 收入水平与最安全饮用水选择结果

在最担心的水质问题的选择上，近 60%的居民选择了水源污染太严重，水厂现有技术不能完全净化；33%的居民担心管网老化问题；只有不到 8%的居民担心咸潮及其他因素影响。

对于村办自来水厂是否有水净化设备的问题，44%的居民表示并不清楚，选择有完善设备的居民占总体的 18.24%，能做简单净化处理的占 29.77%，选择没有水处理设备的为 8.64%。

珠三角地区农村工业化、城镇化速度远超国内其他省区，建立起的以加工制造业为主要支撑的产业结构在带来经济腾飞的同时，工矿企业污水排放亦急剧增加，加之农田化肥、农药流失形成的面源污染以及生活污水污染等，水生态环境日益恶化。珠三角地区目前自来水的处理技术与全国其他地区一样，依然沿用传统工艺，即“混凝沉淀—过滤—消毒—净化”，将江河水或地下水简单加工成可饮用水。传统的水处理工艺对降低浑浊度，去除水中悬浮物有较好的净化消毒作用，但不能彻底去除目前以有机污染为主的微污染，如农药、环境内分泌干扰物等。而管网老化，使得输水能力降低、管网陈旧、水呈铁锈色，进一步污染了水质。由于以上问题而导致安全饮水事件频发，在一定程度上抹杀了自来水部门为水质所作的努力。反映在居民的态度上，即是对安全用水的不满。

从以上调查数据可以看出，珠三角农村地区绝大数居民都对饮用水水质问题表示关注，日常用水均在不同程度上受到了污染、咸潮等问题的影响。只有 36.7%的居民将经过处理的自来水视为最安全的饮用水，近 90%的居民担心水源污染严重，水厂现有技术不能处理以及管网老化导致二次污染的结果，更说明大部分居民对饮用的自来水水质、水源地污染及技术水平的担忧及不满。

解决饮水安全问题的首要任务是保证水量足够和水质安全，只有达到了国家规定的要求，才能说明该地区的饮用水是安全的。而对珠三角地区饮用自然水源的居民来说，目前水质的状况根本达不到居民所需的“安全”水平，更难用“满意”来形容。

主要饮用水的选择体现了一个地区居民的消费水平和消费习惯，同样也能反映出该地区的水质情况。目前珠三角地区消费者的主要饮用水问题上，53.64%的居民用的是自来水，11%用的是山泉水，7%用的是井水，29%买桶装水。虽然超过一半的居民使用自来水，但使用桶装水比例明显高于使用井水和山泉水的总和，这说明居民对未经处理的饮用水信任感不强，很大程度上反映出水源地水质的情况。

饮用水的外观和口感是消费者对饮水是否安全最为直观的判断。在外观上，29%的居民日常饮用水混浊有杂质，颜色偏黄；在口感上，31%的居民日常饮用水有腥臭味、苦咸味、消毒水味等异常味道。通过简单的感官就能辨别出水质是否安全的比例达到 1/3 以上，而潜在的、消费者自身无法辨识的安全问题将远远超出以上比例。

在水质安全管理方面，政府部门对井水或山泉水的检测频率，近 64%的居民选择从未检测过或者多年前做过检测，仅有 36.34%的居民饮用的直接自然水源政府能每年检测。

水源地作为农村饮用水的来源，其保护状况的好坏直接关系到饮用水水质的安全与否。调查中发现，大部分水源地没有采取相应的保护措施。水源地附近有无污染源、污染源距水源地的距离、农田化肥的使用量、农药的使用剂量，反映了饮用水受到污染的可能性的大小，也反映了饮用水水质的保证程度。调查中发现近30%的居民表示家庭饮用水水源附近有垃圾场、化工厂、造纸厂、养殖场等污染源，27%的居民表示不清楚，只有 44%的居民认为自己家庭饮用水源附近没有污染源。通常情况下，水源地的实际污染情况要严重于消费者观察到的状态。

3. 居民饮用水取用便利满意度情况

在取水便利性上，饮用山泉水或井水的居民中，取水基本不花时间的占27.05%，10 分钟之内的占 11.36%，超过 10 分钟的达到 60%左右，取水方便度有很大区别。以上数据反映出居民饮水方便程度不达标，导致群众耗费较多时间往返取水，造成农村居民在取水时间上的浪费，部分区域较严重地影响了农业生产发展和居民的生活质量。在调查区域中，近三年来遭遇过井水干枯或山泉断流而造成饮水困难的居民比例达到 30%。

如果消费者发现饮用水颜色、味道异常，42.33%的人选择停止使用并向有关部门上报；28.29%的人选择先用一段时间，看是否会变好再决定要不要上报；12.29%的人选择问题不大会照常使用；17.10%的人选择购买桶装水喝。

4. 居民对水价的满意度调查分析

在调查群体中，家庭每月用水费用支出较为集中在 50~200 元之间，消费者对水价上调的节水效果大部分表示认同，76%的人认为有明显效果或可能有效果；对提高水价能否接受的问题，89%的人表示可以接受，但要有可信服的提价依据，19%的人坚决反对提价。不同收入阶层的居民对水价上调的态度亦有一定区别（见表 3）：

表 3　居民收入水平与对提高水价的接受度

收入 接受度	1 000 以下	1 000~2 999元	3 000~4 999元	5 000 元以上	样本总体
理解并接受一定幅度调整	21.52%	23.28%	16.73%	17.63%	19.85%
可接受但要有可信服依据	54.43%	55.25%	66.35%	63.22%	60.36%
坚决反对提价	24.05%	21.48%	16.92%	19.15%	19.79%

收入在 1 000 元以下的低收入者对提高水价的敏感度要高于收入在 1 000 元以上的群体，这种现象很容易理解，每户家庭月度水费支出基本在 50~200 元之间，水价的提高对低收入者的生活会造成一定影响。对水价提高持较为肯定态度的群体较为集中在收入在 3 000 元以上的居民中，比例都达到 80%以上。而在水价提高能否促进节水方面，出现了较为特殊的结果：低收入群体中，认为不会有效果的比例较大，高收入群体却会根据水价情况对消费行为进行调整（见表 4）：

阶梯式水价能否被消费者接受，对消费者的节水行为能否产生影响也是调查的一个主要关注点。在调查中，大部分消费者表示会有意识地开始节约用水，具体调查结果见表5。

表4 居民收入水平及对通过水价上调节水效果的预期

收入 预期效果	1 000元以下	1 000~2 999元	3 000~4 999元	5 000元以上	样本总体
有明显效果	19.38%	21.77%	14.45%	14.98%	17.81%
可能有效果	48.75%	54.17%	63.20%	61.66%	57.95%
不会有效果	31.88%	24.06%	22.35%	23.85%	24.24%

表5 阶梯式水价对用水习惯的影响

结果	比例
不会因水价刻意减少用水	19.01%
会有意识减少不必要用水	42.10%
节约用水控制在低水价	28.27%
阶梯水价差别大可能会减少用水	10.62%

珠三角农村属于经济较为发达地区，居民对水价格承受能力比较强，在涉及价格提高的问题上，普遍持能接受的态度，但要求信息透明公开，对价格接受后消费行为也会因价格而发生变化。但如果在未经与居民进行信息充分沟通的情况下提高水价，将成为非常敏感的社会话题，消费者的第一反应是坚决拒绝提高水价，因此居民对水价是否满意主要看政府能否提供有效依据，公信力是否被接受。因此，一方面水价机制能通过水资源的商品属性改变人们传统用水习惯，限制过度用水需求，从而达到节水目的，但另一方面，水价机制更需要政府加大管理力度，对居民关心的饮水问题及时予以公开透明的信息沟通，合理进行水价管理，实现居民传统习惯与市场机制的顺利过渡和无缝转接。

5. 消费者对总体饮水安全的评价及用水习惯分析

农村饮水安全工程与城市供水工程相比，有它的特殊性，主要表现为农村饮水安全工程以农民生活用水为主，供水管线长，用水时间集中，但用水户相对分散，用水量小，运行管理难度大。农村饮水安全问题作为农村公共事务，政府应该是投入和管理的主体，在受重度污染的珠三角，政府在饮用水安全健康问题上高度重视。由于污染、管网老化等问题导致的种种安全饮水事故也是居民对政府工作表现出不满的现实依据。

对目前政府在保障农村饮水安全方面所做的工作，59%的居民不清楚政府做了哪些工作，15.67%的居民表示不满意，仅有26%左右的居民表示满意。总体满意度不容乐观。在居民对“与往年相比，总体饮水安全状况”的评价上，仅27.47%的人认为越来越好，38.33%的人认为没有变化，22.27%及11.92%的人不清楚以及认为总体饮水安全越来越差。在亟须解决的饮水安全问题上，水质差排在第一位，有55.62%的人选择了此项。选择用水紧张的为29.74%，取水不方便和断水严重的分别为9.38%和5.26% 。以上数据从总体上体现出居民对农村地区饮水安全的不满及担忧。对于农村饮水安全保障绩效情况，95%以上的农村居民表示水质环境比之前下降很多，但政府和供水企业的安全供水保障措施也加强了很多，不过，居民对饮水安全总体满意度较低，这进一步说明珠三角农村饮水安全问题有极大的主观改善的空间。

各地方比较，江门、惠州、肇庆农村饮水安全问题相对较轻，这与三地水资源丰富、人口密度相对较低等因素有关，但这三地区在政府饮水安全工作评价满意度上弱于广州等地，说明了当地政府在饮水安全工程建设上还需长期的投入与积累，仅靠自然优势资源已远不能满足居民对饮水安全的需求。

就经济发展地位及城市化进程而言，广州、深圳领跑珠三角，尽管自然条件如水质、水量等指标评价上弱于上述三地区，但在政府安全饮水建设等工作上还是得到较高的满意度，这与两地政府在产业结构调整及供水工程建设方面的积极政策引导、巨额资金扶持投入有极大的关系。广深两地区相比，广州农村居民对安全水质选择、日常饮用水外观和口感及政府在保障农村饮水安全方面所做工作的满意度明显高于深圳地区，广州地区除水源多元化因素外，供水设施的长期积累及政府对河涌的大力治理也在一定程度上提高了民众对饮水安全的满意度。

四、结论

本次调研以珠三角地区农村居民为调查对象，以消费者的视角对整个区域农村饮水安全状况进行分析研究。总体上看，尽管珠三角农村地区经济较为发达，水量较为丰富，但消费者对整个区域的安全饮水状况评价仍处在一个较低的水平。与城市居民对安全饮水的评价相比，农村居民在对水质、水量、安全饮水现状、基础设施及政府工作等几个指标的评价上总体上均很难达到满意或者基本满意。饮水安全事关国计民生和生命健康，全社会应高度重视，建立系统长效的保障机制是解决问题之根本。

附录D 中山市农村饮水安全问题调查问卷样本（珠三角地区预调查问卷）

您好！感谢您阅读这份调查问卷。此卷是为了调查饮水安全而设计的，请您仔细阅读此调查问卷，并将合适的选项填在括号内，或在横线处留下您掌握或者了解的信息。在此，我们对您给予这一调研工作的帮助表示诚挚的感谢！

一、对饮水安全的认知度

1. 您平时有关注中山市的饮用水安全性吗（　　）

A. 有　　B. 没留意这方面

C. 不关心

2. 您家饮用水来源有哪些（　　）（多选）

A. 直接饮用自来水

B. 井水（地下水）

C. 山泉水

D. 桶装水（含矿泉水、蒸馏水等）

E. 加装过滤系统的自来水

3. 您觉得中山的饮用水能满足您和您家人的饮用水安全需求吗（　　）

A. 能　　B. 基本能

C. 不能

4. 您觉得导致饮水安全存在隐患的重要因素有哪些（　　）（多选）

A. 环境污染　　B. 水资源过滤技术问题

C. 自然和水资源条件差

5. 以下5项影响饮水安全的保障机制，您认为影响最大的是（　　）

A. 行政　　B. 法律

C. 经济（价格）　　D. 社会

E. 其他

6. 针对饮水安全保障问题，您最关心的是什么？（问答题）

____

二、对政府保障饮用水安全政策的认知、满意度

1. 您所居住的区域是否有用水管理部门（　　）

A. 机构很健全　　B. 乡（镇）有，村没有

C. 没听说　　D. 没有

2. 目前中山市政府出台了不少关于饮水安全的举措，您觉得以下哪些举措对整治您所在地区的饮水安全有帮助（多选，从最有帮助开始排序）（　　）

A. 老化水管更换　　B. 水厂优化

C. 水库控制　　D. 绿化增加

E. 工厂行业调整　　F. 生活垃圾处理

G. 其他

3. 您对政府这几年在饮水安全方面的管控是否满意（　　）

A. 满意　　B. 一般

C. 不满意

不满意的原因或建议＿＿＿＿＿＿＿＿＿＿＿＿＿＿＿＿

4. 您在您所居住的区域看到过哪些饮水安全的宣传（　　）

A. 电视、电台的新闻或广告　　B. 报纸相关报道

C. 网络资讯　　D. 条幅或海报宣传

F. 其他

5. 您觉得政府在饮水安全宣传方面的力度是否足够（　　）

A. 足够　　B. 不足够

不足够的话，应在哪些方面加强＿＿＿＿＿＿＿＿＿＿＿＿

三、水价方面

1. 目前政府对居民饮用水、商业用水等采用不同的水价标准，您觉得这种收费方式是否对饮水安全有帮助（　　）

A. 有帮助，可能保护水资源　　B. 两者没什么关系

C. 没有帮助

2. 目前中山市区已实施阶梯用水收费，您觉得这种收费方式是否对饮水安全有帮助（　　）

A. 有帮助，可能保护水资源　　B. 两者没什么关系

C. 没有帮助

3. “水资源的污染和浪费”、“水质性缺水”等对于中国许多居民已不再陌生，您觉得政府采用水费价格差异化的手段，能否有效提高人民的节约用水意识和保护水资源意识（　）

A. 能　　　　　　　　B. 不能

不能的原因或建议________________

四、在饮水安全保障方面，您还有什么建议？

____

____

____

五、个人信息

性　　别：A. 男　　　　B. 女

所在镇区：________

年　　龄：A. 18 岁以下　　B. 19~25 岁　　C. 26~30 岁

D. 31~35 岁　　E. 36~40 岁　　F. 41 岁以上

学　　历：A. 小学　　B. 初中　　C. 高中

D. 大专或以上

家庭月收入：A. 1 000 元以下　　B. 1 000~2 999 元　　C. 3 000~4 999 元

D. 5 000 元或以上

附录E 中山市农村饮水安全问题调查问卷数据统计

一、对饮水安全的认知度	A	B	C	D	E	F	合计
1. 您平时有关注中山市的饮用水安全性吗?	58	51	9				118
2. 您家饮用水来源有哪些?(多选)	47	19	18	66	31		231
3. 您觉得中山的饮用水能满足您和您家人的饮用水安全需求吗?	21	84	13				118
4. 您觉得导致饮水安全存在隐患的重要因素有哪些?(多选)	93	75	63				231
5.以下5项影响饮水安全的保障机制,您认为影响最大的是?	34	20	36	25	3		118
6. 针对饮水安全保障问题,您最关心的是什么?	(问答题)						
二、对政府保障饮用水安全政策的认知、满意度							
1. 您所居住的区域是否有用水管理部门?	27	39	48	4			118
2. 目前中山市政府出台了不少关于饮水安全的举措,您觉得以下哪些举措对整治您所在地区的饮水安全有帮助?(多选,从最有帮助开始排序)	107	99	78	72	85	64	505
3. 您对政府这几年在饮水安全方面的管控是否满意?	16	93	9				118
4. 您在您所居住的区域看到过哪些饮水安全的宣传?	79	44	23	17	9		172
5. 您觉得政府在饮水安全宣传方面的力度是否足够?	46	72					118
三、水价方面							
1. 目前政府对居民饮用水、商业用水等采用不同的水价标准,您觉得这种收费方式是否对饮水安全有帮助?	77	36	5				118
2. 目前中山市区已实施阶梯用水收费,您觉得这种收费方式是否对饮水安全有帮助?	67	37	13				117
3."水资源的污染和浪费"、"水质性缺水"等对于中国许多居民已不再陌生,您觉得政府采用水费价格差异化的手段,能否有效提高人民的节约用水意识和保护水资源意识?	86	31					117
四、在饮水安全保障方面,您还有什么建议?	(问答题)						
五、基本信息							
性别	48	69					117
所在镇区							
年龄	8	42	39	18	5	6	118
学历	5	17	13	65			100
家庭月收入	7	3	36	21			67

附录F 中山市农村饮水安全问题调查结果分析

一、调研基本情况

调研问卷涉及的内容：针对目前最受关注的安全饮用水问题，为全面了解中山市区饮用水和环境卫生的真实情况，本问卷设计了15道问题，涉及对饮水安全的认知度，对政府保障饮用水安全政策的认知、满意度及水价方面三大类问题，较为全面地反映了中山市农村居民饮用水的现状。

调研问卷涉及的区域：为了使问卷调研具有较强的代表性，特将本次调研的范围缩小在中山市各主要镇区。在各镇区集中调研，一方面能取得较好的调研数据，另一方面还能使最终分析结果成为中山市饮水状况的样本。本次调查共发出118份问卷，收回118份，回收率达100%。

被访人员统计分析：被访人员年龄从16~75岁不等，以19~ 35岁居多，占84%；学历从小学到大学本科都有，以大专以上居多，占55. 1%。这种年龄层次和学历结构的被访者比较适合作为问卷对象，而且他们基本都有较长期的本地生活经历，能够真实地反映中山市的用水现状。

二、调研问卷分析

饮用水问题涉及面广，问题错综复杂，为了凸现重点，本书综合了几类问题进行分析论证。

（一）饮水危机意识分析

中山市农村居民生活水平相对较高，大多数人关注饮水的安全，也意识到了用水的危机。

（1）当问及家庭月收入时，有89. 5%的被访者表示收入在1 000元以上，其中收入在3 000~4 999元的占53.7%。

（2）在问及平时是否关注中山市的饮用水安全性时，有49. 2%的农村居民回答“是”，只有7. 6%的被访谈者表示不关心。从这一点上可以说明，饮用水的安全性已经被大多数农村居民所关注。

（3）调查中发现，有11%的人认为中山的饮用水不能满足个人与家人的饮用安全需求。中山的饮用水主要来源有自来水、井水（地下水）、山泉水、桶装水（含矿泉水、蒸馏水等）、加装过滤系统的自来水等，其中自来水占农村居民饮水来源的43%。

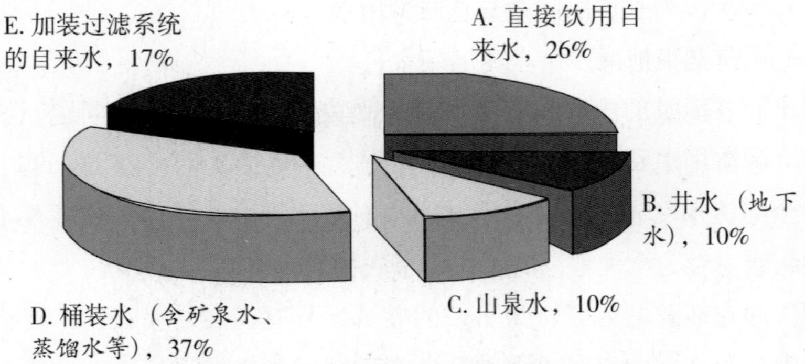

图1　中山市农村居民饮用水主要来源

（4）调查显示，78.8%的农村居民觉得环境污染是饮水安全存在隐患的最重要因素，水资源过滤技术问题、自然及水资源条件差分列其后。

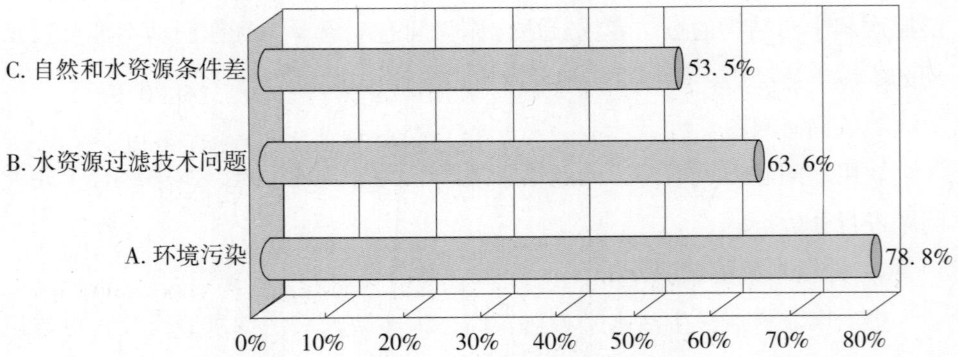

图2　威胁农村居民饮水安全的主要隐患

（5）基于中山市农村居民对饮用水安全的关注度及安全隐患的担忧，特设计了一道问题："以下5项影响饮水安全的保障机制，您认为影响最大的是"，调研显示，政府管控以及经济调控成为影响最大的两个因素，分别占29%和31%。

综上所述，中山市农村居民大多数人开始关注饮用水安全并对饮水安全隐患存在不同程度的担忧，同时从饮水安全的保障机制上，认为政府管控和

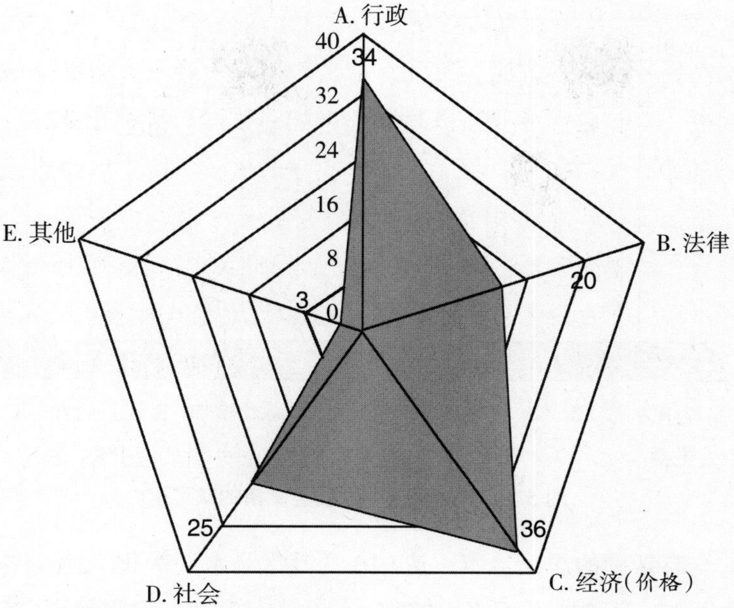

图 3　农村居民饮水安全保障机制重要性排序

经济调控能起到较重要的作用。

（二）政府管控分析

从数据中显示，只有 14%的居民对政府管控表示满意，78%的居民表示一般，有 8%的居民表示不满意。

(1) 在主管部门认知方面，有 23%的居民认为机构很健全，有 44%的居民没听说过或认为没有管理部门。

(2) 在安全举措方面，71%的受访居民认为政府采取的举措能够对整治所在区域的饮水安全起到重要作用。其中，认为老化水管更换对保障所在区

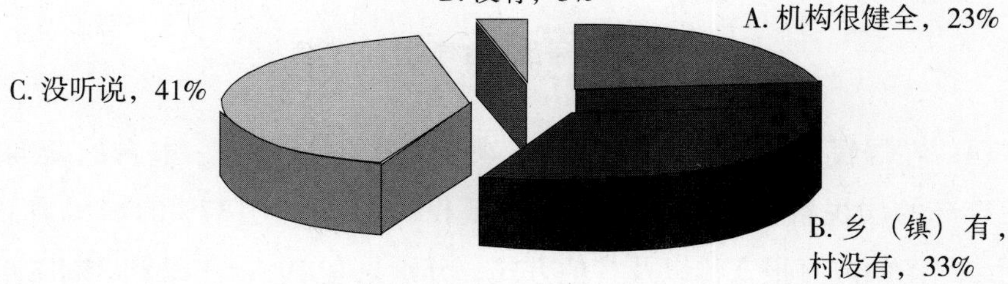

图 4　农村居民对主管部门的评价

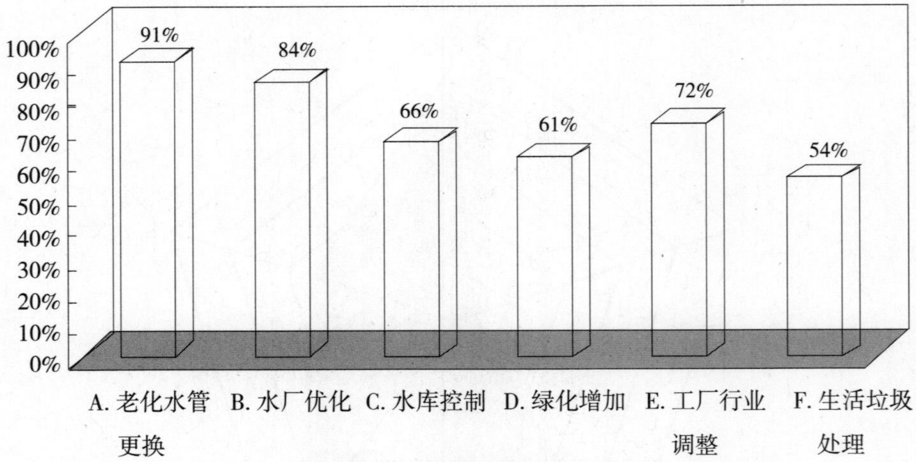

图 5 农村居民对各项安全举措的认可度

域饮水安全有帮助的居民最多，达 91%；其次是水厂优化，达 84%；再次是工厂行业调整，达 72%；而水库控制、绿化增加和生活垃圾处理分别达 66%、61%和 54%。

(3) 在宣传力度方面，只有 39%的受访居民认为饮水安全宣传足够，而 61%的受访居民认为不足够。

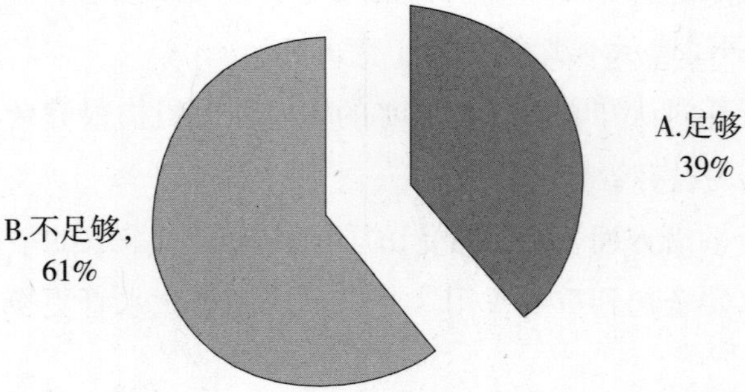

图 6 农村居民对宣传力度的评价

(4) 在居民获取宣传信息方面，来源最多的是电视、电台的新闻或广告，67%的居民曾看到过；其次是报纸相关报道，有 37%的居民看到过；而网络、条幅或海报宣传以及其他方式，分别只有 19%、14%和 8%的居民接触过。

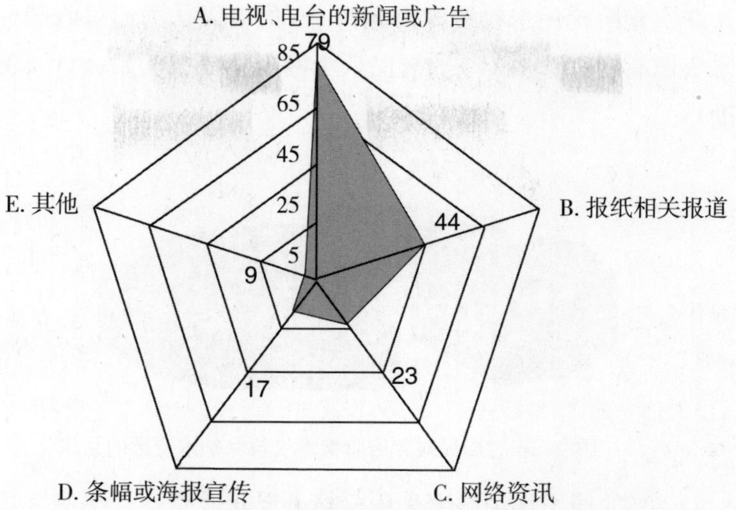

图 7　农村居民获取信息的渠道

综上所述，政府管控对饮水安全保障方面起着至关重要的作用，同时居民的满意度情况也说明政府在管控方面（包括政策的执行力度、宣传力度等）还有待提升。

（三）价格手段分析

饮水安全事关所有农村居民的基本生存，是一项造福千家万户的公益性事业。按照科学发展观要求，应发挥市场机制的作用。

（1）目前中山市对居民饮用水和商业用水采用不同的收费标准。65.3%的居民认为通过收费标准的变动对保护水资源有帮助；30. 5%的居民认为两者没什么关系；4. 2%的居民认为没有帮助。

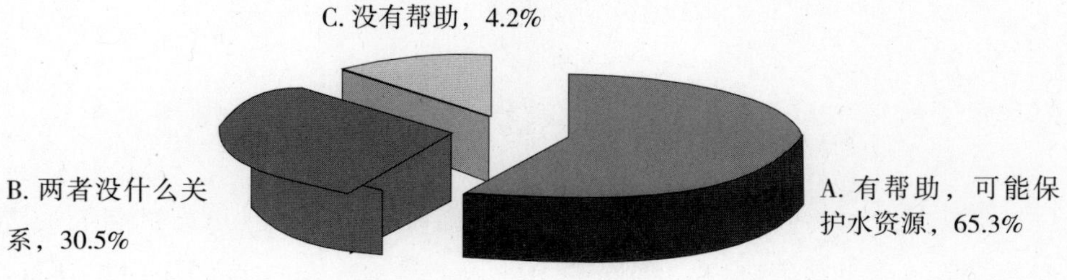

图 8　农村居民对收费标准变动与保护水资源关系的认识

(2) 在实施阶梯用水收费方面，56. 8%的居民认为通过收费标准的变动对保护水资源有帮助；31. 4%的居民认为两者没什么关系；11 %的居民认为没有帮助。

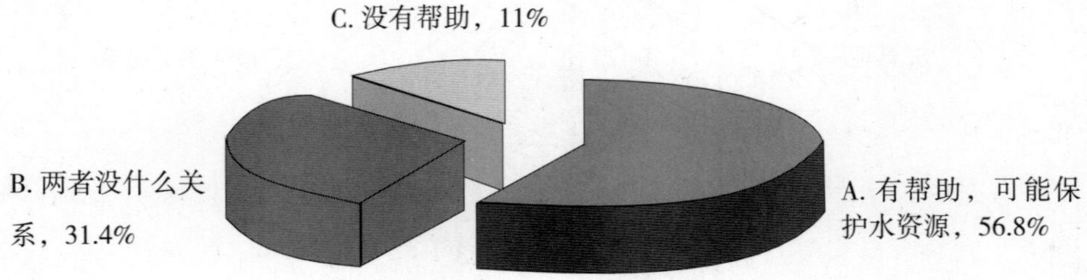

图 9　农村居民对实施阶梯水价与保护水资源的认识

(3) 72. 9%的居民认为政府采用价格差异化收费，对提高人民的节约用水意识和保护水资源意识能起到作用；只有 26.3%的居民认为这样的做法并没有作用。

综上所述，政府采用价格杠杆对居民用水进行调节、管控的做法，对改善居民用水、提高居民用水意识、保护水资源起到至关重要的作用，是饮水安全保障机制的重要调控手段。

附录G 关于农村饮水安全问题的访谈提纲

一、访谈对象：中山市水务局

1. 中山市目前的饮用水源地主要有哪些类型？（如江河水、水库水、山泉水、地下水等。）近年来，这些饮用水源地水质呈现怎样的变化趋势？

2. 目前中山市面临的农村饮水安全问题有哪些？影响中山城乡饮水安全的最大问题是什么？（如管网老化、水源水质变差、水资源紧缺、供水水压不足、咸潮，等等。）

3. 请您简单介绍一下近年来中山市在解决农村饮水安全方面所做的主要工作。（如农村饮水安全规划、农村饮水工程建设、治污防污法规建设、农村卫生基础设施建设、节水宣传引导等方面。）

4. 目前中山市在饮水安全应急方面采取的措施主要有哪些？（如成立应急小组、建立应急预案、信息监测、储备水源、联网供水，等等。）

5. 请您介绍一下中山市在应对咸潮危害方面的措施主要包括哪些。是否建立了应对咸潮的长效机制？如果有，请您简单介绍一下。

6. 我们知道中山市正在推进“供水一盘棋”战略，您认为“供水一盘棋”与解决农村饮水安全的关联主要体现在哪些方面？推进“供水一盘棋”工作的最大困难是什么？

二、访谈对象：中山市乡镇供水公司

1. 据您所知，为中山市农村供水的主要是镇级水厂还是村办水厂？是否已基本实现镇村联网供水？

2. 您认为与城区供水工程相比，村镇级供水工程在运营管理上有哪些不足之处？可以从哪些方面进一步改进？（如技术水平、人员配置、制度建设、信息化管理水平，等等。）

3. 您认为目前在供水方面还存在哪些问题？是否存在水压低、供水不足的问题？

4. 我们知道目前中山市农村仍然存在部分供水中间层，您认为取消供水中间层的最大困难是什么？

5. 作为供水运营主体，请您谈谈对水务市场化改革的看法。

6. 我们知道目前国家也在倡导水价改革，但是水价上调进程缓慢，您认为制约水价改革的因素有哪些？其中的关键因素是什么？

7. 目前水价听证效果并不理想，作为期望调价的供水公司，提出的调价理由似乎并不能得到群众的认可，您认为最大的问题在哪里？

8. 有人提出通过建立供水公司成本公示制度和专家评审制度来提高水价调整的透明度，您对此有何看法？

参考文献

[1] 包昌泰. 互助县农村饮水安全问题探讨. 现代农业，2009（5）

[2] 蔡健，张伟亚. 浦江县农村饮水安全问题与对策. 中国水利，2006(9)

[3] 陈楚珍. 两部制水价在湖北农村饮水安全工程中的应用及探讨. 中国水利，2009（10）

[4] 陈华红，胡税根. 中国水价政府规制研究. 水利发展研究，2007（11）

[5] 陈吉宁. 污水处理的产业发展与运营整合. 环境保护与循环经济，2009（8）

[6] 陈亮. 发达国家水价制度比较及启示. 管理科学文摘，2007（5）

[7] 崔树彬，贺新春，董延军. 珠江三角洲向港澳供水的水权水价及管理探讨. 水利发展研究，2008（12）

[8] 戴向前，刘昌明，李丽娟. 中国农村饮水安全问题探讨与对策. 地理学报，2007（9）

[9] 段金叶. 山东省饮水安全评价研究. 首都师范大学硕士学位论文，2007

[10] 段治平. 借鉴美国水价管理经验，推进中国水价改革. 山西财经大学学报，2006，25（3）

[11] 方耀民. 中国水价形成机制改革回顾与展望. 改革经济体制，2008(1)

[12] 符敬东. 村镇供水工程水价计算及应注意的问题. 水利经济，2007，25（6）

[13] 高俊才. 积极推进城乡统筹供水　实现农村饮水安全. 中国水利，2009（1）

[14] 龚代华. 基于供水安全机制的供水定价方法研究. 中国物价，2007(1)

[15] 郭莉，崔强. 环境与资源保护法视野下的农村饮水安全. 中国环境管理干部学院学报，2008（18）

[16] 顾向东，顾春雷. 关于建立城市供水安全保障机制的思考. 城市公用事业，2008，22（6）

[17] 韩君. 关于水价问题的最优化模型. 雁北师范学院学报，2005，21(5)

[18] 何小梅，王丽红，何姣云等. 从乡村水污染看农村饮水安全的对策. 农村经济与科技，2010，21（6）

[19] 黄瑞河. 北海市农村饮水安全现状调研. 中国农村水利水电，2005(1)

[20] 黄晓丽. 关于农村人口饮水解困问题的思考. 水利发展研究，2003(1)

[21] 黄锡生. 论水权的概念和体系. 现代法学，2004，26（4）

[22] 李伯华，张博野，乔花芳. 江汉平原农村应纳税安全指数评价研究. 长江大学学报（自然科学版），2008，5（2）

[23] 李金平，刘艳丽，陈松奇. 坚持科学发展观　切实保障饮水安全. 河南水利与南水北调，2009（12）

[24] 李雪松，高鑫. 中国农村饮水安全问题与制度创新. 中国农村水利水电，2007（2）

[25] 李仰斌. 采取措施，努力工作，切实保障农村饮水安全. 中国水利，2005（3）

[26] 楼小明. 浅谈保证农村饮水安全的措施. 中国初级卫生保健，1989(2)

[27] 芦仿林，尹学军，庞湘琴. 解决农村饮水安全问题的思路和措施. 海河水利，2005（3）

[28] 卢敏. 小城镇水安全理论模型及应用研究. 河海大学博士学位论文，2006

[29] 吕忠梅. 保障饮水安全的法律思考. 特别关注，2007（381）

[30] 毛益勇. 中国水利工程管制研究. 华南农业大学博士学位论文，2007

[31] 宁春鹏. 广西农村饮水安全问题与对策. 中国农村水利水电，2003（12）

[32] 牛红霞. 关于农村饮水安全的几点探讨. 中国西部科技，2010，9(19)

[33] 倪文进. 关于当前农村饮水安全值得关注的三个观点. 中国水利，2009（1）

[34] 欧晓明，曾晓红. 食物安全与中国水资源可持续开发利用. 农业技术经济，2001 (2)

[35] 齐君，杨林生，王五一. 初探京津地区城市化与健康. 干旱区资源与环境，2008 (7)

[36] 桑振宇，韩学良. 浅议农村饮水安全及饮水安全工程管理. 水利科技与经济，2010，16 (7)

[37] 沈满洪，谢慧明. 公共物品问题及其解决思路——公共物品理论文献综述. 浙江大学学报，2009 (6)

[38] 水利部勘测设计院. 水利部勘测设计体制改革赴美加考察报告. 北京: 海洋出版社，2000

[39] 孙颖，李洋，潘俊. 农村饮水安全评价指标体系建立与应用. 黑龙江科技信息，2010 (12)

[40] 田军才. 宁夏干旱带农村饮水安全工程用户水价承受能力分析. 农业科学研究，2007 (2)

[41] 万德援. 资溪县农村饮水安全问题探讨. 水利发展研究，2007 (3)

[42] 王韩民. 发展农村公共事业确保农村饮水安全. 中国水利，2009 (1)

[43] 王赫. 中国水权制度完善的法律思考. 甘肃政法学院学报，2007(91)

[44] 王宏禄. 保证农村饮水安全的对策探讨. 农业科技与信息，2007(11)

[45] 王济干，舒欣. 水价构成要素分析与系统设计. 水利水电技术，2003，34 (3)

[46] 王金霞，黄季焜. 国外水权交易的经验及对中国的启示. 农业技术经济，2002 (5)

[47] 王克强，刘红梅. 由东阳和义乌水权交易引发的对完善中国水权制度的思考. 财贸经济，2004 (1)

[48] 王韶生，刘昆鹏，刘群昌. 中国农村供水指标体系研究. 北京工业大学学报，2006 (9)

[49] 王树义. 俄罗斯联邦水权研究. 法商研究，2003 (5)

[50] 王亚华. 水权解释. 上海：上海三联书店，2005

[51] 王英全. 略论基于科学发展观的区域经济协调发展. 理论导刊，2005 (4)

[52] 温桂芳. 关于建立科学的水价形成机制的思考. 价格理论与实践，2003(9)

[53] 吴志全.合浦县农村饮水安全问题分析及对策.广西水利水电，2005（3）

[54] 徐得潜，张乐英，席鹏鸽. 制定合理水价的方法研究. 中国农村水利水电，2006（4）

[55] 薛全福. 中国农村饮水安全问题的现状与对策. 消费导刊，2008(17)

[56] 许建斌.泽州县农村饮水安全现状分析及对策研究.山西水利，2004（6）

[57] 徐正扬. 农村饮水安全工程建设与管理——以江苏省灌云县为例. 中华建设，2008（12）

[58] 杨立信. 国外调水工程. 北京: 中国水利水电出版社，2003

[59] 姚树荣，张杰. 中国水权交易与水市场制度的经济学分析. 四川大学学报，2007（4）

[60] 伊特韦尔.新帕尔格雷夫经济学大辞典.北京：经济科学出版社，1996

[61] 袁汝华，胡维松，黄秋洪. 国外水价管理制度比较与分析. 水利经济，1999（2）

[62] 张华. 农村饮水安全问题探讨. 农业科技与信息，2010（16）

[63] 张凯，鲁锐，宋家常. 农村安全饮水地下水源安全探讨. 地下水，2009，31（2）

[64] 张建江，马永红，张华等.模糊数学与饮水安全评价及健康风险评估. 实用预防医学，2009（4）

[65] 张龙云，曹升乐. 农村饮水安全综合评价. 水电能源科学，2007（8）

[66] 张秋玲. 关于农村饮水安全的几点探讨. 科技信息，2007（21）

[67] 张兴芸. 农村饮水安全存在的问题及对策探讨. 地下水，2008，30（4）

[68] 张雅君. 中国水价现状与发展趋势. 水工业市场，2008（9）

[69] 赵斌，王炎如，许峥. 城市饮水安全应急预案研究. 水利水电快报，2008（29）

[70] 赵红燕，刘怀红，杨国永. 保障农村饮水安全的几点建议. 山东水利，2008（12）

[71] 赵旭红，刘爱平. 自动化控制系统在农村饮水安全工程中的应用. 现

代农业，2008（8）

［72］郑通汉.中国水危机：制度分析与对策.北京：水利水电出版社，2006

［73］中国国际工程咨询公司.全国农村饮水安全工程“十一五”规划实施中期评估报告（摘要）.中国水利，2009（1）

［74］仲召春.保障农村饮水安全　加快湖区奔小康步伐.治淮，2004（8）

［75］周春坚.广东省农村饮水安全现状及对策.西部探矿工程，2004（10）

［76］周勤.管制经济学的理论、政策及其应用.东南大学学报，1991，1（3）

［77］Abo-Amer，A. E.，Soltan el-S. M.，Abu-Gharbia，M. A. Molecular Approach and Bacterial Quality of Drinking Water of Urban and Rural Communities in Egypt. *Act a Microbiological Et Immunological Hungarica*，2008，55（3）

［78］Afzal，B. M. Drinking Water and Women's Health. *Journal of Midwifery & Women's Health*，2006，51（1）

［79］Amr，S. S.，Yassin，M. M. Microbial Contamination of the Drinking Water Distribution System and Its Impact on Human Health in Khan Yunis Governorate，Gaza Strip: Seven Years of Monitoring（2000-2006）. *Public Health*，2008，122（11）

［80］Aziz，Sonia. Valuation of Avoiding Arsenic in Drinking Water in Rural Bangladesh：an Averting Behavior Analysis. *Dissertation Abstracts International Section A：Humanities and Social Sciences*，2008，68（8-A）

［81］Borbtta，H. BC. International Standards for Drinking Water. World Health Organization，1997

［82］Bordalo，A. A.，Savva-Bordalo，J. S. The Quest for Safe Drinking Water: an Example from Guinea-Bissau（West Africa）. *Water Research*，2007（41）

［83］Breach，Bob. Developing Water Safety Plans for the Distribution Network. *Drinking Water Safety International*，2010，1（4）

［84］Browne，P. Clean Living，First Nations & Water. *Canadian Consulting Engineer*，2003（6）

［85］Cool，G.，Rodriguez，M. J.，Bouchard，C.，et al. Evaluation of the Vulnerability to Contamination of Drinking Water Systems for Rural Regions in Qu ébec，

Canada. *Journal of Environmental Planning and Management*, 2010, 53 (5)

[86] Cory, D. C., Rahman, T. Environmental Justice and Enforcement of the Safe Drinking Water Act: the Arizona Arsenic Experience. *Ecological Economics*, 2009 (68)

[87] Cotruvo, J. A., Trevant, C. Safe Drinking Water Production in Rural Areas: a Comparison Between Developed and Less Developed Countries. *Schriftenreihe Des Vereins F ü r Wasser-Boden- Und Lufthygiene*, 2000 (108)

[88] Damikouka, I., Katsiri, A., Tzia, C. Application of HACCP Principles in Drinking Water Treatment. *Desalination*, 2007, 210 (1-3)

[89] Donald, M. T. Water Demand Management and Sustainable Development. *Newslettle Bulletin*, 1991 (3)

[90] Doria., M. F., Pidgeon, N., Hunter, P. R. Perceptions of drinking Water Quality and Risk and Its Effect on Behaviour: a Cross-National Study. *Science of the Total Environment*, Available online 7 August 2009

[91] Gatseva, P. D., Argirova, M. D. High-Nitrate Levels in Drinking Water May Be a Risk Factor for Thyroid Dysfunction in Children and Pregnant Women Living in Rural Bulgarian Areas. *International Journal of Hygiene and Environmental Health*, 2008, 211 (5-6)

[92] Groendijk, L., Vries, H. E. Development of a Mobile Water Maker, a Sustainable Way to Produce Safe Drinking Water in Developing Countries. *Desalination*, 2009 (248)

[93] Hassan, J. *A History of Water in Modern England and Wales*. Manchester: Manchester University Press, 1998

[94] Hoque, B. A., Hallman, K., Levy, J., et al. Rural Drinking Water at Supply and Household Levels: Quality and Management. *International Journal of Hygiene & Environmental Health*, 2006, 209 (5)

[95] Hrudey, S. E., Hrudey, E. J., Pollard, S. J. T. Risk Management for Assuring Safe Drinking Water. *Environment International*, 2006, 32 (8)

[96] Hunter, P. R., Zmirou-Navier, D., Hartemann, P. Estimating the

Impact on Health of Poor Reliability of Drinking Water Interventions in Developing Countries. *Science of the Total Environment*, 2009, 407 (8)

[97] Industry Commission. *Water Resources and Waste Water Disposal*. Canberra: Australian Government Publishing Service, 1992

[98] Jalba, D. I. , Cromar, N. J. , Pollard, S. J. T. , et al. Safe Drinking Water: Critical Components of Effective Inter-agency Relationships. *Environment International*, 2010 (36)

[99] Jamie, B. , Howard, G. Drinking-water standards for the developing world. *Handbook of Water and Wastewater Microbiology*, 2003

[100] Johnson, W. E. *The Ecumenicist's Role in Water Pricing Policy*. Proceeding: Water Pricing Policy Conference. California University at Los Angeles, 1968

[101] Levy, K. , Nelson, K. L. , Hubbard, A. Following the Water: a Controlled Study of Drinking Water Storage in Northern Coastal Ecuador. *Environmental Health Perspectives*, 2008, 116 (11)

[102] Massoud, M. A. , Abdolmonim Al-Abady, Mey Jurdi, et al. The Challenges of Sustainable Access to Safe Drinking Water in Rural Areas of Developing Countries: Case of Zawtar El-Charkieh, Southern Lebanon. *Journal of Environmental Health*, 2010, 72 (10)

[103] McKay, J. , Moeller, A. Are Mandatory Regulations Required for Water Quality in Australia? *Water Policy*, 2002, 4 (2)

[104] Peterson, D. H. , Bormelev, D. W. Efficient and Equitable Pricing for Wastewater System: the Madison, Metropolitan Sewerage District. Wisconsin Water Resources Center, Madison. Technical Report, 1997. WIS WRC 77-79

[105] Pigram, J. J. , Warren, F. , Musgrave, B. P. , et al. Cooperative Federalism and Water Reform. *Water*, 1994, 24 (4)

[106] Stanley, R. H. , Luiken, R. L. Water and Rate Making Philosophy. *Public Works*, 1982, 113 (1)

[107] Tikkanen, M. W. , Development of a Drinking Water Regulation for

Perchlorate in California. *Analytica Chimica Acta*，2006，567 (1)

［108］ Toft，P. The Control of Organic in Drinking Water in Canada and the United States (Standards，Legislation and Practice). *Science of the Total Environment*，1985 (47)

［109］ Whelan，J. J.，Willis，K. Problems with Provision：Barriers to Drinking Water Quality and Public Health in Rural Tasmania，Australia. *Rural And Remote Health*，2007，7 (3)

［110］ Wu，S. M.，Hrudey，S.，French，S. A Role for Human Reliability Analysis (HRA) in Preventing Drinking Water Incidents and Securing Safe Drinking Water. *Water Research*，2009 (43)

［111］ Zadeh L A. Fuzzy Sets. *Journal of Information and Control*，1965，8 (3)

后 记

我的良师诤友们一直告诫我，不要总是写一些所谓风花雪月的文字，“不务正业”会影响专业的建树和可能的“仕途发展”。虽然阳奉阴违，但还是觉得，文学和书法于自己不过是“卡拉 OK”而已，谋生和养家糊口还得靠自己的专业。

不管是自己复杂的专业背景，还是从基层做起，不同层级、不同职能的管理岗位的历练，都让我有强烈的抒写的愿望。一度筹划的《战略落地》、《五才管理》、《功夫在账外》等专著都只有半拉子，处于半成品状态。倒是因为博士论文的写作确实消耗了很多时间和精力，发誓不管成品如何，一定要颤颤然公之于世。何况，这次研究的成果与自己的工作休戚相关。

于是，经过一年多的艰辛努力，拙著终于付梓了。这首先得益于实践的动力——我所供职的上市公司以水务环保为主业，“水杯子工程”事关国计民生。其次，归结于我攻读博士期间所积累的研究成果，我因而以珠三角农村饮水安全作为博士论文的选题。再次，归功于所有关心、指导和帮助我读书写作的人，本书的完稿要感谢的人的确很多。

感谢我的导师华南农业大学欧晓明教授对本书撰写全过程的精心设计和悉心指导。可以说，没有导师的指导，就没有博士论文的完稿。师恩浩荡，欧教授的恩德自当永远铭记。

感谢华南农业大学温思美教授、李大胜教授、张岳恒教授、罗必良教授、傅晨教授、江华教授、高岚教授、熊启泉教授、万俊毅副教授，中国农业大学王秀清教授，南京农业大学钟甫宁教授，浙江大学黄祖辉教授，中山大学杨永福教授，广东外语外贸大学隋广军教授，华南师范大学彭璧玉教授、谌新民教授等曾经给予的教诲和指点。

感谢在我考博、读博期间以及本书写作过程中给予大力支持的中山大学李新春教授、李非教授、李孔岳教授、黄桂副教授、付春光副教授，北京理工大学赵文祥教授，同济大学俞国平教授，清华大学博士后边秀武，以及法迪、谢天马、高国盛、胡武贤、李尚蒲、谢小蓉等同学。

感谢曾为本书的实证分析提供宝贵数据资料的付海燕女士，以及为本书的出版提供帮助的策划人余丛先生和暨南大学出版社编辑杜小陆先生。

最后，还要感谢我的太太和女儿，没有她们的理解和支持，就没有我不断取得的成果。

本书的写作心有余而力不足。诚盼专家、学者和读者不吝赐教。

邵念荣

2011 年 3 月 3 日